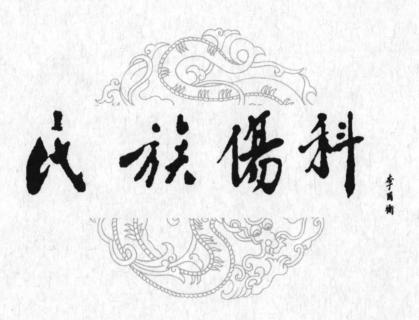

民族伤科

李国衡

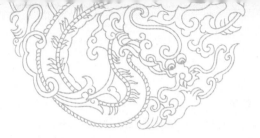

国家古籍整理出版专项经费资助项目

古代中医伤科图书集成

民族伤科

主　　编　丁继华

副 主 编　余瀛鳌　施杞

特约编委（以姓氏笔画为序）

王和鸣　王咪咪　石仰山　石关桐　邬扬清

刘柏龄　苏玉新　李同生　何天佐　秦克枫

郭维淮　萧劲夫　董福慧

编　　委（以姓氏笔画为序）

丁怀宇　王　宏　王　勇　王宏川　朱淑芬

刘　茜　刘白羽　刘福英　苏　静　苏继承

杜　宁　李　智　李飞跃　李金学　李家红

连智华　吴子明　邱德华　张世明　陈　晶

范少云　范婵娟　赵宏普　奚小冰　郭艳幸

程爱华　蔡静怡

中国中医药出版社
·北京·

图书在版编目（CIP）数据

民族伤科 / 丁继华主编 . —北京：中国中医药出版社，2021.1
（古代中医伤科图书集成）
ISBN 978 - 7 - 5132 - 3970 - 7

Ⅰ.①民…　Ⅱ.①丁…　Ⅲ.①中医伤科学—古籍—汇编　Ⅳ.① R274

中国版本图书馆 CIP 数据核字（2017）第 006655 号

中国中医药出版社出版

北京经济技术开发区科创十三街 31 号院二区 8 号楼
邮政编码　100176
传真　010-64405721
山东临沂新华印刷物流集团有限责任公司印刷
各地新华书店经销

开本 787×1092　1/16　印张 17　彩插 1.25　字数 360 千字
2021 年 1 月第 1 版　2021 年 1 月第 1 次印刷
书号　ISBN 978 - 7 - 5132 - 3970 - 7

定价　96.00 元
网址　www.cptcm.com

社 长 热 线　**010-64405720**
购 书 热 线　**010-89535836**
维 权 打 假　**010-64405753**

微信服务号　**zgzyycbs**
微商城网址　**https://kdt.im/LIdUGr**
官 方 微 博　**http://e.weibo.com/cptcm**
天猫旗舰店网址　**https://zgzyycbs.tmall.com**

如有印装质量问题请与本社出版部联系（010-64405510）

《古代中医伤科图书集成》
编委会

主　　编　丁继华

副 主 编　余瀛鳌　施杞

特约编委（以姓氏笔画为序）

王和鸣	王咪咪	韦贵康	石仰山
石关桐	邬扬清	刘柏龄	苏玉新
李同生	肖鲁伟	何天佐	郝胜利
秦克枫	郭维淮	萧劲夫	董福慧

编　　委（以姓氏笔画为序）

丁怀宇	马　达	王　宏	王　勇
王　艳	王　萱	王宏川	王京文
朱立国	朱淑芬	刘　宇	刘　茜
刘白羽	刘秀芹	刘福英	苏　静
苏纪权	苏继承	杜　宁	李　昆
李　智	李飞跃	李芳杰	李金学
李沫霖	李家红	李蔷薇	杨国华
杨艳君	连智华	吴子明	吴夏勃
邱德华	张广智	张世明	张家庆
陈　晶	陈　强	陈训华	范少云
范婵娟	赵庆安	赵宏普	钟　方
奚小冰	高　云	郭艳幸	黄　巍
符诗聪	程爱华	傅文彧	蔡静怡

丁继华（1932—2016），浙江奉化人氏。1954年毕业于哈尔滨医科大学，曾任中国中医研究院骨伤科研究所所长、研究员、主任医师，硕士研究生导师，中国中医骨伤科学会顾问。丁氏擅长创伤外科和中医内伤的临床医疗工作，多年潜心研究伤科理论和伤科文献，先后编撰了十余部伤科专著，并发表了数十篇学术论文。1986年，丁继华被英国剑桥传记中心录入《国际知识分子名人录》，1992年获国务院政府特殊津贴。

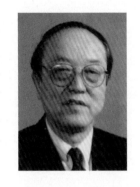

余瀛鳌，1933年生，江苏阜宁人氏。1955年毕业于上海第二医学院，曾任中国中医研究院医史文献研究所所长、研究员、主任医师，博士研究生导师，现为国务院古籍整理规划小组成员。余氏擅长中医临床工作，潜心研究中医临床文献，系我国中医医史文献学科带头人之一。余氏编撰出版了众多著作，发表学术论文170余篇。被英国剑桥国际传记中心收录入《国际知识分子名人录》，1992年获国务院政府特殊津贴。

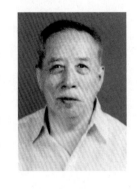

施杞，1937年生，江苏东台人氏。1963年毕业于上海中医学院，曾任上海市卫生局副局长、上海中医药大学校长，主任医师、教授，博士研究生导师，兼任中华全国中医药学会副主任委员、中医骨伤科专业委员会理事长。施氏擅长伤科临床医疗工作，主持参加了许多伤科的临床和实验研究，主编出版伤科专著60余部，发表学术论文数百篇。1993年获国务院政府特殊津贴。

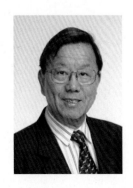

余 序

在人类繁衍迄今的漫长岁月中，骨伤科疾病素以常见、多发著称于世。从文献记述而言，早在《周礼·天官》中已有医学分科的载述。当时所分"食、疾、疡、兽"四科，其中的"疡科"包括了外科和骨伤科。特别是"折疡"和"金疡"，几乎可以涵盖骨伤科的所有病证，亦可视作骨伤科疾病早期分科的渊薮。

现存最早的骨伤科专著，则系唐·蔺道人的《仙授理伤续断秘方》（简称《理伤续断方》）。须予指出的是，《理伤续断方》虽为较早期的骨伤科专著，但其学术奠基的"深广"与"高水平"为历代医家所重视。该书载述了骨折、脱臼、跌仆损伤、出血等病症，实施牵引、手术复位、扩创、填塞、止血、缝合诸治法，并有若干经验效方；难能可贵的是，书中载述了较为成熟、切于临床实用的整骨手法及其施术步骤。从诊疗学发展的角度而言，当时我国骨伤科在世界各国处于领先地位，是毋庸置疑的。嗣后，历代不断有骨伤科著作问世，尤以明、清更为丰富多彩。举其要者，如明·薛己《正体类要》，该书重视整体施治，强调手法须与脉理和人体虚实互参以决定治法。清·钱秀昌《伤科补要》，则详审经穴，明辨骨度之长短与断裂情况，以测其预后。邵勤俊之《跌打新书》，在手法上详于擒拿、运手、点穴。另如清·吴谦《医宗金鉴·正骨心法要旨》、赵竹泉《伤科大成》、胡廷光《伤科汇纂》、江考卿《江氏伤科学》等书亦各具特色，并有较大的学术影响。

释、道中的骨伤科名著，如明·异远真人之《跌损妙方》，该书根据人体损伤部位，分之为七门，药用平稳，立法精审。而少林寺伤科，清代有多种编著传世。其中如《少林寺跌打损伤奇验全方》《少林真传伤科秘方》等书，列述骨折、金疮、夹打、跌损、坠压、闪挫等多种病证，其中《少林寺跌打奇验全方》载方多达500余首，或"以方列病"，或"以证论方"，使读者易于学用，而该书选方之多，在清以前于骨伤科专著之类亦享有盛誉。军事家如元、明之际刘基（伯温）等，曾撰著《金疮秘传禁方》等书；拳术家如清·王瑞伯，撰著《秘授伤科集验良方》等书，再如《中国医学大成》所收编之《伤科要方》（作者佚名）等书，在内容方面均各有侧重。前者详于内伤脏腑之方药治疗；后者着重指出人体108穴中有36个大穴最易伤损，如打中某穴，可见何项外证，用何方加减施治，服药后见何证可治、何证不可治等，均予备载，可谓辨证详明，切于实用。又如《沈元善先生伤科》，沈氏在清乾隆年间曾任镖师，书中介绍接骨上骱、取箭破弹、气血流行之生理病理，辨析腧穴明堂和受伤轻重，均能突出重点，并附经验效方……

在我国自春秋战国至明清，骨伤科专著不足200种（包括一些散在于民间、有较高学术和临床价值的古抄本），但综合医著及其他临床医学古籍文献中，抑或有伤科章节及散在性的伤科论述。

丁继华教授寝馈于中医骨伤科领域不下数十年，在学术临床方面多有建树，论著丰富。在担任中国中医研究院骨伤科研究所所长期间，广泛收集有关古代伤科的专著、章节、其他名医名著中有关骨伤科病证的载述，与国内众多的伤科专家一起，首次将伤科分成经典、儒家、道家、佛家、兵家、民族、汇通、流派、导引、杂家十类伤科，予以分别列述、阐析，明示各个学派的学术临床特点及其同中之异，突出其诊疗（治法包括手法及方药等）诸法。难能可贵的是，丁继华教授又组织全国骨伤科专家合作，将此十类伤科分别编成十册本的丛书，在"十三五"规划的感召下，由中国中医药出版社组织出版。

敝见认为：本套丛书具有以下学术特色：①这是一套划时代的骨伤科宏编，编著体现了继承与弘扬相结合的高水平的学术风貌。共参阅了300

余种医籍、文献，由我国现代的伤科权威专家书写各书按语（含书法），突出了学术中继承与弘扬的编撰风格；②本套丛书始终以"学术与临床并重"作为编写的主旋律。现今存传于世的骨伤科专著颇多，但大多详于临证施治，而在学术方面论析不足。本丛书重视学理的论析，具有丰富的骨伤科病证学术内涵和丰富多彩的治法、方药。在"传其学验，阐其蕴旨"方面下了一番功夫，如此丰盈的集成之作，堪称骨伤科前所未有的宏编；③本套丛书在治法上"去粗存精，去伪存真"，作者重视反映不同学术流派的治法和方药，均足以体现其"方、术并重"的施治特色；④作者阐论诸章节，又能适当注意融贯中西医学，在某种程度上反映了当前骨伤科在治法上的改良与创新，使中西医结合治疗的综合疗效能明显提高，并将使中医骨伤科在"步出国门，面向世界"方面加快步伐，促进中医药学为世界各国人民的医疗保健做出新的贡献。我在访问日本国时，オリエント出版社社长野濑真先生对我国医学界在挖掘和整理古代文献资料方面所做的工作亦予高度赞赏。

编撰、刊行《古代中医伤科图书集成》这套伤科传世之作，是中医学术临床界的盛举。我在欣忭之余，不顾识谫学陋，引笔以为序言。

余瀛鳌

二〇一五年十二月

前　言

1983 年，卫生部责成中国中医研究院骨伤科研究所召开伤科发展座谈会，由卫生部下文给全国各省市卫生部门，分别推荐 1～3 位伤科专家来京，时任卫生部中医司田景福司长主持会议，卫生部钱信忠老部长亲临会场指导。会议达成三项共识：①尽快成立伤科学会；②尽快组办伤科杂志；③尽快开始发掘伤科古籍。

历经近三十年伤科古籍的收集，1999 年，经众多伤科专家努力，达成伤科十大分类的共识：①经典伤科：历代伤科医家公认并常引用的伤科医籍；②儒家伤科：儒医撰写的伤科论述及医籍；③道家伤科：崇尚道学的医家撰写的伤科论述及医籍；④佛家伤科：崇尚佛学的医家撰写的伤科论述及医籍；⑤兵家伤科：历代带兵的医家及军医撰写的伤科论述及医籍；⑥汇通伤科：西方医学与中医伤科相结合的伤科论述及医籍；⑦民族伤科：少数民族医家撰写的伤科论述及医籍；⑧流派伤科：流派创始人及后继掌门人撰写的伤科医籍；⑨导引伤科：从事导引的医家撰写的伤科论述及医籍；⑩杂家伤科：上述九类之外的医家撰写的伤科论述及医籍。

在国家中医药管理局第十三个五年规划感召下，中国中医药出版社按伤科十大分类编制了十册本的《古代中医伤科图书集成》丛书，它们既是医书，亦是史书。本套丛书收载了自春秋至明清的有关伤科论述、章节和专著，同时书中还载有 19—20 世纪对伤科发展有贡献、有作为的专家们的学术思想和观点、治伤经验、崇高医德和珍贵墨迹。

本套丛书共计十册，分别由名家题写书名。原卫生部部长钱信忠先生题写《经典伤科》书名、著名儒医施杞教授题写《儒家伤科》书名、道学专家李同生教授题写《道家伤科》书名、著名医家余瀛鳌教授题写《佛家伤科》书名、原八一骨科医院院长何天佐先生题写《兵家伤科》书名、我国当前汇通派掌门人唐由之教授题写《汇通伤科》书名、原伤科学会副会长李国衡先生题写《民族伤科》书名、当前补肾学派掌门人刘柏龄教授题写《流派伤科》书名、体育运动系专家何天祺教授题写《导引伤科》书名；伤科权威专家郭维淮教授题写《杂家伤科》书名。众多大家名医助阵本套丛书的出版工作，以飨读者。

丛书中不同的专辑可能出现书目的重名，如《仙授理伤续断秘方》是经典专辑，故于《经典伤科》中全文录载，但有学者因其著者名为"蔺道人"而误将其列入道家伤科。其实隋唐时期称"道人"者系指有道之人、有学问之人，而非一定是道家的道士。另如，《秘方》系头陀所传，为正视听，《秘方》在《佛家伤科》一辑中仅挂名而略文；又如《跌损妙方》系道家异远真人所撰，但又系经典著作，故其文归入《道家伤科》一辑，名挂《经典伤科》一辑等。

本套丛书内容翔实，图文并茂，对从事伤科专业的同道及骨伤科爱好者来说，不失为一套实用的工具书及参考书。

丁继华　识

丙申年三月十六日

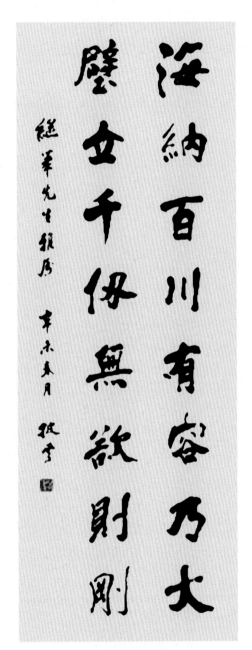

梁披云题词

海纳百川，有容乃大；壁立千仞，无欲则刚

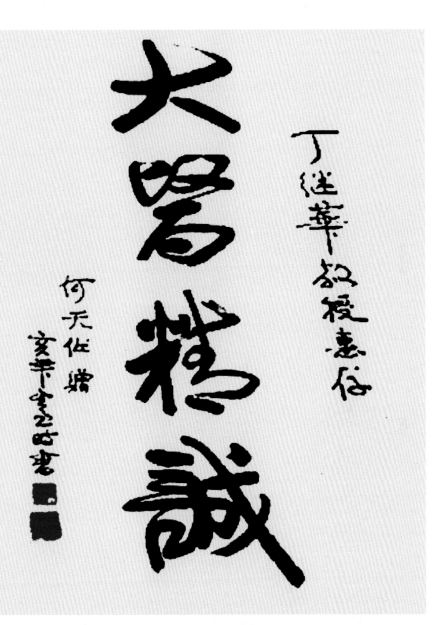

蒙古族名医何天佐题词

大医精诚

韦贵康按

韦贵康（1936—），男，1964 年毕业于河南洛阳正骨学院正骨专业，工作后一直从事中医骨伤科的教学、医疗、科研工作。曾任广西中医学院院长，骨伤科研究所所长、教授；社会主要兼职是广西科协副主席、广西中医骨伤科学会主任委员、广西国际手法医学协会理事长、全国脊柱相关疾病研究会副理事长、全国中医骨伤研究会委员、中华全国中医学会骨伤科学会副理事长等职。1991 年首批获国务院政府特殊津贴。

在民族伤科著作中，有回族的《回回药方》、朝鲜族的《医方类聚》《东医宝鉴》、日本医家编撰的《正骨范》《中国接骨图说》《医心方》、壮族的《梁氏家传伤科》（经壮医药研究所初步鉴定，该书内涵为壮族民间医药）、蒙古族的《瑞竹堂经验方》等，其中《瑞竹堂经验方》只能算是蒙古族医家撰写的中医书；而《中国接骨图说》等书则是日本医家研究中医、中药而编撰的《皇汉医学丛书》中的组成部分，由于社会制度不同和作者所处历史条件的不同，这些书中有些提法和称呼必然受其本民族历史文化的影响和著者本人医学水平的影响，不足为奇。尽管这些著作未能代表民族伤科的全面内容，但也能反映出民族伤科的一些特色与发展趋势，特别是能反映出其接受中医药学影响的程度。

民族伤科学同其他学科一样，都来源于生活、生产实践与医疗实践。它的形成和发展与社会历史背景、文化、环境、资源等有密切的联系。如朝鲜族、日本民族，由于居住环境等原因，其伤科的理论和临证诊治方法与传统中医有较多相似之处，但由于文化、生活、风俗习惯的影响，也具有其自身的一定特点。回族、壮族、蒙古族等民族由于多居住在边远的地带或山区，所形成与发展的本民族医学更具有独特的、与其生活、文化、生产、经济相适应的理论体系和诊疗方法。

本丛书收集的民族伤科著作多是明代以后的。在此之前的民族伤科，由于历史与社会的原因，其内容主要散存于民间。明朝实行了改革政策，经济发展较快，资本主义生产方式开始萌芽，文化、科技、卫生事业也得到相应发展。中医学同其他传统文化一样，得到较快发展。骨伤科作为中医药学的重要组成部分，其学科体系日趋成熟。在这种情况下，中医骨伤科在防治伤病中发挥了越来越大的作用。一些少数民族在学习运用中医骨伤科理论与诊治方法的基础上进行了一定的总结，编著了一些民族伤科专著，这些专著多是以中医骨伤科理论为基础，也体现了本民族医疗实践经验的一些特点。

我国少数民族多居住在边远山区，生活条件比较差，交通不很方便，加上历代政府对少数民族制定的政策限制，某种程度上阻碍了少数民族地区经济文化的发展，也影响了传统中医与民族医的互相交流和渗透。民族伤科疗法有较好的疗效，虽然在民间得到传播与运用，也得到一定发展，但通常是不互传的，或只是口授心传，民族伤科专著不多，总体而言发展不快，其治疗方法难以推广。随着社会的进步，经济的发展，民族伤科也在不断发展。实践是检验真理的唯一标准，在民间医疗实践中积累的一些宝贵经验，特别是一些使用方便、有效的治疗单方、秘方、经验方和有效的治疗方法保存下来，在防治疾病（包括伤科疾病）中发挥着越来越大的作用，使该民族得以繁衍、生存与发展。

民族伤科主要有以下一些特点。

第一，注重外治法。外伤多因外因所致，出现疼痛、肿胀、开放流血、筋骨断裂等症状，外治法有效而方便。外治法中，常选用止痛麻醉的药物，如生川乌、草乌、南星、半夏、川椒、木香、细辛（见《梁氏家传伤科》）、木鳖子、白芷、半夏、川乌、茴香（见《东医宝鉴》）；止血药如红鸡屎藤叶、七木叶、鬼画符、金木耳、刘寄奴、百草霜、三七、半边莲、鸡蛋壳、血余炭（见《梁氏家传伤科》）；续筋接骨药如小虾膜、皮硝、酒糟（见《东医宝鉴》）、榕树叶、凤凰儿、茶木、小公鸡、驳骨消、土鳖、血竭、骨碎补、土狗、鹅不食草、月季花叶、松木炭、地胆草等（见《梁氏家传伤科》）；骨折筋断移位需要整复固定，常用扯法、拴系法，固定材料常用石榴皮、柳木板（见《回回药方》）。确定断裂，轻者外涂鸡冠血，重者用线缝合（见《东医宝鉴》）等。这些外治法的形成与发展是从实践中积累的经验总结，由于行之有效，至今不少外治法仍在沿用。但对有些外治法的深入总结和文字记载不够，如对外伤感染防治内容的系统记载较少。

第二，侧重地方性。由于少数民族多居住在山区，这些地区草药资源非常丰富，人们在医疗实践中不断使用当地草药，形成了一些广泛流传或秘传、祖传的治疗方法，以及由地方草药组成的秘方、验方。如常用跌打草药有三七、七木叶、鬼画符、鸡屎藤、半边莲、格树叶、驳骨消、大枣、核桃、甜瓜子等；方便之药如百草霜、血余炭、鸡蛋壳、童便、酒糟、糯米饭等；血肉有情之品如小公鸡、蟹肉、虾肉、蛇肉等（以上见《瑞竹堂经验方》《东医宝鉴》《梁氏家传伤科》等）。这些都是具有地方性，且与日常生活息息相关的民族疗法与药物。

第三，与传统中医学有密切的联系。传统中医药学源远流长，有数千年的历史，有一套较完整的独立的理论体系与独到的诊治方法。它的整体观念与辨证论治，以及良好的治疗效果等特点，是中医药学能够生存与发展的内在原因，传统中医药学是我国各族人民的共同财富。传统中医药学对民族医药形成与发展有很大的影响，民族医药学在认识疾病、诊断疾病、治疗疾病等方面与中医学有相似之处。由于民族医药也有它的特色和长处，反过来也在一定程度上影响与促进中医药学的发展。

民族伤科著作内容很丰富，在治疗方法方面分类较细，如手法有母法、子法之分，固定方式有脊柱固定与四肢固定法之别，所采用的材料也不同，用药有散剂、丹剂、酒剂、丸剂等。在肢体功能恢复方面介绍了多种练功方法，对各种损伤的危重表现也作了分析，对开放性损伤后预防感染（金疮毒）也提出了一些方法。总之，这些理论和诊治方法与传统中医药学有密切的联系。

民族伤科经验非常丰富，它是各族人民长期与疾病斗争中逐步总结形成的，是中国医药学宝库中的重要组成部分，具有强大的生命力。由于历史的原因，它的形成与发展受到一定的约束，有的经验分散在民间未能总结起来，有的经验未能上升为理论。我们相信，随着社会的发展与科技的进步，民族伤科也将会得到更好的发展。各民族伤科必将相互渗透，相互促进，为人类的健康做出更大的贡献。

蔡景峰按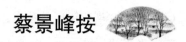

蔡景峰（1927— ），男，福建厦门人。研究员，博士生导师。1954 年毕业于湘雅医学院，1958 年毕业于卫生部第一届西学中研究班。现任中华医学会医史学会常委、民族医医史专业组组长、中国少数民族科技史研究会常务理事。曾被选为首届国际中国医学史学术委员会主席。1992 年，获得国务院特殊津贴。

中医骨伤科是祖国医学宝库的奇葩，不仅历史悠久，且内容极其丰富。中华民族是由汉族及其他五十多个少数民族共同组成的大家庭。中华民族的文化，不言而喻，是所有这些民族共同创造的文明财富。骨伤科与其他医学各科一样，是由汉族和其他各少数民族所共同创造的。

民族骨伤科与汉族骨伤科一样，具有各自的特色。由于我国各少数民族的历史长短不一，所处的自然环境和地理条件各异，因而，各民族也具有其本民族的医药经验，各具特色，异彩纷呈。由于条件各异，有些民族有自己的民族文字，有些则没有本民族的文字，也有些借用汉字记载，甚至在不同程度上出现汉化现象。就现在所能见到的民族医药文献而言，骨伤科的专著还极少见，即便有少数专门的著作，但由于受民族文字的限制，未能及时译成汉文，流通范围较局限。由于本套丛书的条件所限，这里仅结合现存的一些以汉文形式出现的民族骨伤科资料，对民族骨伤科的特点做一概括介绍。这里介绍的是《月王药诊》《四部医典》(以上藏族)、《回回药方》(以上回族)，还有从清代史书中见到的有关古代蒙医正骨治伤方面的作品。

就藏医而言，其现存最古老的著作是《月王药诊》。此书约成于公元 8 世纪中叶。虽传说为内地汉族所传，但就其内容来看，既包含着藏民族本身的医疗经验，也吸收了古印度及古代中医 (汉族) 的经验，三位一体，独具特色。此书的现行汉译本共

113 章，其中有一章专谈创伤，伤科外敷药和内服药、骨伤治疗方法、头颅裂缝的治疗方法等各一章，还有伤药综述、四肢的治疗方法及脸颈疾病的治疗方法等，也都有一些相应的记载。从这些记载可知，藏医对骨伤科分类已较细致，如把骨伤分成粉碎性骨伤、裂缝性骨伤、折断性骨伤，以及按部位分为面碎伤、头破伤等。此时期的治疗多采取综合疗法，有外伤则缝合，并外敷各种各样的伤科药。做手术切口时，还相当讲究伤口的切法，有圆形、三角形、方形、月牙形、椭圆形等不同，还注意到如何去除碎骨等。这时期多注意外用药的配制，较少有手法复位，对脱臼一类病很少涉及。

到 8 世纪下半叶，现存非常重要的藏医经典著作《四部医典》在《月王药诊》的基础上有了进一步的发展。这部共 156 的医著，虽然仍然只有 5 章专门论述骨伤科，但其内容较《月王药诊》要丰富得多。例如明确提出骨折、脱臼等不同病种，对这类病证的诊断也相当细致，如要用揉捏的诊断法判断是否有响声，以辨别伤势的轻重，还要求进行藏医十分重视的脉诊和尿诊，以判断病情的轻重。综合治疗包括饮食疗法、外敷伤科药、内服伤科药，外治法包括按压、揉捏、放血、针灸、悬缚、牵引复位等，且已开始使用外科器械治疗，包括锯断已残的肢体部位。其内服、外敷药方极为详尽，颇具特色，值得深入探讨。

回族医药是综合东西方医疗经验的一种民族医药，兴起并繁荣于元代，在明代也有流行，清代以后逐渐式微。其医疗经验有相当一部分来自阿拉伯医学，集中记载于《回回药方》一书中。这部由汉文写成的回族医著，原书散佚殆尽，所幸尚存残卷若干，其中竟幸运地留有少许骨伤科的内容，如卷三十四中有折伤门，其中又分伤损类、接骨类及骨脱出类等。与藏医古代骨伤科相比，这里对骨折及脱位的治疗，虽然同样存在内外合治的情况，也应用伤科药外敷、内服，但是对于脱臼复位的叙述却要具体得多，也详细得多。不过应该指出的是，由于回族医药大量吸收阿拉伯及汉族中医的经验和成就，因而《回回药方》中的内容有相当大一部分反映了其他民族的经验。例如，书中在叙述肩关节脱臼复位法时，就可以证明这一点。采用的方法是"立坚木长者一根，上做一球儿，令人扶病人的腋使到球儿上，医人用力扯其手向前，使病人的身垂下，足稍去地，骨节入本位。"这一利用杠杆原理的复位手法是仿自元·危亦林《世医得效方》的。而其脊柱骨折复位法与《世医得效方》和元·李仲南《永类钤方》中所载基本相同，说明了回、汉两族骨伤医疗经验互相交流的密切关系。

蒙古族的正骨科经验极为丰富，这是因为蒙古族是游牧民族，经常驰骋于广阔的草原上，骨伤病多，故其正骨经验必然很丰富。可惜的是，至今尚少发现古代遗留的蒙古族正骨专书，更少有译成汉文者。现我们只能从汉文史料如《清史稿》等记载的有关材料中，窥知其正骨伤科经验之一二。据载，清代有不少军医善于正骨；如著名医家有绰尔济·墨尔根、觉罗伊桑阿及张朝魁等。绰尔济能用斧椎骨伤之法，以正其骨伤。而觉罗伊桑阿更发明一巧妙之培养接骨学徒之法。其法是将笔管削为数段，包在纸中，用手摩挲，使断管节节相接，如未断者，以此接骨，莫不奏效。至今，蒙医中的正骨家族继承古代之正骨经验，业已取得十分突出的成就，成为蒙医的特色之一。

民族医学中的骨伤科经验十分丰富，其他还有不少民族如壮族、傣族、彝族等，也各有自己的宝贵经验；还有不少虽无文献记载，但存在于民间的活经验，也极为丰富，值得认真总结继承。

按者附：正确理解"民族医学"的含义

我刊（《中华医史杂志》）自从1980年复刊以来，就开辟了一个"少数民族医学史"专栏，以适应日益发展和繁荣的民族医药研究事业的需要。近20年来，少数民族医药学这门学科蓬勃发展，方兴未艾，一片繁荣景象。

从编辑部收到的稿件看，在投给这一专栏的众多来稿中，有一部分稿件并非民族医药学的内容，其中有不少把出身于少数民族家庭，族别属少数民族，但本人并不从事少数民族医学工作的医家，也作为"民族医学家"来对待。至于中医学（即汉族医学）文献中收入的一部分有关少数民族医药（特别是民族药）的著作，也常被归入"民族医药"著作的行列。这些概念上的混淆，在医学界、医史学界并不罕见。

"民族医学"这个名词，在20世纪80年代以前用得很少，当时大多用"少数民族医学"的全称。为了简化名称，80年代以来，"民族医学"已经成为"少数民族医药学"的简称，也正是这个简称，给我国的民族医药学事业带来了许多不必要的混乱，有必要加以澄清。

本来，"民族"一词是指人们在历史上经过长期发展而形成的稳定共同体。每一个民族都有自己独特的文化和风俗习惯，医学也不例外，各民族都有自己的医疗卫生经验和理论。我国是一个多民族的国家，除了占人口绝大多数的汉族所创造的医学，由于历史的原因，通称中医学以外，其他各少数民族的医药学，理论上、原则上也应归属于中医学（即中国医学）的范畴。为了与狭义的中医学（即汉族医学）相区别，才又产生了"少数民族医学"（简称"民族医学"）这个名词。

改革开放以来，中国与国外的文化交流十分频繁，在我国医学与国外医学交往的过程中，开始出现了有关"民族医学"这一名词概念的混乱。在国际上，确有"民族医学"（民族药学）这个名词，英文译名是 ethno-（ethnic）medcine（或 ethno-pharmacology）。但这个概念与我国的"民族医（药）学"有别，它是与西医学相对而言的一种概念，即指存在于民间的、各民族历史上形成的传统医药学，也就是我们统称的"传统医（药）学"，在国外又有原始医学、民间医学等名称，以与通常所说的西医学（westen medcine）、世界医学（cosmopolitan medcine）、生物医学（biomedcine）、科学医学（scientific medcine）相区别。世界卫生组织（WHO）在 1983 年出版了一本《传统医学及保健概览》（*Traditional medcine and health care coverage*），其中开宗明义第一章就是介绍"民族医学"的，包括了非洲医药、拉丁美洲医药、阿输吠陀（Ayurveda）、优那尼（Unani、Tibb，希腊、阿拉伯医学）、中医学（狭义的）、针灸、正骨、顺势疗法、自然疗法、传统接产与避孕等内容。（Bannerman，B.H.et al.Traditional medcine and health care coverage.Geneva：World Health Organization，1983）由此可见，国际上的"民族医学"就是"传统医学"的同义词。一位医学人类学家给这一对医学体系下的定义是："一般认为，生物医学是指历史上属于西方的、科学的、以医院为基地的技术体系；而民族医学则是指传统的医者的医疗，他们所依靠的是固有的医药和（或者）宗教仪式来治疗疾病。"[Neumann，A.K.，Lauro，p. Ethnomedcine and biomedcine linking，Soc.Sci.Med.1982，16（14）：1818.] 毫无疑问，在西方医学界，民族医学就是传统医学的同义词，指生物医学以外的各种传统的、民间的医疗体系，又有称它为"替代医学"（Alternative medcine）的。

但是，具体到我国，由于种种原因，包括多民族的国家、历史上以汉族为主体的文化等，习惯上已经把中医学作为汉族医学的同义词来使用。也由于我国少数民族医学发展得相对较晚、较慢，因而一般所说的"中医学"并不包括各少数民族医学在内。正是由于这些历史的客观情况，我们只能以"少数民族医学"来概括除汉族中医学以外的所有少数民族创造的医药学知识和体系。近 20 年来，客观上已经把这个体系略称为"民族医学"。由此看来，我国通常所论的"民族医学"与国外所说的"民族医学"并不是同一个概念，或者说是不完全相同的概念。可见，对外，我们不应当把我国的民族医学再译为 ethno-（或 ethnic）medcine，而应当使用 medcine of Chinese minorities，或者是 minority medcine。

基于以上理由，我们有必要强调，在国内医学界，"民族医学"一词不能泛指包括中医学在内的各民族的传统医学，而是专指与中医学相对而言的各少数民族医学，这

蔡景峰按

正如我国的民族事务委员会专管少数民族事务是同一个道理。正是由于这一原因，前不久成立的"中国民族医药学会"不会包括"中医药学会"的职能，是显而易见的。

古人早有"名不正则言不顺"（《论语》）的教诫，在"民族医学"这个范畴里，一定要把它的含义做出明确的界定，即它只指少数民族的医药体系，并不包括汉族中医在内。再者，是否民族医药学家，不应以其族别为依据，而应以其所从事的工作性质为准。族别为少数民族的医务工作者，如果不从事民族医药工作，而是从事中医药工作，就不能称为民族医者，而只能称为某族中医（药）工作者；同理，汉族的医药工作者，如果专门从事少数民族医药学的工作，倒是名副其实的民族医（药）学工作者或医家。对待医学文献也应抱同样的态度。

我们相信，对于这几个有关概念的澄清，必将有利于我国民族医学的继续发展和提高。

目 录

《梁氏家传伤科》

清·梁氏（壮族）

跌打良方急时便用

（一）止血类

主治： 跌伤、刀斧伤出血，用以下药物。

药物： 红鸡屎藤叶（落葵叶、滑腹菜叶） 七木叶 生鬼画符（黑面神） 苎麻叶 追风散叶 鱼子兰叶 龙须草（丝叶球柱草、金耳环、铁线莲） 刘寄奴 水榕木头（黑咀蒲桃、风箱树、水鸭木） 花针木叶（郎伞木、花针木） 真红苋菜 两面针叶。

用法： 凡皮破，急嚼封之，每味单用。

主治： 凡出血可用。

处方： 瘦肉切片贴之，立能止血。圆眼核（圆眼、桂圆）去外皮、内心，研末撒伤处，可止血、定痛、生肌。珠兰叶（米仔兰叶）嚼摸，可止血、收口、接骨。血见愁（细竹蒿草、消炎草、四方草）研末撒，立止血。花蕊石末掺，立止血。生香附、蜜糖同捣，敷伤处，可止血、止痛。蒲公英嚼抹，止血干，去水、止痛、生肌、收口。钱纸烧灰撒，止血。鸡羽毛烧灰存性撒，止血。百草霜、白蜡同研掺，止血。制黑羌研掺，立能止血。白蚊子叶（毛女贞、山万年青）嚼抹，立止血。田州三七嚼抹，止血定痛。生艾叶嚼抹或艾绒掺，立能止血。出山虎（爱地草、边耳草）叶敷，立止血。入山虎（匍茎榕）叶嚼抹，立止血。里却缺嚼抹，立止血。月季花叶敷，可止血、续筋。生半夏研敷，止痛、易收口。生熟松同半夏和匀抹，可止血。老姜嚼抹，忍痛三日，如旧。生鸡矢茶（番石榴叶）敷，止血生肌。血荷茶抹，立止血。海螵蛸研末掺，立止血。

主治： 皮破、血流不止。

处方： 狗骨木叶（大沙叶、红皮狗骨木叶）嚼封，立能止血。长芽迹（又名番头木芽）抹，立止血。狗芽迹（又名狗克木）嚼封，可止血。三月坡（又名鸡立菜）嚼封，立止血。车前子（半生半熟）执回阴干，研末掺，可止血、定痛、生肌。五月（农历）采野麻叶捣溶、晒干，研末撒伤处，止血、结痂立效。古圹石灰末掺，可止血。采嫩山象皮（又名蒲萄叶）晒干，去叶梗，研末，加艾绒、乳香（去油）、没药（去油）、白蜡，和匀备用，凡伤出血掺之，三天照旧。白蚊子木叶（新好叶）嚼封，可止血生肌。小地谷叶（小了哥王叶、小地棉叶）同猪油捣匀，敷伤处，其止血生肌如神。帚杆叶（截叶铁扫帚、蛇利草、小夜关门）嚼抹，可止血。半边旗（半边蕨、和尚梳）、包布木叶嚼封，立止血。鸡屎菜（野地骨、牛耳青）嚼封，立止血。下山虎（广西芒毛苣苔、小叶石仙桃）叶嚼抹，立止血。

　　主治：跌打、斧伤，止血生肌如神。

　　处方：七托莲（山苦荬、小苦麦菜、活血草）嚼封；跌伤血出或虫蛇等咬伤、中毒，用此莲嚼抹，立能止血定痛、消肿拔毒。半边莲、八角莲均可治蛇虫咬伤、跌伤，真神方。茹根（白茅根）、琥珀同为末，掺之，止血、生肌，神效。霜南瓜叶晒干，研末，撒伤处，可止血。韭菜锤封，立能血止。五月采番桃花半斤，晒干、研末，加黄麻叶半斤，莲须四两，蒲黄二两，冰片一钱，共为末，撒伤处，止血、生肌，如神。新石灰、嫩老鼠同捣如泥，阴干备用，凡血出撒之，止血生肌。生大黄同石灰炒至桃花色，为末，备用，凡血出能止、防发炎。

　　主治：凡跌打、刀伤致皮破血流，对时生回。

　　处方：象皮（炒）一钱半，老石灰一钱，黄丹一钱半，麦冬（炒黑）一钱。共为末，凡伤撒之，对时内即长肉满而合。

　　主治：止血生肌神药神方。

　　处方：鸡蛋壳（烧灰）　血余炭　无患子（洗净烧灰）　石灰　共为细末，装于牛胆内，阴干备用。

　　用法：掺于伤处，止血、生肌、定痛。

　　又方：照上加老姜、韭菜汁（生榨）各三钱，更效。

　　主治：止血止痛，同用于回生（起死）。

　　处方：生南星三钱　生半夏三钱　防风三钱　香附（炒黑）一钱半　蒲黄（炒黑）一钱半。

　　制用：研末备用，皮破掺之，即止血。跌打至死，以酒、童便灌，立生；痛极，用醋擦；汤火伤，以童便、麻油擦。

主治： 凡皮破用，可止血止痛，无疤痕。

处方： 葱白　砂糖。

制法： 共捣如泥。

用法： 封患处，日后没疤痕。

主治： 此方常备，万无一失，无痕神方。

处方： 白当归　蒲黄　艾绒　山象皮　田七各等分

制法： 先炒黑蒲黄，用纸包，煨取灰，后再和匀余药。

用法： 凡刀斧伤、跌打，敷之止血，生肌止痛，三天如旧，无疤痕。

主治： 刀斧各伤，止血散。

处方： 海螵蛸　梅片各三钱　大风子壳（炙）二钱。

制用： 为末，桐油调，敷患处。

主治： 生肌定痛，二天可愈。

处方： 田七三钱　地龙三钱　然铜（制）四钱　血竭五钱　川羌八钱　红花八钱　苏木四钱　官桂三钱　五倍子二钱　水蛭五条　黄蜡一钱半　樟脑　陀僧各三钱　土狗（去头足）二十只。

制法： 研末，加灰面三两，酒、醋、茅根汁、姜汁、葱白汁各一盅，和匀煎之。

用法： 敷伤处，冻又换，这样不用二天，即可痊愈。

主治： 止血生肌神方。

处方： 象皮　松香　樟木皮各二钱　宜苏茶　珍珠　降香　血竭　没药　乳香（二味去油）各二钱　三七一钱半　栀子四钱　香附二钱　木耳（煅）二钱　茯苓二钱。

制法： 共研为末，备用。

用法： 敷患处。

又方： 乳香（去油）三钱　没药（去油）二钱　黄芪二钱　冰片四分　黄丹（水飞）五钱　石膏（水飞）二钱　象皮四钱　田七二钱　川芎一钱　白芷一钱。

主治： 止血、定痛、生肌。

处方： 老葱头十只　白糖三钱　金瓜仁二十　狗屎（火煅存性）一钱。

制法： 共研细末，备用。

用法： 敷伤处，神效。

主治： 止血、止痛、防毒。

处方： 牛胆一只　石灰。

制法： 将石灰细末装牛胆内阴干。

用法： 凡皮破敷之。

又方： 生白矾、五倍子各等分，研末备用，凡出血，撒即止也。

主治： 凡伤，止血用。

处方： 韭菜边根四两　生石灰二两。

制法： 共捣如泥。

用法： 敷患处神效。

主治： 止血生肌。

处方： 陈石灰四两　大黄五钱　儿茶　乳香　没药（去油）各一钱。

制法： 先炒石灰、大黄似桃花色，再研末，和匀余药。

用法： 凡血出撒之，伤烂麻油调擦。

主治： 刀斧利器伤，出血神效。

处方： 乳香　没药（各去油）　马前子（炒）　麻黄各一两。

制法： 先炒马前子，研末、再碎入药。

用法： 敷伤处，三天结痂，忌食生冷。

主治： 止血、定痛、生肌。

处方： 真降香（煨存性）　五倍子　血余灰各等分。

制法： 研为细末，听用。

用法： 撒于伤患处，如神。

主治： 止血用。

处方： 生南星　天麻　白芷　防风　羌活各五钱　生白附六两。

制用： 共为研末，备用，敷伤处。

主治： 止血后散毒用。

处方： 黄柏、黄连、大黄、冰片等分。

制用： 研末，掺患处，能除毒。

主治： 凡皮伤，用了以上两方，可用此方收口，神效。

处方： 黄丹　乳香　没药（去油）　血竭　儿茶等分。

用法： 敷患处或用下方。

主治： 刀斧或疮久不收口。

处方： 三仙丹　大梅片　入地麝香（饭团根、过山香、钻地风）。

制用： 研末，撒患处即愈。

主治： 断筋、出血不止方。

处方： 姜黄　白芷　白茯苓　甘草　牛膝　木瓜　苡仁各七分　生地三钱　淮山一钱　五味子八分　当归　炙芪一钱半　加皮二分　乳香　没药（去油）各五分。

用法： 木耳五分，水煎服。

主治： 皮破出血，掺之。

处方： 生白矾、五倍子，细末备用。

主治： 跌打头伤，血流不止方。

处方： 生地三钱　淮山　白茯　加皮　碎补　南星　半夏　归尾　宅宜　然铜　炙芪各一钱　白芷　大茴　乳香　没药（去油）五钱　血竭四钱　丹皮　藁本各二钱　川芎一钱　黄丹一钱。

用法： 水煎，加酒和服。

主治： 止血急用。

处方： 松香、白矾、半夏，抹敷伤处。

主治： 止血生肌神效。

处方： 陈石灰四两　大黄五钱　血竭一钱　乳香　没药（去油）各一钱。

制法： 先将石灰、大黄炒至桃花色，再研末，入下药备用。

用法： 如伤口烂者，加麻油擦。

主治： 止血生肌。

处方： 白芷　赤石脂　儿茶　龙骨　猫头骨　五倍子　乳香　没药，以上等分，研末备用。

主治：疮或跌打、刀伤，生肌收口。

处方：宜茶　枯矾　黄柏　白蜡　田螺壳各等分。

制用：共研为末，敷患处，效。

又方：防风　荆芥　木通　连翘　黄柏　黄连　黄芩　大黄　芒硝　防己　生地熟地　归尾　麦冬　川椒　山枝　花粉　元参　白鲜皮各等分。

制法：水煎，凡疮毒跌打、刀伤不生肌，用水煎服。

主治：生肌、去瘀、搜脓。

处方：木香　轻粉各一钱　黄丹　枯矾各五钱。

制法：将药研末，装猪胆内阴干。

用法：研末，敷伤患之处。

主治：定痛、生肌如神。

处方：生石灰　甘草各一两　水飞辰砂三钱　冰片四分　硼砂五钱。

制用：共为细末，敷伤处。

主治：止血生肌。

处方：熟石膏五两　黄丹　乳香　没药各五钱。

制用：夏天加冰片，共为末，敷伤处。

主治：止血、拔毒、生肌如神。

处方：乳香　没药（去油）一钱半　大黄六钱　蓖麻仁（去油）八钱　原寸二分梅片三分　月石三钱　寒水石三钱　制甘石一两。

制用：共为细末，敷伤处效。

主治：止血、定痛、生肌。

处方：晚蚕蛾　白芷　当归　石灰。

制用：共研末，敷患处。

又方：单用晚蚕蛾炙干研末，敷伤处即能长肉血止。

主治：刀斧各伤，除毒定痛。

处方：石灰一两　白及（去油）五分　牛胆一只。

制用：将余药装牛胆内阴干用。

主治：去毒脓、生新肉如神。

处方：乳香　没药（去油）各二钱　轻粉　儿茶　龙骨　铅粉　血竭　冰片各一分　珍珠二粒　百草霜二两。

制用：研末，敷伤处，如神。

主治：刀斧、狗及毒虫咬伤，有铁入肉。

处方：花蕊石一两　硫黄二两。

制法：研末，入瓦罐内，盐泥封固，候干再用。十余斤炭，先文后武煨之，研末。

用法：凡皮伤敷之，伤口干，先以津润。

主治：金疮止血。

处方：白芷　甘草　水龙骨。

制法：炒赤色为度，入韭菜汁，同三七、血竭、南星、牛胆各一两。

用法：敷于伤患处。

主治：止血。

处方：生半夏　生南星　白芷。

制法：共为研末。

用法：凡伤出血，敷之即止。

主治：生肌神效。

处方：五倍子、炉甘石、儿茶、龙葵，以上各等分，研末备用。

用法：敷于患处，凡掺生肌药，必先洗净伤口。

又方：生石灰　鸡蛋清。

制用：煅干，和匀，研细，敷伤处。

（二）采药秘诀

甲　春日荒郊蕊上寻，夏天须采叶中心。

秋风落中皮肤贵，冬雪归根强下临。

乙　方梗中空可治风，对枝对叶善调红。

叶边有齿能消肿，叶里发酱拔毒功。

丙　吸力原来是药王，续筋接骨有相当，

须将破积内中放，去旧生新药里藏。

（三）接骨

跌打折骨接缚方

主治：跌打骨断，神效。

处方：榕木上所生的吊京、黄花叶、凤凰儿。

制法：捣烂如泥。

用法：先整正骨，敷之对时去药。

主治：折骨接搏如神。

处方：韭菜苗　茶木　寄生叶　榕木叶　凤凰儿。

制用：同上方，对时去药；久用生多骨。

主治：断骨接搏。

处方：五加皮　小雄鸡。

制法：两样同重，捣烂如泥。

用法：敷患处，听骨响即去药。

主治：凡伤骨折可用。

处方：采月季花（又名月月红）花瓣阴干，细末听用。

用法：好酒送服，一岁一厘。

主治：跌打折骨。

处方：见水生（买麻藤、鸡节藤）　小雄鸡同前重。

制法：两味等量捣烂。

用法：敷患处，对时去药。

主治：跌打或折骨。

处方：黄椰刺树皮　小雄鸡　糯米饭一把。

制法：同捣烂如泥。

用法：夹定断足，敷药对时。

主治：跌打或断骨。

处方：菩萨草　老鼠脚脊　白胆草　雅拐（強）　山栀子　驳骨消　山木蟹（红苗香根）　老鸦酸。

制用：捣烂、酒炒敷之，对时去药。

主治：跌打损伤或折骨。

处方：土鳖（去头足，焙干，酒炒）十只　碎补　乳香　没药（去油）各一钱　血竭　归尾各一钱。

制法：共研为末，听用。

用法：每服七厘，不可多用，恐生多骨，好酒下。

主治：跌打断伤骨。

处方：凤凰草薧取皮、小雄鸡。

制法：共捣烂如泥。

用法：敷伤处，对时去药。

主治：跌打损折骨所用。

处方：大黄二钱　生地二钱半　五加皮五钱　凤凰儿一只。

制法：共捣如泥。

用法：敷断处，对时去药。后再加一枝香（毛大丁草、白眉）、五爪金龙（五齿苓），浸酒服。

又方：真降香　乳香　没药　苏木　松节　然铜　川芎　血竭　地龙　骨皮　土狗（十只，油浸，焙干）以上各一两。

制法：共研为末，备用。

用法：每服五钱，好酒送服。

主治：接骨用。

处方：土鳖五十只　归尾三钱　乳香一钱　没药一钱　独活二钱　羌活三钱　血竭一钱　碎补一钱　然铜（醋淬七次）一钱　半斤藤二两。

制用：水煎，酒和匀服。

主治：接骨神效。

处方：然铜一钱　生半夏二钱　没药　乳香（去油）各五分　巴豆（去油）三粒　土鳖三只　古钱（醋淬七次）。

制法：共为细末，备用。

用法：醋同炒，敷患处。

主治：跌打伤或断骨。

处方：松木強　犁头草（长萼堇菜）　凤凰儿。

制用：捣烂敷患处。

主治：接骨神效。

处方：苦地胆（白毛夏枯草、青鱼胆草）一两　无名异　然铜（淬）各二两　碎补五钱　青木耳　肉桂各五钱　丁香二两　羌活一两　灵仙　乳香　泽兰各二钱。

制法：共为研末，备用。

用法：双米酒送服。

主治：断骨接缚。

处方：两面针　五加皮　韭菜根　小雄鸡。

制用：共捣烂，封伤处，对时去药。

主治：跌伤接骨如神。

处方：过江龙　强头婆　金岗藤根　勒杀木強　山狐架　榕木強　勾藤　细勒通银箔片。

制用：晒干，双酒浸服。

主治：接筋神方。

处方：女人发灰四分、竹灰茶油。

制法：共末，茶油和匀。

用法：敷患处，三朝如旧。

主治：接筋缚骨神效。

处方：续断一两　加皮一两　透骨消一两　鸡头藤一两　五倍子　麝香　小雄鸡（去毛脏）一只。

制法：共捣烂如泥。

用法：凡跌打伤筋骨，敷于患处，消肿止痛，对时去药。

主治：接骨。

处方：生栀　生大黄　红花　田七各一钱　葱头五根　面粉一两。

制法：为末，调醋和匀。

用法：敷患处，如痛甚，加南星、半夏同用。

主治：止痛接骨。

处方：辰砂三分　川膝一钱　血竭一钱　琥珀　熊胆各三分　珍珠五分　童便　姜汁　蜜糖。

制用：为末调服。

主治：接骨封方。

处方：归尾　生军各一钱　加皮　皂刺各一两　酒饼二钱　土鳖二两　老姜二两　红花三钱。

制法：以饭半碗，同捣和匀。

用法：敷伤处。

主治：接骨食方。

处方：然铜三分　无名异二分　川乌二分　乳香四分　没药四分　土鳖（焙干）三只。

制法：共为细末。

用法：每服三钱，酒送下。

主治：接骨妙用。

处方：凤凰胎（肾蕨、凤凰蛋、马骝卵）二只　芙蓉根　栀子　白背木耳　面粉。

制法：研末和匀。

用法：敷伤处，对时去药。

主治：搏骨急用。

处方：火香头（即吊鬼树）　石灰　面粉。

制法：共捣烂如泥。

用法：封患处。

主治：跌打刀斧伤断筋骨。

处方：寻不着草　田埂草　细龙头　大葛蕊　象皮草　山石蟹　线鸡油　甘瓜子叶（甜瓜叶）　生毛毛藤　雾水草（岩白菜、地膏药）　红葡萄　猪脊　龙骨。

制法：捣烂如泥。

用法：敷患处，三日平复如旧。

主治：跌打伤断骨神效。

处方：老鸦酸（酢浆草）　鹅不食草　假荖（假蒌、山蒌）　马蟥（水蛭、马蛭）螃蟹。

制法：加松根打烂，醋炒，对时去药。

主治：止血、止痛、接骨用。

处方：防风　降香　北细辛各一钱　生南星　生半夏各钱半　生只贝　生栀　生川乌　生草乌各二钱　川椒三钱　苍术一钱　古月四两　五倍子　红花各二钱　生地二钱　生姜　葱头　面粉。

制法：先末上药，后入姜葱灰。

用法：调成膏敷患处。

主治：跌打或折骨可用此膏。

处方：白及四两　郁金一两　黎芦一两　泽兰一两半　血竭二钱半　松香四两雄黄四两　没药一钱半　甘草　归尾　闹杨花一两半。

制法：水煎泡二次，晒干研末；先将白及熬至黑色起烟，后入诸药，用柳枝搅匀，现柳枝黄色为度；或用麻油一斤煎成膏也可。

用法：敷油纸上，罩患处。

主治：跌打骨碎烂神效。

处方：田七四钱　然铜一钱　乳香（去油）　鸦胆八分　海马一两　大黄八分　红花一钱　木耳（煅灰）一钱　软蓬螃蟹一只。

制法：研末，双酒二斤冲服并敷之。

主治：跌打接骨神效。

处方：牛筋桑六两　五加皮半斤　老鸡一只　童便一盅。

制法：捣烂如泥。

用法：敷伤处，对时，凡肿痛可用。

主治：跌打或折骨神效。

处方：花椒根三两　马鞭草二两　泽兰二钱　韭菜根四两　加皮四两　千打锤（铁线树、耙齿钩）四两　黄牛屎二两　蚂蝗蜞五条。

制法：捣烂调匀，酒糟炒。

用法：敷伤处，几个对时间，听骨响去药，凡肿红黑俱可。

主治：刀斧伤或断筋。

处方：万丈系（毛山猪菜、万丈丝） 鹅不食 婆萨鱼尾 韭菜苗 茄叶 灯盏菜 黄糖。

制用：加蚂蝗焙干，敷伤处，三日如旧。

主治：手足折骨好神。

处方：蚂蝗 地龙 地鳖虫 用当归酒浸，再用布包，至屎中浸三十天后，放砂锅中抽淡（除水）。

制用：晒干研末备用。凡跌打或折骨或断指趾臂，敷上其药，立即续生。

主治：接搏指、趾、臂，神效。

处方：轻粉一钱 血竭二钱 降香四钱 梅片一钱半 象皮一钱 研为细末。

用法：凡断，敷之夹定，即继续生。

主治：折骨挫骨如神。

处方：山乌（红乌花、山乌柏） 生鬼昼符 小郎散（小罗伞、朱砂根） 大郎散（大罗伞、竹叶走马胎） 猪桑勒 入地蛇香（入地麝香、冷饭团、水灯盏） 忽斗藤。

制法：断骨，加雄小鸡或凤凰儿。

用法：敷伤处，对时，（蒀）浸酒亦可。

主治：脊背伤或断，神效。

处方：土鳖 当归 故纸各四钱 杜仲六钱 远志六钱 地龙二钱。

制用：为末备用，好酒服。

主治：筋断骨碎神方。

处方：乳香 没药（去油） 血竭各三钱 龙骨五钱 土狗十个 苏木 川乌 松节 然铜 降香 地龙（炒去油） 水蛭（香油炙）各五钱。

制法：研末听用，每服三钱，热酒下。

主治：损伤折骨方。

处方：老山栀三两 面粉二两 加皮三两 糯米饭一碗。

制用：捣烂敷伤处。

主治：凡跌打伤或折骨神方。

处方：生螃蟹大一只、小二只，米酒几两。

制法：捣烂冲调热酒。

用法：饮下，渣敷伤处，几小时内听骨响，有声即是接骨。

主治：接骨备用。

处方：无名草（茅膏菜、露珠草）四分　自然铜钱半　狗脊四钱　麝香一钱。

制法：研末和匀。

用法：跌伤打伤或折骨俱可应用，每服一钱，好酒下。

主治：跌打损伤筋骨。

处方：乳香　没药（去油）五钱　川椒　当归五钱　白芍　然铜二钱。

制法：炼黄蜡为丸，再研末下药：当归、白芷、草乌各三钱。

用法：先服药散，后用牡蛎调糯米粥涂伤处，再服药丸。

主治：接骨或跌打伤。

处方：古文钱炒烧七次、醋淬七次。

用法：每服二三钱，好酒送下，其骨自然会接。

主治：接筋续骨第一效。

处方：生土狗（去肉，文火存性）一个　指甲灰一钱　血余炭一钱　陈松香五钱。

制法：研末备用。

用法：酒下或敷患处，即可接骨。

主治：接骨。

处方：五加皮二两　碎补二钱　桂枝一钱　生军一钱　松香一钱　雄鸡十两（以竹挖去脏屎）。

制用：将药放于鸡皮内，覆于折处，过夜去药。

主治：续筋接骨有效。

处方：当归七钱半　川芎五钱　乳香　没药各二钱　木香一钱　川乌四钱半　黄香六两　碎补五钱　古钱（制）三钱　香油一两。

制法：研末诸药，入香油调匀。

用法：敷伤处。

主治：接骨简便方，跌打俱可。

处方：路旁屋脚来往人小便处日久的瓦碎，洗净烧红，醋淬七次，研末，每服三钱。

主治：接骨。

处方：五娘草　九节草　棉木叶　樟木叶　灯草（化灰用）　生鸡。

制法：同捣烂如泥。

用法：敷伤处，对时去药。

又方：鸡骨秀（又名山鸡茶）　还云草　血芍芹　韩信草（钩头线）　白头松木蕈（白头妹、银丝草）　大茶根（大茶药根）　川破石　雄鸡一只　马鞭草　容木莫龙草同敷。

制法：捣烂。

用法：敷患处，对时后再敷。

主治：接骨两方。

处方：一、糠藤根　落地杨梅　显木根　猪牙木（猪肚木、山石榴）　假黄拔蕈。

二、大凤凰尾（华南紫蕨、贯众、大凤尾蕨）　小凤尾（井栏边草）　千打锤（铁线树、耙齿钩）　斤拔（长波状叶山蚂蟥、饿蚂蟥）　显木叶　十丈藤（赤苍藤、蚂蟥藤、龙须藤）　黑脚叶　茶木叶　糯米饭。

制法：先捣方一，后捣用方二。

用法：敷方一过夜，再敷方二，即可愈也。

主治：折骨接缚。

处方：乳香　没药（各去油）各钱半　血竭花三钱　儿茶三钱　羚羊血一钱　然铜二钱　骨碎补二钱　虎骨二钱。

制法：共为研末和匀。

用法：每服五钱，好酒送下。

又方：百草霜钱半，新砖末钱半，加双酒冲服，取汁出，次后用当归、古钱二个（淬七次）同服。

又方：月季花、白鸽（去毛），同捣烂。

用法：敷骨折处，一小时内骨响去药。

主治：接骨神效。

处方：地骨皮四两　麝香三分　鸡五脏全套。

制法：将五脏屎去净，入药和匀。

用法：敷伤处对时。

主治：接骨。

处方：象皮（土炒）一两　象牙（土炒）一两　儿茶五钱　木鳖五钱　地龙五钱　乳香　没药各三钱　无名异三钱　木瓜三钱　天冬三钱　然铜四钱　梅片五分　元寸三分。

制法：共为细末，加鸡蛋清调成膏。

用法：敷于伤处。

主治：接骨如神。

处方：古月六钱　雄鸡一斤。

制法：敷患处，对时去药，久生灵骨。

主治：折骨急用。

处方：多年粪坑瓦片（洗净，醋淬七次）一两　五加皮　男人头发　各五钱。

制法：研为细末，备用。

用法：每日一撮，小孩者一厘。

主治：折骨急用，消肿止痛。

处方：母鸡一只重斤多。

制法：将鸡取血，再捣如泥，后再入血和匀。

用法：敷伤处，三天便愈。

（四）腰痛

主治：腰断或腰积。

处方：千年矮（万年青、雀蛇黄杨）若干　双酒。

制法：捣烂。

用法：饮下，擦敷患处。

又方：白饭木叶（白饭树、鱼眼木）　三棱羊角（霸王鞭）　勒档　制用：捣烂，酒炒，包之。再服下药：生地、红花、归尾、苏木、巴戟、六断、川仲，水煎，酒送下。

主治：腰痛如神。

处方：生松须　白鸽屎（也可用鸡屎）。

制用：好酒炒敷，冷又换，极效。

主治：腰折或积痛。

处方：罗裙带叶（白花石蒜、水蕉）　三仙散　松木皮　槐木皮各等分。

制法：水煎。

用法：水洗患处后，再敷擦，冷又换，如神。

主治：腰痛神效。

处方：葱白若干　生大黄　姜汁。

制法：先用捣烂葱，后研末大黄。

用法：敷葱于患处后，再用姜汁调大黄，粗纸盖，三日痊愈。

主治：腰痛。

处方：真硼砂若干　灯心一条

制法：研极细，调入开水和匀。

用法：用灯心点药入眼内四角，如泪出，即好，连点三次，立愈。

主治：腰痛。

处方：真橙子核钱半　制香附一钱。

制法：研为细末。

用法：双酒送服，其效如神也。主治：腰痛如神。

处方：白葡萄干一两。

制用：研末，好酒送下，三次即愈。

主治：跌打斧伤出血或断筋骨。

处方：鱼子兰叶或用珠兰叶更妙。

制法：捣烂用。

用法：敷伤处即能止血、接骨、续筋、收口、结痂，其效非常。

（五）接筋

主治：接筋、止血、止痛、消肿。

处方：月季花叶若干。

制法：捣烂用。

用法：凡跌打伤，敷患处。

主治：破骨断筋或折趾。

处方：松木炭一串　白糖。

制法：和匀蒸之。

用法：乘热贴患处，如神丹。

主治：接筋妙用，或有异物不出。

处方：韭菜苗若干。

制用：捣敷过夜，凡有异物、无异物可用。

主治：接筋。

处方：万丈系　嫩蕨头　田英苗　红鸭策少许　红边蚂蝗。

制法：捣烂如泥。

用法：敷于患处，如神。

主治：缩筋或久年不愈。

处方：杨梅木皮　双酒。

制法：研末、入酒、蒸熟。

用法：敷于患处，三五日即愈。

又方：便桶屎若干。

制用：烧热熏之，几次可愈。

主治：跌打急用止痛。

处方：草纸若干。

制法：烧烟。

用法：触鼻，使打喷嚏三十，即气升而痛止，后食他药。

主治：内伤，或色伤、咳伤，如神。

处方：佛手　苓子　枳壳　丹皮　赤芍　陈皮　桑白　三棱　双术　牛膝各三钱。

制法：以凤凰鸡一只，用酒浸，晒干研末，煲服。

主治：绞肠沙肚痛神方。

处方：地钻草茹（地胆草、苦玄参） 茶辣子，二味即香附、吴茱萸也。

制法：煲水服，立即止痛。

主治：伤寒。

处方：朴树根 鸭粟

制法：煲水食。如汗出不止，用朴树根，周身挞，甚效。

（六）跌伤

跌打经验良方

主治：跌打伤或将死，牙关紧闭不开，从鼻帘进，片刻可活。

处方：锦文生大黄二钱 土鳖虫（雄的）三钱，用酒浸土鳖虫，入麝香、乳香、没药（去油）五分，自然铜五分。

制法：炼末为丸，重一两三分。

用法：好酒送下，能起死回生。

主治：跌打死、破骨、皮烂、血不止。

处方：田七钱半 乳香 没药（去油）各二钱半 自然铜（每方用此，必醋淬七次）三钱。

制法：共为研末。

用法：好酒送下。

主治：跌打至死，急救仙方。

处方：鹅毛根内血（煅存性） 乳香 没药（凡用此二味，必去油）各五分 百草霜一钱。

制法：共研末，备用。

用法：好酒送下，凡跌伤打伤将死，心头尚温，即用此丹。

主治：拳打脚踢至伤三十六致命脉穴之处，肿痛将死。

处方：红花二钱 桃仁二钱 白芷一钱 乌药钱半 全归二钱 苏木二钱 川乌一钱 黄柏一钱 田七一钱 **制法**：水酒各半煎之。

用法：服下。

主治：拳打脚踢，红黑肿痛。

处方：酒饼 红壳米（楮实、楮桃） 千槌打 榕术须 沙螺叶 向东砂。

制法： 双酒煎之。

用法： 饮下，擦敷伤处。

主治： 跌打至死，急救神方。

处方： 犁头草 老鸦酸 苏木 松木强 七木强 地谷根。

制法： 双酒同捣。

用法： 饮下其酒，擦敷伤处，凡重伤致死，服此药后，俄然可生。

主治： 跌打致死，急救可活。

处方： 白鸽屎（如无屎，可用鸽停落的坭代之） 古月。

制法： 将二味炒红，酒和匀。

用法： 凡伤必温饮下，即生也。

主治： 跌打将死，急救神验。

处方： 凤凰儿（去壳）一只 老姜汁 双酒。

制法： 将凤凰儿于烧红锅内，以碗盖好，酒喷之，取起，加姜汁和匀。

用法： 只要心头尚温，打开门齿，灌药下咽，即可活也。

主治： 跌打急救。

处方： 柴若干 砂糖一斤 鹅不食。

制法： 将柴烧红地面，再敷糖于地上，挑起碗内双酒浸之，同鹅不食草捣匀。

用法： 如不知人事，可灌下。

又方： 老姜汁 童便 朱砂八分。

制法： 以双酒半盅，蒸熟和匀。

用法： 灌下即可，或加洋参五分，三七五分，合灌下，更为妙。

主治： 跌打起死回生。

处方： 冰片 麝香 珍珠 玛瑙 朱砂 辰砂各等分。

制法： 共为细末，听用。

用法： 好酒灌下，即生也。

主治： 治跌打损伤无气，心头尚温，服之有回生之功。

处方： 丁香一钱 干姜一钱 蚁蛆若干。

制法： 水煎之。

用法： 灌下，被盖，令皮肤温暖，必活。

主治： 跌打损伤救急。

处方： 甘草三钱　川连二钱　牵牛二钱　三七四钱　血竭二钱半　闹杨花。

制法： 研为细末，备用。

用法： 调酒送下，或老米汤灌。

主治： 跌打将死回生。

处方： 生半夏研末。

用法： 如牙关紧闭，擦两腮即开后，急用热酒冲白糖二三两灌下，即免瘀血攻心。

主治： 跌打致死，气绝，不省人事。

处方： 生半夏　老姜汁。

制法： 研末半夏，水调如豆大。

用法： 急塞鼻腔，男左女右，立即能醒也。但醒后鼻痛者，即用姜汁擦不停，如神矣。

又方： 活鸡一只，连毛破开，去肠脏。

用法： 敷盖于伤处。只要心前温，亦能复活矣，但即刻白糖冲酒服。

又方： 野菊花连根阴干。

制用： 研末，加酒、童便各一碗煎服，如有一丝之气，亦可活也。

主治： 跌打致死，急救神效。

处方： 仙桃草（蚊母草）连根阴干。

制法： 研末备用。

用法： 开水调匀，服下遍身伤处作响，虽重伤，立见效也。

又方： 以上仙桃草，又名麦杆草，生于麦地，中叶小梗，红子如胡椒，内有一虫，在小暑前后，即八九月中可采，早则虫未生，晚则虫飞去，但无虫则不效矣。

主治： 跌打伤死之人，口耳出血，昏迷不省，只要身软可救，切忌人多，以扶正，如佛坐卧。

处方： 童便或马屎更好，或白糖冲热酒，或当归饮。

用法： 只要灌下一二杯，轻移入静室，以足抵住粪门，如妇女，连阴户抵住，勿使泄气，但不可令出大便，恐气下脱，必待肚中动，而上下有声往来。

主治：跌打未破口者，功能散瘀活血，气绝亦可救活。牙关不开，打去一齿，灌药。

处方：当归五钱　泽泻五钱　川芎　红花　桃仁　丹皮各三钱　苏木二钱。

制用：水煎服，如腰伤，加川仲一钱；胁伤，加白芥子一钱；脚伤，加牛膝一钱。

主治：跌打损伤，皮破血流，不省人事，或伤口溃烂，成破伤风，口眼歪斜，手足反弓，只要心温可救。

处方：明天麻　羌活　防风　生南星（姜炒）　白芷各一两　白附子十二两。

制法：研末备用。

用法：每服三钱，如伤口烂，不收口，加熟石膏二钱，黄丹三分，如口有脓，用茶煎水洗。

主治：跌打伤回生第一神效。

处方：土鳖虫（又名地鳖虫，去头足，生用）五钱，又名簸箕虫，此虫雄的，刀斩断两节，以碗盖之过夜，其虫自接而活，最妙。自然铜（醋淬九次）三钱，真乳香（以灯心二钱半同炒枯，研末，去灯心），真陈血竭（飞净）二钱，巴豆（去油净）二钱，真麝香（当门子）二钱，真朱砂（飞净）二钱。

制法：共为研末，收贮，勿让泄气。

用法：大人一分半，小儿五七厘，不可多用，药要称准。多用水酒，使药下咽，此方虽死数日，但身软可救，一服微苏，再服即生。

主治：大伤出血竭，不知人事，身软，心头尚温，可救矣。

处方：凤凰儿一只　大蚯蚓（去屎）四条。

制法：于瓦上炒蚯蚓，后炒凤凰，炒黑为度，用好酒调匀。

用法：打开牙关，灌药下咽。

主治：屋崩，泥石木压着，似死，不知人事。

处方：生螃蟹三只（小五只）　田七一钱　双酒若干。

制用：先捣蟹，再研，和田七灌下即生。

主治：大明伤，好与妇人交媾，腹出血不止急用。

处方：大力王（白牛胆、羊耳菊、过山香）　山龙虎　三义虎（三叉苦）　鸭箣木头。

制用：以上嚼抹，血即止矣。

主治： 回生夺命如神。

处方： 当归　泽泻各五钱　苏木　丹皮　川芎　红花各三钱。

制法： 水煎，冲酒和匀。

用法： 口不开，打掉口牙，灌药即生。

主治： 跌打至死，心温可救。

处方： 然铜（醋淬七次）二钱　朱砂五钱　人齿（火煅）一个　鸡蛋一个　古壁土一块　桑木一寸　金一钱　针五支。

制法： 先将针刺入鸡蛋内，再用水煮同诸药，然后去蛋白，用蛋黄研炼为丸，重一厘。

用法： 好酒送下一丸。

又方： 便桶的白片若干　好酒。

制法： 醋淬白片九次，为末，调酒。

用法： 撬开齿灌，即苏矣。

主治： 跌打回生。

处方： 木耳　竹白节　双酒。

制法： 上药存性，加酒调和匀。

用法： 灌下咽即（生）也。

又方： 益母草（又名寸地风）若干

制法： 烧灰存性，调酸醋和匀。

用法： 灌下二盅，被盖取汗，再用老姜汁冲酒服之。

主治： 跌打吐血将死，如神。

处方： 金银花藤，取汁，加童便、酒。

用法： 蒸热服，擦敷伤处。

主治： 跌打，或牛马踏伤，或骨碎。

处方： 生半夏　生黄柏各二钱　生蟹。

制法： 上二味为末，再将螃蟹捣烂，调好酒。

用法： 散药敷伤处，饮下蟹酒，尽力服之，其骨自接也。

主治： 跌打瘀血攻心，垂死可救。

处方： 血竭　当归　百草霜　乳香　没药　官桂　大黄。

制用： 研细末，好酒送下。主治：筋骨伤，定痛、散血，急救。

处方：蚯蚓（煅干）二十条　软蓬螃蟹四只　土狗十个　葱汁（制）　水蛭五条　地鳖虫（姜汁制）三百个　乳香　没药　血竭一两　然铜一两。

制法：米糊，研炼为丸。

用法：好酒送下。

主治：内伤瘀血，凝郁烦闷，疼痛。

处方：巴豆霜　甘草各三钱，炼水为丸。

制用：如麻子大，朱砂为衣，酒下七丸。

主治：跌打损伤，疼痛难受。

处方：生草乌（去皮尖）　乳香　没药　五灵脂五钱　麝香。

制法：研末，酒为丸，朱砂为衣。

用法：薄荷汤或生姜汁下。

主治：跌打筋骨碎断如神。

处方：乳香　没药　龙骨　血竭各三钱　水蛭　地龙　降香　然铜　松节　川乌，以上各五钱　土狗（焙干）十二个。

制法：共为细末。

用法：每服三钱，好酒送下。

主治：跌打损伤将死，心温可救。

处方：银丝草一两　雄鸡八两。

制法：共捣如泥，好热酒和匀，布滤过，加猴骨二钱。

用法：撬开齿灌下。

主治：回生或筋骨断痛下止。

处方：川乌　草乌　然铜各二两　地龙　乌药　青皮　禹余粮各四钱。

制法：共为末，备用。

用法：每服二钱，好酒送下。

主治：跌打重伤止痛。

处方：白蜡一钱　木耳（炒）　香信（刺芹、番香茜）（炒黑）各二钱。

制法：共为细末备用。

用法：好酒调服。

主治：跌打立能止痛消肿。

处方：文蛤五钱 加皮五钱 雄鸡四两。

制法：研上二味，同鸡捣烂。

用法：酒炒，热敷，不肿不痛。

主治：消伤散肿。

处方：蓖麻仁二十 芥菜子三两 凤蜕二钱 山甲（炒）二钱。

制法：共为细末。

用法：每服三厘，好酒送下。

主治：跌打疼痛。

处方：榕木叶 桃子叶 大艾叶 大片艾叶 羊角扭（羊角拗） 蓖麻叶。

制法：共捣烂，好酒炒热。

用法：敷伤处。

主治：跌打损伤上部（药）。

处方：当归 槟榔 桃仁 泽泻 桂枝 皂茴 桔梗 丹皮 独活 羌活 生地 赤芍 川芎 生姜。

制法：或研末听用，或水煎服。

主治：跌打中部受伤。

处方：归尾 生地 羌活 丹皮 桃仁 赤芍 苏木 苏梗 茜草 大茴 杜仲 小茴 红花 儿茶 元胡 草乌 半夏。

制用：同上部方，冲酒服。

主治：下部跌伤。

处方：归尾 苡仁 木瓜 西香 木香 黄芩 桃仁 丹皮 独活 羌活 生地 赤芍 南星 田七 牛膝 防己 骨碎补 川茗。

制法：研末听用，也可水酒煎。

主治：跌打肿胀积瘀，消肿效。

处方：西瓜青一两 白芷三钱 红花一钱 冰片二分。

制法：共为细末，调醋用。

用法：敷伤处，即肿消痛止。

主治：跌打黑肿如神。

处方：生军　归尾　白芷各五钱　加皮　赤芍　夜明砂　乳香　姜黄各四钱　生地一两　田七八钱　红花六钱　山枝六钱　面粉。

制法：共研为末，加面粉调匀，蒸用。

用法：将成药热敷患处。

主治：凡跌打损伤可用。

处方：铜青四两　杏仁　乳香　没药　松柏　蓖麻仁各二两。

制用：捣烂敷之。

主治：跌打损伤俱可使用。

处方：黄蜡五钱　黄丹四钱　雄黄二钱　宜茶一钱　冰片二分　蓖麻仁二两。

制法：共捣，于油纸成膏。

用法：贴伤处，神效。

主治：跌打肿伤可用。

处方：加皮　生地　乳香　生枝　全归　黑背木耳各一两。

制法：米酒炒敷，或调酒服。

主治：跌打积瘀散。

处方：生地　血竭　田七　夜明砂　姜汁各三钱　栀子六个　生军六钱　葱汁二钱　面粉三两　鸡蛋三只。

制法：研末诸药，入姜、葱、鸡蛋、面粉调匀，制成膏药。

用法：贴伤处，如神。

主治：跌打损伤。

处方：加皮　红花　生地各五钱　当归　玉桂　虎骨　熟地　续断　川芎各四钱　羌活　白芷　牛膝各三钱　桃仁二钱　苏子六钱　栀子一两。

制用：酒浸服。

主治：跌打备用。

处方：五加皮　然铜　乳香　没药（去油）　栀子　姜黄　黄柏　樟木皮各五钱　三七　土鳖二十个　木耳　香信　面粉四两　醋若干。

制法：上药为末，入灰醋和匀。

用法：敷于伤处。

主治： 跌打损伤。

处方： 加皮　红花　生地。

主治： 凡跌打损伤俱可服用。

处方： 栀子　加皮各一钱　松节四钱　马胎一两　南星七钱　半夏六钱　乳香没药各二钱　田七二钱　归身一两　熟地一两半　地龙四钱　龙骨（水飞）四钱　然铜四钱　牛膝六两　杜仲六钱　红花一两　白蜡一两　苏叶一两。

制法： 双酒浸，听用。

用法： 服下并擦伤处。

主治： 跌打药丸，凡伤可用。

处方： 乳香　没药　草鱼胆各五钱　地龙四钱　熟地一两　归身一两　田七一钱龙骨四钱　川芎五钱　白芷五钱　加皮八钱　马胎二钱　杜仲六钱。

制法： 共研细末，炼蜜为丸。

用法： 每丸三钱六分，好酒送下。

主治： 跌打致伤俱可用。

处方： 红花　血竭　加皮　桃仁　龙骨　琥珀　牛膝　桂枝　苏木　苡仁　木瓜虎骨各三钱。

制用： 伤上加桔梗，水煎服。

主治： 跌打如神。

处方： 红花　血竭　三棱　莪术　甘草　萆薢　骨皮　碎补　当归　苏木以上各等分。

制法： 双酒浸听用。

用法： 如新伤，加龙骨、虎骨、地肤子、玉桂；上部伤，加桔梗。

主治： 跌打损伤。

处方： 归尾　生地　红花各二钱　面粉一两　大黄二钱　葱三根　姜三片酒　醋。

制用： 骨伤，加麝香，捣烂敷，如神。

主治： 跌打损伤神效。

处方： 田七　薄荷　泽兰　葱头　退骨消　老鸦酸　草头香　驳骨草　鹅不食

尖尾片。

    制法：研末备用，或用生药捣。

    用法：好酒送下，或敷伤处。

    主治：跌打神效。

    处方：千槌打　榕木根　苏木二钱　归尾二钱　乌豆一钱　退骨消　桃枝　柳枝　软骨草　尖尾片。

    制用：捣烂酒炒，敷伤处。

    主治：跌打经验神效。

    处方：金牛根　王牛根　蓖麻根　苎麻根　松节　松木蓎　仙人瓜根。

    制法：双酒煎后再捣其渣。

    用法：服酒，渣敷伤处。

    又方：老鸦酸（要红的）　鹅不食。

    制法：捣烂，冲酒和匀。

    用法：饮下其酒，把药渣敷于患处。

    主治：经验跌打神效。

    处方：五倍子若干　酒。

    制法：研末五倍子，和酒调匀。

    用法：服下，渣敷患处。

    又方：松木蓎　七木蓎　地贡根（雀儿麻、地谷根）　黑勒儿　红勒儿　千槌打松节　木耳。

    制法：共捣烂，和酒炒之。

    用法：敷伤处。

    主治：跌打损伤神验。

    处方：车带藤　山鸡茶　小郎散　英雄草　毛毛藤　韭菜根　表苏辣子　婆萨鱼尾　花森木叶　宁果叶　南蛇勒（石花生、石莲藤）　石勒通　公麒麟驳骨消　**制法**：共捣烂，好酒炒热。

    用法：敷患处。

    主治：同上。

    处方：伴赫勒蓎，要崩岭的日晒佳，用法同上。

主治： 跌打损伤如神。

处方： 鱼腥草　英雄草　韭菜根　用法：将鱼腥草、英雄草、韭菜根捣烂，好酒炒热，敷于伤患处，如神。

又方： 包豆木蓝若干　双酒。

制法： 将此（蓝）捣烂，同酒和匀。

用法： 用力挞伤处。

又方： 羊赫木　花森木　生鬼画符　红勒通　牛包木　榕木叶　生姜　酒。

制用： 同上，酒炒敷之。

主治： 凡跌打，选用下药。

处方： 猪肚勒　花楣跳　勒葱木　小郎散　小牛血　羊不换　大力王　有勒鸭策　红算盘子（毛果算盘子、漆大姑、毛漆）　猪牙木　红四眼木（黑面神、四眼草）鸡暴木　小金岗根　松木强　五爪金龙　酸淡根　勒离根　双勾藤　两面针　状元红（一品红）　宽筋藤（吊灯花、盆果藤）　万丈系　万年青　双飞蝴蝶（娃儿藤、哮喘草、吹风藤）　青竹藤（光山橙、驳筋树、厚叶素馨）　大牛血　英雄草（吏颖草）　松角　扫把枝　山鸡茶　油茶木。

制法： 可随地选用，打烂入酒炒。

用法： 敷伤处。

主治： 一切损伤，或将死可活。

处方： 南星　防风各等分。

制法： 共研为细末。

用法： 如跌打伤，服一钱，重致死者，服三钱，好酒、童便灌进，三服。

主治： 跌打用下药，可照药性用。

处方： 铁将军去瘀续骨，水面浮去油积，圹离勒祛风散血，草决明利小便，杉木根止血下气，石膏叶散血止痛，半边莲治毒蛇，一支香治毒蛇，消山虎止痛消肿，凤尾草凉血，凤凰胎回气安神，红苦苣（苦荬、苦菜）凉血除毒，十望蛤去瘀生新、回气续骨，英雄草止血、干脓、生肌，还云草回气止痛，驳骨消续筋散血，散血丹散血止痛，郎散根续筋止痛，过江龙止痛去毒，羊角棘除毒行气，五加皮壮筋行血，芙蓉草祛毒消肿，两头行旺血行气，夜牵牛除心火，黄花地丁散血除毒，无莿根凉血，松木节凉血止痛，无筋根去风续骨，金古搅（青牛胆、金线吊葫芦）回气，治金疮无疤痕，小熊胆行气舒筋，土堤香下气止痛，飞羊藤止血生肌，红勒菜除毒去瘀，老虎须祛邪凉血，盐桑物回气除毒，红牛片祛邪活血，黑铁骨行血止痛，千槌打舒筋续骨，红牛乳木利小便，红生人骨凉血除毒，蓖麻油止气痛，千斤力舒筋止血，鸡骨香祛邪润血，红钢皮祛邪、止痛、止血，红坡笔行血，千斤称续骨，千下槌续筋行血，朝开晚合下气止痛，水容木消肿生肌，新妇木生肌。

制用：可加酒选用。

主治：跌打损伤经验第一方。

处方一：五爪金龙　八角莲花　川破石　两面针　花眼眺　英不箔　勒离叶　杉木蘯　青竹藤　小郎散　尊地片　大片艾叶　四眼叶　小金冈　靛气草　蓉胆木。

制法：以上共捣烂，加米双酒同炒热。

用法：敷伤处，后再用下方。

主治：跌打损伤第二丹。

处方二：五爪金龙　八角莲花　川破石　青竹藤　小郎散　泽兰叶　有勒策　驳骨木　容木叶　红四眼　英不箔　小睛乘靛　靛气草　蓉胆木　红地毯（铺地走马）。

制法：共捣烂，加酒炒热用。

用法：敷伤处，凡伤，用了上方再用下方。

主治：跌打损伤第三方。

处方三：五爪金龙　八角莲花　青竹藤　英不箔　川破石　杉木蘯　小郎散　大片木叶　蓉木叶　靛气草　四眼叶　容胆木　红地毯。

制法：捣烂，加双酒炒热。或酒醋。

用法：凡伤用了上二方，即用此方，包管愈也。

主治：跌打或腰积痛，神效。

处方：杉木蘯　七木强　樟木强。

制法：好双酒浸之。

用法：服之，能散血消积，经验如神。

主治：跌损伤分上、中、下，散瘀止痛。

处方（上）：川芎　白芷　防风各钱半　乳香（去油）一钱　红花钱半　元寸一钱　赤芍二钱　桃仁（去皮）十粒　羌活钱半　没药（去油）钱半　全归二钱　苏木三钱。

处方（中）：桃仁（去皮）十只　枳壳　防风　羌活　玄胡　乳香　没药（去油）　木香　苏木各一钱　赤芍　杜仲　生地各二钱　全归三钱　红花钱半。

处方（下）：牛膝　加皮　赤芍　生地各二钱　桃仁（去皮）十粒　防风　羌活　红花各钱半　苏木二钱　乳香　没药（去油）一钱　全归三钱。

制法：以上三方，俱加好酒、童便、水，同煎服。

用法：上部伤，饭后服。下部伤，空心服。

中部伤，半饥半饱服，如神。

主治：刀斧伤处疮等，生肌如神。

处方：红药，此药冬天无叶，心梗结。

制法：捣烂和水煮，敷之即生肌。

主治：凡跌打伤分治总方。

处方：桃仁（去皮）钱半　泽兰钱半　乌药钱半　乳香（去油）钱半　没药（去油）钱半　木通钱半　苏木钱半　归尾　川芎　续断　生地各二钱半　木香一钱　甘草一钱　生姜三片。

制法：水煎，加好酒、童便和匀。

用法：凡头伤，加藁本一钱；如耳伤，加细辛一钱，手拳伤，加云精一钱；如眼目伤，加白芷一钱；如鼻伤，加木香一钱；如喉咙伤，加玄参一钱；如胃伤，加桔梗一钱；筋伤，加白芥子；如手伤，加桂枝；如下阴伤、小便不通，加木通一钱、车前一钱、茱萸一钱；脚伤，加牛膝一钱、木瓜一钱、苡仁一钱；如冬天，用麻一钱；如背心伤，加羌活、独活一钱；腰伤，加杜仲、巴戟各一钱。以上急以醋调服用，如神矣。

主治：班中跌打神方。

处方：川破石　大郎伞　小郎伞　走马胎（大叶紫金牛）　一枝香　双飞蝴蝶　血藤（大血藤、槟榔钻、大活血）　风藤（梅花钻、红吹风、异形难、五味子）　状元红　川断半斤藤　五加皮　英不箔　三棱　莪术　陈皮　乳香（去油）　没药（去油）　碎补　血竭　姜黄　松角　海马　川立　土鳖　金英　万木系　田七　六筋　归尾　红花　虎骨　英骨　黎头横（用麻油煅过）三十六只。

制法：用双酒浸，或研炼为丸。

用法：凡伤服下。治虫毒，蛇伤如神。

以山中蜘蛛于伤处，此物即吸其毒气、毒血而入，伤者则无事而愈矣。但此时蜘蛛立即晕倒，不知事也，应也替他救命，急救蜘蛛于水内，片刻即吐出其毒于水面而生也。

主治：犬咬伤。

处方：滑石一两，广丹五钱，共研末，敷于伤处，神效。

主治：蝎蜇伤。

处方：猫眼草（取汁）、甘油若干，二味和匀，备用，点于伤处即愈。

主治：虫毒蛇，经验如神。

处方：野芋苗挞，不肿不痛。

又方：毒蛇伤用，艮蓝、木蓝，两味槌挞，并食少许，不痛不肿。

又方：双飞蝴蝶根，又名落地蜘蛛，同醋捣挞即愈。

又方：毒虫蛇伤，以朱砂一钱、明雄三钱，研末，分三次服，出汗即愈。

又方：半边莲、七托莲、七叶一枝花、蛇灭门、夜来香、棺材柏、霜里红、雪里开、四季油，以上九味自选一味，口嚼封之，立愈。

（七）壮身

主治：大力药酒。专治半身不遂，寒湿气，手足拘挛，浑身风湿。

处方：虎骨一两　蟛骨（炙）五钱　苁蓉一两　熟地一两　归身三钱　加皮三钱　牛膝三钱　鱼胶（炙）二钱　黑豆一两　双酒五十斤。

制法：以酒浸之，武士药也。

用法：每早饮之，上药三部，追风活络。

主治：又大力药，神方，凡大力药酒，孕妇勿服。

处方：油归四钱　熟地四钱　牛膝二两　南星二两　川乌一两　草乌二两　灵仙四两　石斛四两　木瓜二两　金藤（金凤藤、金灯藤）两半　桂枝两半　酒芍两半　独活一两　羌活一两　白芷一两　红花一两　秦艽二两半　杞子两半　杜仲二两半　碎补二两　苍术二两　茵陈二两　续断二两　甘松二两　桑寄各二两　大枣四两　活络藤半斤　虎骨一两　白花蛇一条。

制法：双米酒浸用。

用法：饮下，壮筋骨。

又方：续断　杞子　当归　牛膝　山甲（炒）　黄芪　虎足（虎掌）　饭术　松节（去皮）各三两　加皮　系饼蒺藜　龟板（炙）　白菊　鹿筋　杜仲（盐炒）　鱼胶　以上各二两，鱼肚炒成珠　金英四两　白加皮四两　肉桂（去皮）一两。

制法：米双酒二十斤浸，随用。

用法：食之能壮筋骨，神验如神。

主治：壮气力神方。

处方：当归　秦艽　天麻　川芎　年健　地风（假地枫皮、短柱八角）　碎补各二钱　海象皮　杞子　续断各三钱　熟地五钱　羌活　杜仲（盐水炒）各二钱　防风一钱　淮三七一钱。

制法：以双米酒浸用。

用法：随时饮之。

主治：武士应用，壮筋增力。

处方：归身　黄肉　熟地　苡米一两　牛膝五钱　田七二钱　杜仲五钱　续断一钱　炙草一钱　然铜一钱　海马三钱　虎骨五钱。

制用：双酒浸，空心服。

主治：武士药，壮筋坚骨。

处方：熟地一两　全归八钱　酒芍　川芎　木瓜　破石　泽兰　然铜　乳香　没药　无名异　苡仁　鹿茸各三钱　川乌二钱　牛膝四钱　杜仲四钱　杞子四钱　白蜡（白蜡树、小叶苓）四钱　田七四钱　红枣四两　黑豆（炒）二合　虎骨八分　松节　海马三只　桂枝一钱。

制法：双酒浸之。

用法：饭服，能壮筋活络，跑马遗足失足经验。

主治：大力壮筋骨。

处方：归尾　红花　栀子　生地　牛膝　草乌　羌活　独活　白芷　川芎　续断　田七　草乌（去皮）　川乌（去皮）　杜仲，以上各二钱　血竭五钱。

制法：双酒十斤浸之。

用法：每饮不可过多。

主治：养血舒筋。

处方：木瓜一两　熟地　当归　玉竹　黄芪各二两　首乌四两　防风一两　加皮一两　牛膝五钱　圆肉四两。

制法：双酒和浸。

用法：每早饮之。

主治：壮筋骨神效。

处方：虎骨八两　全归十两　骨碎补八两　淮牛膝八两　川牛膝八两　沙蒺藜一斤　白蒺藜（酒洗）一斤　鱼肚（蛤粉炒）一斤。

制法：共研细末，炼蜜为丸。

用法：虚弱者服之，能壮健强身。

主治：壮筋骨神方。

处方：当归一钱　续断一钱　碎补三钱　故纸（补骨脂、破故纸）一钱　苁蓉一钱　杜仲（盐水炒）钱半　牛膝七钱　松节一钱　枸子三钱　木瓜三钱　小枣仁二钱

防风一钱　年健三钱。

　　制法：以好米、双酒浸之。

　　用法：凡人饮之，能壮骨，神效。

　　主治：跌打止痛。

　　处方：杜仲　小茴　大茴。

　　制用：为末，每服二钱，酒下。

　　主治：舒筋引血草药方。

　　处方：落地松针　周箍菜根　公麒麟（山枇杷、麻风刺、白皮两面针）。

　　制法：以双酒同捣用，蒸之。

　　用法：挞手脚，神效。

　　主治：强脚下部虚，两足软，不能行动。

　　处方：草薢　当归　加皮　石斛　南藤　川芎各一钱　防风　熟地　川乌　草乌　独活　白术　白芍　半夏　续断　甘草　羌活　木瓜　杜仲　牛膝各钱半。

　　制用：酒浸或煲冲酒，空心服下。

（八）麻药

　　主治：舒筋活胳，全身风痹，关节疼痛，中风手足不仁，跌打损伤或瘀血停滞。

　　处方：乳香（去油）一两　没药（去油）一两　川地龙一两　川胆星一两　川乌（炮）八两　草乌（炮）三两。

　　制法：共研为末，或酒煮为丸，或双酒浸。

　　用法：每早饮下，如跌伤，加童便。

　　主治：关节风湿痛。

　　处方：川乌　生草乌　生南星　生半夏各等分。

　　制法：研为细末。如发热，加黄柏或黄芩，或山栀；如寒，则加香附或玉肉、樟脑。

　　用法：敷于痛处，至局部瘀血为止，最严重风湿亦可治愈。

　　主治：治跌打疼痛或开刀割肉。

　　处方：天南星　生半夏　川椒　龙骨　丁香　茱萸　细辛各等分。

　　制法：共研细末，以姜汁调匀。

　　用法：敷挞于痛处。

主治：麻药，任割不痛。

处方：川乌　草乌各三钱　生南星一两　生半夏二钱　野芋二钱　蟾酥三钱。

制法：共研细末，调醋和匀。

用法：挞于伤处或须开刀处，即止痛矣。

主治：任打不痛，可先服用。

处方：乳香（去油）三钱　没药（去油）一钱　无名异二钱　地骨皮四钱　白蜡一钱　木鳖（漏苓子）三钱　然铜四钱。

制法：研末，炼蜜为丸，弹子大。

用法：好酒送下一丸。

主治：打跌不痛，若先服下，到跌打时后，即痞消肿散。

处方：乳香　没药（去油）各五钱　血竭　白蜡　木耳各二钱　宜茶钱　三七一钱　螵蛸五钱　琥珀（火煅）二分　大灵蚕（火煅）二分　冰片七分　生木香一钱。

制法：共为细末，冰糖为丸。

用法：每服二丸，好酒送下。

主治：任刑不痛。

处方：正云耳（瓦炒）一两　白蜡五钱　古月十粒　朱砂二钱。

制法：冷开水下，或唾津下。

又方：木耳二钱　白蜡一钱　古月十五粒　人参五厘。

制法：饭炼为丸。

用法：每服一丸，另取人参三分置口中，如不用刑，可以服浓茶或甘草水解也可。

主治：夹棍伤用。

处方：蛤蜊一两　珍珠（末）六分　冰片五分　大黄十二分　麝香二分　阿胶一钱　樟脑钱半　木鳖二钱　白矾一两。

制法：麻油煮，入松香，糯米为膏。

用法：敷于伤处。

主治：麻药止痛。

处方：川乌　草乌　佛茄子　闹杨花（洋金花、三钱三、黄杜鹃）　麻黄　姜黄各等分。

制法：共为细末，备用。

用法：好酒或茶送下，后以甘草水或浓茶解。

主治：麻药止痛。

处方：草乌钱半　碎补二钱　香附　川芎各一钱。

制法：水煎加酒，姜汁和匀。

用法：饮下即不知人事，但食冷水即解。

主治：麻木止痛神方。

处方：胡椒一两　荜茇四钱　细辛八钱　蟾酥三钱半　生半夏　生南星　草乌尖　生川乌各三钱。

制法：共为末，醋或酒，或姜汁和匀。

用法：开刀或跌打伤痛敷之。

主治：凡跌打先服，即不知痛。

处方：乳香　没药　然铜　地龙　土鳖　蜜陀僧　花椒　等分为末。

制用：研末为丸，预知先服。

主治：活血止痛。

处方：白芷　山甲　小茴　甘草各三钱　当归　川芎二钱　独活　羌活钱半　木瓜　肉桂　淮乌一钱　草乌　麝香各一钱　勒铁。

制法：共研为末，一次服下。

用法：好酒送下，即活血止痛。

主治：活血如神。

处方：当归　赤芍　桃仁　苏木　陈皮　生地　红花　甘草　白芷　川芎　木通各三钱。

制法：若积血在心，加大黄、芒硝、枳壳；如痛，加乳香、没药。水煎，酒调匀。

用法：服下即愈。

主治：跌打神效药。

处方：细叶血藤若干　好酒。

制法：水煎，加双酒和匀。

用法：凡刀伤或跌伤可服用，如神。

（九）铁器（异物）

主治：炮码打入肉，或铁器入不出。

处方：上竹拐　入地黄牛（入山虎、入地金牛）　泥鳅鱼头　土狗虫（非洲蝼蛄、地老虎）　退车虫（倒退牛、咬睛蛉）。

制法：捣烂敷之，但先用金瓜囊［老鼠瓜、野苦（艰）瓜］或黄中屎敷，去药性（即火药）。

主治：竹木刺入手脚甲不出用。

处方：酸梅子三只　土狗虫二只。

制法：共捣烂，敷即出也。

又方：竹勒等入肉不出，不出后痛。

又方：韭菜苗　盐少量。

制用：捣烂敷之可愈。

主治：竹及铁器入肉。

处方：地普虫　蓖麻仁　火药。

制法：共末，捣匀。

用法：挑些于伤口密包之，自出。

主治：铁砂入肉。

处方：沙姜（山奈）　洱石。

制法：捣姜敷伤处，外用洱石盖之，即出。

主治：出竹木箭铁。

处方：白蔹　丹皮　半夏等分。

制用：研末，酒服，如外用，加螳螂一只、巴豆一粒，捣敷，即时便出。

主治：出箭、竹、木、铁器，神方。

处方：雄黄　石灰　良姜各一钱　牛屎（烧灰）二分　灵仙二钱　飞鼠（蝙蝠、天鼠、盐老鼠）（去头，取其血）一只。

制法：共末，加蜜为丸。

用法：敷于伤处，自然出矣。

主治：铁金属器入肉。

处方：冬瓜瓢　金瓜瓢（去仁）半斤　红苋菜四两　鹿角（末）二两　石头（火煅醋淬七次）二两　蜜糖四两。

制法：下五味，同槌烂。

用法：先把冬瓜敷伤，再一剂，帖心口，不热者又换，直待伤口出毒水，才把后药敷之，但此药一敷，对时出。如肚胀者，以田螺十只、朱砂二钱、麝香五分同捣，敷肚脐，立即大小便，肚胀立消矣。

（十）箭铁

主治：箭铁打入肉。

处方：象牙　人牙　野猪肉。

制法：研末，二味同猪肉捣匀。

用法：敷于周围之处，自出矣。

又方：蜜糖半斤　米双酒一斤。

制法：同煮沸。

用法：尽量食下取汗，次日便出。

又方：指甲灰　象牙　猪肉。

制法：共捣之。

用法：敷于伤处，自然会出到皮外矣。

主治：铁器、竹木入肉。

处方：山中牛屎菰晒干。

制法：研末，加蜜调敷，自然出。

又方：山中推车虫的牛屎丸，坚固的，加香油若干。

制法：研细末，调油和匀。

用法：敷于伤处，自出。

又方：蟑螂一个　巴豆半粒。

制法：捣烂用。

用法：敷于伤处，其痒者，即出矣。

主治：铅码或铁、竹器入肉。

处方：柏枝叶　勒通叶　两倍针叶　牛屎　去硝黄。

制法：先敷上药，再用下药。处方：泥鳅鱼头　土狗　蓖麻仁　年甲花　鸡屎藤（鸡矢藤、臭藤、狗屁藤）。

制法：捣烂敷伤处，即出也。

又方：海马一对　灯盏漂　勒鲁水　黄糖。

制用：共捣烂，敷即出也。

主治：竹木、铁器入肉。

处方：桃子叶　韭菜苗。

制法：加些盐同敷，即出也。

又方：埋入的棺材底板　老宁果。

制用：加些盐捣敷，可出矣。

主治：铅码、竹木出后用。

处方：韭菜苗、木豆叶，捣敷即好。

主治：出后洗伤处。

处方：生地、银花、草节，煮洗之。

又方：殿英苗、大力王、九里明（黄花九里明、千里光）、金银花，煎洗之，可愈矣。

主治：凡眼珠打伤，或火水炮伤肿。

处方：南瓜瓤若干，愈老瓜愈好。

制法：捣烂敷之，干又换。

又方：野三七叶，或生地浸酒，挞敷。

又方：牛口泥，日点几次，避风即愈。

主治：火药烧伤，眼欲瞎者急用。

处方：热小便若干。

制用：频洗之，可愈。

主治：主治眼珠突出。

处方：生猪肉一片　当归　赤石脂（末）。

制用：掺药肉上，把眼揉进，帖之。

主治：眼目跌打伤。

处方：生半夏研为细末。

制用：调水敷之即愈。

主治：箭头入目。

处方： 寒食节所做的米糖，如无，不论何所做的都可以。

制法： 点入目内，待其发痒，一投立出也。

主治： 勒或铁器入肉。

处方： 蓖麻叶或蓖麻仁若干。

制法： 捣烂用。

用法： 敷于伤处，对时一换。

（十一）唇舌

主治： 跌打刀斧伤去唇。

处方： 龙骨　麝香　黄柏　黄连　文蛤　白蔹　白及　乳香（去油）　没药（去油）　人乳。

制法： 麝香少用外，余药等分，药末调人乳和匀。

用法： 如伤一两天者，先用刀割去伤处死皮（但先敷麻药），用针上下拴定，敷上药，三四日后，肉生牢，去针，再敷即愈也。

主治： 舌伤断。

处方： 天花粉三两　赤芍二两　黄姜一两　白芷一两。

制法： 共为细末，加白蜜、白蜡和匀。

用法： 先在断处用鸡蛋内白软皮套住舌头后，以蜜糖涂舌根，再敷上药，三日舌自接也。如接住，去鸡皮，再敷几天自愈矣。

主治： 跌伤舌出血不止。

处方： 米醋若干。

制用： 以鸭毛蘸醋，频刷伤处，血即止也。

又方： 猪肉切片。

制用： 帖断处，血立止。

又方： 蒲黄。

主治： 喉伤神效。

处方： 系绵一块，伤口为定，鸡蛋一个。

制法： 将鸡蛋清刷皮，将绵糊好，再用生肌散敷伤处，后加白蜡敷上，愈后无痕。

《伤科方》

清咸丰·张横秋

伤科自序

予少游江湖，遇一奇人，自谓日本国来，专于理伤，凡伤骨脱骱之症，用药如神，上骱有法，损骨整术乃即得之，如师常常如父，历数年得其秘传，屡试屡验矣，小应手而愈。今老矣，数为子孙济世防身之谋，子得不将平昔口传心受之法，一一录之，我子孙不可轻易传出，因其得之不易，世所罕有耳。

跌打损伤总论

夫跌打损伤者，皆由寒气停滞，不能流行，或成板血，或血死作痛，或闷绝昏晕、不省人事，或寒热交作，或日夜轻重，变证多端，皆血气不调之故也。医者如不审其来由，妄投药饵而枉死者多矣，予深惜之，下药之时，贵在得宜。

如受伤半月，死血已固，当用表之后不可再表，看其轻重，察其色脉，然后加减用药。

如受伤处，看其原委，视其浅深，若青肿转红活者，是死血将痊之症；如伤重，服药将愈，欲用熨法，须进千金不夺散，酒浸，服尽之后得愈矣。

如病人症重，牙关紧闭，将死者，撬开牙齿，用返魂夺命丹，随进止痛活血祛风之剂，用染烂散烂开其肉，将骨相对，不可熏洗，恐毒入肉，将生肌散敷之，绑缚好，惟此证极痛。若骨折皮肉不破，可将接骨散敷之，务须好好绑缚，以后须服补髓生血汤三四帖，次服壮筋续骨丹数帖，调理得宜，百日可愈。

脚踝骨出

脚踝骨出，上之最难，一手把住脚踝，一手扳定脚指，出右者手偏右，出左者手偏左，将脚指搊上，脚跟搊上，一伸可也，服宽筋活血散，四五贴愈矣。

治肩骱脱出法

肩骱与膝骱相似，两膝骱突起，肩骱突下，有异上高，先将一手按其肩下，缓缓转动，使其筋开舒，然后令患人坐于低处，一人抱住其身，医者两手捏住其肩，抵住所出之骨，将两膝夹住其手，齐力而上，用绵絮团络于肩下，以接骨散敷之，须用白布做一孔眼，络其手，再服补髓生血汤，七八帖而愈。

治手骱突出法

手骱突出，一手按住五指，一手按住其手骱，将掌掬起，凸其手骱，一伸可上也，服宽筋活血汤，骱处须绑缚，用布包好，或膏药贴七八日愈。

治手指推节出

手指有三骱，惟中指推节出者有之，易出易上，将两指捻伸而上，用活血止痛散，不然其痛难忍。

治手指伤破法

人伤一指，其痛连心，中指尤甚，难治。忌于伤风。破伤风，用疏风理气汤，外用金疮药敷之。

如为人咬伤者，将童便洗净，捏去恶血，用推车散麻油调敷，毒尽，用生肌散掺之，立愈。如遇病人咬者，十死八九。

治膝骱突出于上

膝骱受伤，此骱臼有油盏骨上盖之，其骱突出于上，使患者仰卧，一人抄起足踝。若使出于左，随左；出于右，随右，缓缓折捬，将上手按住其膝，下手按住脚掌，使骱臼与膝相对，上手捬膝，下手抄起则上矣，先贴接骨膏，次服壮筋续骨丹。

治厌膝骨跌碎

厌盖骨又名冰骨，如跌碎或至二三块，使脚伸直，击其骨平，用薄竹片照膝骨大扎成一圈，将布条缠于圈上，再用布四条扣于圈上，带上缚之，着肉贴布，摊伤膏一张，其膏须原摊，不必更换，服接骨止痛散丹，惟鸭可吃。置受伤之足于内床，切不可下床，半月后用软绵之类垫于脚湾处，每日渐渐垫增高垫起，于是其足可以湾曲，否则恐其愈后不便屈伸，又不可努力高曲，恐其骨不坚固，防其后碎也。如若大便，照床沿一样高可解也，等全愈后方可下去箍，然不可下水。

治脚指半节翻上或翻下断

凡男子妇人偶别，脚指前半节翻上断，或翻下断，医者以左手捏住脚两边，以右手捏平脚指而上也，外贴换骨膏，即以脚常裹好，内服壮筋续骨丹，再服吉利散，忌下水方愈。

治大小臂

大臂、小臂与大腿、小腿同治，惟引经药略异耳。

治促筋法、失枕法

凡促筋失枕，刀斧磕伤，碎骨之患，亦有奇法于后。促筋宜用宽筋散煎汤熏洗，微微展动而伸舒也。如骨断者，切不可熏洗。凡失枕之人，使其低处坐定，一手板其首，一手扳其下颏而伸直也，服吉利散。

治口唇破开法

口唇破开，先用代痛散敷之（即麻药），以小铜钳钳牢，将油线缝好，日服人参，莫进饮食，将粉烊粥饮之，切莫笑哭，缝全之后即以金枪药敷之，再服活血止痛散。如血已冷，用代痛散，以刀略刺破，得其血热稍和，然后缝合，切莫滞留，仍用前药调治。

治打伤大便不通

被打身受重伤者，倘大便不通，用皂角末蜜丸如橄榄大，纳进肛门即通。

治枪戳法

枪戳者，看其穴道致命不致命，伤口深不深，虽致命处，而伤口不深者亦无伤。在腹须看浅深，恐伤脏腑等则难治。伤口直而出血不止者，先敷止痛散。伤口深者，待血稍定，将金枪药封固，服托里散。

治刀斧砍伤头颅

刀斧所伤头额者，防发寒热，急用金疮药敷之，护风为主，脉沉细者生；洪大者死。破处看其损伤轻重，伤于软处者，看其痕之浅深。损骨先疗骨，损肉即生肌散。刀斧与枪戳小同，总以金枪药为主，内服护风托里散，更详首偏原与臼骺而酌同。

治咽喉刀勒

自己将刀勒伤者，看口平不平，有湾者深，一直者浅。作两刀勒者易治，一刀勒者难治。若破食喉，或破半片，或未断者，急将油线缝口。如有血不止者，将五倍子、滑石为末，干掺，然后用金疮药封固，内服托里护风散四五帖，待寒热止，再服补中益气汤，加人参一钱半。如水喉断或穿破者，不可治。

治肚皮穿破法

有肚皮穿而肠出者，此症虽怕，然却无妨，医在剪光自己指甲，恐伤其肠，如伤则可虑。如内肠不伤，系全可保，将温汤润上，以油绵缝口，将金疮药封固，内服通肠活血汤四五帖，更服补中益气汤。倘其肠不能收上，则将灯草捻鼻，一嚏上矣。

治骨碎法

凡骨损粉碎者，看其伤处破，则必取出碎骨，将金疮药封固，内服生血补髓汤，次服壮筋续骨丹，次服吉利散，红糖及酒下。

治背脊骨破骺出，重伤之症

凡登高坠下，并跌打扑伤，所伤处不拘上下。若背脊骨破者，看脊骺出否，如骺出损破者，将破骨击上平伏，以止血定痛散敷之，后用金枪药封固，须要避风，再投疏风理气汤。若无寒热，即用补中黄连汤煎服，药进可生，不纳者难治。患人切忌当风并着地尘卧，又忌食细茶、生冷、酒、油腻、毒物。

若遇重伤之症，先令旁人解其衣服，遍体照看如何，再看鱼际上下，至于脉象调和，否则脉绝者死，浮大者死，沉细者生。如山根好，阴囊上上，内外不伤卵子，不上下可治，医者细察根由，方可下药，切勿粗心忽略。

接骨入骱法（胸骨突出，破碎如粉）

夫人之骨原无脱骱，又无损伤，一旦有跌扑损伤之病，若见胸骨突出者难治。骨碎如粉者，可取出碎骨，大者不可犯动，即用止血定痛散敷之，使其血不涌流，后将生肌散敷之，须避风调理。若损处平伏，则投疏风散、理气汤五六帖。如疮口平满，再服补血顺气汤三四贴。若有破伤风，牙关紧闭，角弓反张，此是凶危之症，急用飞龙夺命丹可以保全，此方屡投屡效，不可轻视。

治落珠法

凡有落出眼珠者，先将收珠散用银针蘸井水，次蘸收珠散点，去内之血筋，又用旧青绢温洗，挪上眼珠，服返魂汤二三帖。平伏后，再用明目生血汤四五帖愈。

治下颏脱落法

人之头面有颏一骱，偶然落而不能上者，乃属肾虚之极，方有此症，但此骱如剪相铰，连环相钮，先用宽筋散煎汤洗，次以丝棉裹大指入口，余指抵住两边下颏击捺，缓缓下之，方推上骱，内服医经补药补肾和气汤，四五帖而愈。

治鼻梁骨断法

偶有鼻梁断骨之症，先用接骨散敷其看骨，次用生肌散菜油调敷，内服活血止痛散，自然平伏。

治臀骱脱出法

臀骱难而诸骱易，惟臀骱难治，出则独触在骹内，使患人侧卧，出内手随出，出外手随外，上按住其腰，下捞住其湾，将膝掬其上，出左扳其右，伸而可上；出右扳其左，向左扳伸而可上也。服生血补髓汤五六贴可愈。

治天井骨折损

天井骨损者最为难治，人有登高侧跌者而犯此，其骨不能绑缚，多有骨出外，用喘气汤三四帖，使骨相对，用接骨散敷好，再服提气活血汤三四帖调理，乃愈。

治两腿骨折断

两腿最易损折，倘腿伤两股，医时必绑缚整齐，用宽筋散煎汤熏洗，使其侧卧，用接骨散敷上，外用絮棉包好，再用竹板八块，匀齐绑缚，服活血止痛散三四帖后，服壮筋活络丹十帖后，服调理药酒可愈。

治小膀湾骨断

小膀湾有二骨，一大一小，一茎折断者易治，两茎全断者难治，所折有如藕臂者易治，两断者难治。倘有折骨触出皮外者，凶，如不穿破并各碎蠹出在外，贴接骨膏，内服吉利散，次服各伤膏后，服调理药酒。

治左右肋骨断

两肋从高跌扑，或踢打折断肋骨者，再难绑缚，以手击平伏，外贴损骨膏，内服接骨散，久服可愈。

治捏碎阴囊卵子法

阴囊卵子如捏碎，阴囊拖出，卵子不碎可治，碎者难治。破皮者，以指轻轻托进，用油棉线缝口，将金疮药封固，不发寒热，惟吉利散治之，次用止痛托里散。若虚寒热，急投疏风理气汤。

治阳物捏伤法

捏伤者，问小便通否，不通则用琥珀散行之，通则吉利散治之。

治肛门谷道跌伤法

肛门谷道跌伤，或内胀，或肿大而大便不通，或有血无血。若肛门肿胀者，投活血汤；大便不通者，用大黄汤；有紫色者，不妨用吉利散。若流血鲜红者，大肠受伤也，宜服槐花散。如身有微热，再服清热药。如血已止，大便不通，服通肠活血汤。

治火枪炮伤法

有被火枪炮伤者，各有轻重之别，重者有火毒入内脏，不能饮食且畏热，时思饮冷水，则火毒入脏之故也，即用清心去毒散。轻者火毒未入内脏，但伤皮肉，饮食如常，亦用去毒散服之，外将琥珀散敷之。

治劃落手臂、脚指、腿、膀

有劃落手臂或脚、腿、膀，或手脚指，此等急速治之，乘其血热时凑上为妙。若血冷则不能凑，虽不致命，其体不全矣。如血热，凑上者，将止血散敷之，再用金疮药封固，内服托里止痛散，后用调理生血续骨丹。

治桥梁墙垣压等症

凡桥梁等倾倒，折骨节或伤头颅，如破，有碎骨者，将铜钳钳去碎骨；若不尽去，恐致后患，不能收口。避风为要，先投护风托里理气汤，次服接骨散。如伤两太阳，晕迷不醒，饮食不进，并脑髓出者不治。口不能言者不治。倒伤胸前、背后、肝胆五脏，不能言语，饮食少进者，尚可治也。有气闷在胸中者，将吉利散用砂仁汤调服，如受药，可治。发寒热者，用疏风理气汤，若不能受药，待两日仍用吉利散，砂仁汤调服探之，再不受药，不治。若伤两肋，饮食如常者，用吉利散。发热者用疏风理气汤。如伤腰子不治。若皮肉不破，外贴损伤膏，内服补肾和血汤。

治打伤不能言语

有打伤，不能言者，用皂角末吹入鼻中，得嚏即能开口。如不能喷嚏，用灯草含湿蘸鼻中，一喷随即出痰涎为可治，否则不治。

治牙关口眼不开

凡打伤或倒插于致命穴部，牙关闭，口眼不开，但饮砂仁汤，次以淡姜汤，后用吉利散服之。

治头颅破损法

有头颅、额角破损，昏迷不醒，用水萝葡子为末，煎汤服之，次用淡姜和吉利散数服，重至二钱，轻则一钱，先以砂仁汤，后服疏风理气汤，大忌破伤风。

治小肠损伤

有小肠受伤疼痛，所伤之处寒滞状，小便不通，不能行步，其内又停瘀血而作痛，速投归通破血汤。如小便仍不能通，终久不治。

治海底损伤

有人之阴囊后、肛门前，名谓海底，如受踢跌伤者，其轻重或青肿，或紫红极痛，先服行气活血汤一二帖，外贴损伤膏，次服吉利散。若肿而青色，身热，小便不通，卵子不得，升降气塞闭闷，小腹疼痛，内必有瘀血，先服疏风行气活血汤，次服琥珀散，贴损伤膏，再服吉利散。或谷道肿胀，大小便不通，日夜寒热，饮食少进，坚卧不安，先服疏风顺气汤，次服琥珀丸。或气喘发热，咳嗽，小便滞涩不舒，青肿不消，作阵而痛，服补肾活血汤，次服吉利散，后用调理药酒。更有一经受伤，即不能言语，不省人事，口吐涎沫，气喘鼻塞，六脉沉细，面白脱神，此为凶候，胸腋有动者，即以牙皂末吹鼻取嚏，如不嚏，以灯草蘸药入鼻探嚏，先服砂仁汤，次用吉利散，砂仁汤送下，后用疏风理气活血止痛汤。如不发热，不犯以上所云，即用调理补肾顺气药酒治之。如受伤轻者，略有痛处，贴损伤膏，服吉利散砂仁汤下，即可安矣。

金疮论

凡为兵器所伤者，血出必甚，切莫与汤食、苟食、干食、干肉，不妨稍饮解渴，不可过饮稀粥汤水，则血溢而死矣。

又有八忌：嗔、怒、喜、笑、饮酒、饮水、食酸、食咸，犯此八者，少有全也。

金疮有不治者九：脑袋天会，伤臂中动跳脉，伤五脏，伤大小肠，伤此皆不治之症。

脑髓出，脑破，喉中沸声，两目直视，痛不在疮伤处，此为伤缢，出血不止，前赤后黑，或肌肉腐臭，鼻塞，其疮冷，坚定难愈，此四者无不治之症也，其脉虚细者生，数定者死；沉细者生，浮大者死。伤在阳处，失血过多而脉微缓急证矣。

金疮者，刀斧剑刃所伤，其色淡红者治，紫色者不治。夫金疮主金，属肺，大忌呕吐、哕、反胃，肺病最慎冒风，如风入疮口，浮肿溃破秽烂而成破伤风，则生变，余症而概致不治，虽有治法，宜辨疮口浅深、脉之虚定而吉凶。可见大凡胃气旺，元气强者血则易生，最忌犯怒，怒则疮口逆裂，又忌犯色，犯色则腐烂而伤新肌。

金疮敷药之要：乳香、没药、天灵盖、乳石为主。

煎剂者必须助胃补血为先，若军中刀箭之伤，非乳香敷药神方，安能起死回生。

脉部现症

巢元方云：夫损伤之脉，弦长而涩者是。经云：肝脉搏坚而长。青色，因血在胁下，令人呕逆。凡脉，牢坚者生，弱小者死。细脉多见于左关，而会于所伤脏腑之部，盖心主血，肝脏之无论伤于何处经络，恶血必归于肝而凝于胁下也，其伤肺脉应两寸，伤胃则脉虚右关，伤于肾脉应二尺，伤脏腑、伤胃者脉象歇止而无决死。

凡伤身热而泄泻及九窍出血，鱼口气粗，手足搐搦，面色黑，爪甲青，喉声喘急，失音，神昏不省人事，寻衣摸床，皆是死候。

《金匮》云：寸口脉微而涩，当病亡血。《脉经》云：金疮出血太多，脉虚沉细者生，定大浮洪者死。出血一二斗，脉定大，瘀血壅盛，其病极重，二十日死。脉宏者，七日死。瘀血停积者，脉忌虚细。亡血过多者，脉忌坚强定大，所谓脉与症不相合也。若伤肺脉者，鼻白、气喘、声哑、发热，七日死，急服吉利散，次服和伤丸。

验　症

一看两目，内有瘀血，白睛必有瘀血筋，血筋若多，瘀血必多；若少，瘀血亦少。转睛活动易治，否则不治。

二看指甲，以自指甲捏彼指甲，少顷将自指放下，看其指甲中随即还原，红活，易治；若紫滞黑色者，不治。

三看脚指甲与指甲同。

四看阳物不缩，可治，如缩，难治。

五看脚底，红色者，易治，黄色者，难治。

五色全犯大忌，若犯一二者，尚可察脉调治，亦有得生者。

死候

重伤痰多者死；眼白者死；失枕者死；粪黑者死；口臭死；斜视、气粗者死；耳鼻红色者死；撮空者死；唇吊者死；胸高、气喘者死；脑髓出者死；胸突者死；伤骨碎、青者死；捏碎卵子者死；勒断水喉者死；大肠伤破者死；天井骨折断者死；伤二太阳、命门、脑、背、腹，心口压碎如粉，饮食不进，口眼不开，牙关紧闭，小便不通，皆数日死。以上皆一定之候，屡试屡验之论也。盖心骨断，耳后脑袋穿破，阴囊、阴户、肛门、谷伤者极痛，毒血攻心，无有不死者。

拳伤论

向上打为顺气，直平拳为塞气，倒插手为逆气。惟倒插拳最凶，故内伤最畏插手也，血随气转逆则血凝作痛。若伤前心后背相对处，久则成怯。小膀肚腹打伤，日久则成黄，病不治。

凡人打伤，七日内血未凝聚，只宜发散活血，至十四日，其瘀血或在空处，如在胸，其势方归太阳，肚中作痛，须服行血药，必须看其中指甲内，若黑色者凶，足大指黑色亦凶，脚底黄色亦凶，面气有黄黑色，亦重伤。若阴囊中卵子上下升降大凶，若胫劲缩，必然胸腹积瘀，主吐，慎之。

跌打损伤穴道

凡打，左胸为痰穴，右胸为气穴，左肋为血海，右肋为食府，胸前为干潭，背后为血户，此数处要穴也，不论跌打踢伤，男伤上部易治，女伤下部易治，否则难治，以男气上升、女气下降故也。凡治伤，当定其部位，察其轻重，究其新久，男子气定左转，女子气定右转，左属阳，右属阴，气血生死，不可不辨，或初用吉利散，后即随症调治。

伤全体者死乃尤速，然轻重不同，先用砂仁末炮汤，调吉利散服，之后以活血顺气汤，复以和伤丸，用陈酒煮热，冲糖汤送下四五丸，再用调理药酒，每早服。轻者，糖汤调吉利散，服之可痊。

伤背肩者与伤全体同治。

伤左肋者，气促、面浮肿；伤右肋者，气虚、面白、血少，但以行气活血汤，次服调理药酒可愈。重伤于背者死，系五脏者系于背也，五脏部位，俱服吉利散，次服和伤丸，砂糖酒送下，每服四五丸，百日后见凶者，饮调理药酒。

伤胸者，胸系血海，涵停来往之所，伤久必咳嗽，心中迷闷，面黑，发热，主三四日死，得过，且先服疏风理气汤，次服行气活血汤并吉利散可愈。

伤肝者面红目赤，七日死，先服疏风理气汤，次吉利散，后用琥珀丸。

伤心者面青，气少，吐血，呼吸大痛，身体虽可动，七日死，先服疏风理气汤，次服和伤丸，每日用鲜百合煎汤，不时饮之。

伤食肚者，心下作阵而痛，发热，小腹高浮如鼓皮，饮食不进，气促，口臭，面黑，眼闭，主七日死，服疏风理气汤，次服和伤丸。

伤肩背者，看其轻重，轻者砂仁汤调吉利散服之，吹以和伤丸，热陈酒化服，后服调理药酒，或糖汤冲酒，化吉利散，无不效。

伤肾者，两耳聋，额角黑，面浮白光，常有笑容，遇有此证，最宜慎之，睡若弓形，此半月死，先服疏风补血汤，次服补气活血汤三四帖，再服吉利散及琥珀丸。

伤小腹者，小便闭塞作痛，发热，口渴，面肿，气急，口有酸水，至三日死，先将水酒各半，煎疏风顺气汤，次服吉利散，后用琥珀丸。

伤大肠者，粪后下红，急涩不爽，面赤气滞，主半月死，先服槐花散，次用吉利散，后服和伤丸。

伤肾囊阴户，小便血水，胀痛异常，心迷放死，主即日死，先用琥珀散，后用行气活血汤，然不治者多。

伤膀胱，一小便涩痛，不时血水淋漓，肿胀发热，主五日死，先服行气活血汤，后用琥珀散。

胸背俱伤者，面白肌瘦，食少，发热，咳嗽，半月内死，先服疏风理气汤，次服和伤丸。

伤气眼者，气喘大痛，盗汗，身瘦，食少，肿痛不安，主一月死，用砂仁汤服吉利散，次服补肾活血汤，后服和伤丸。

伤血海者，血多妄行，口常吐血，胸前作痛，连及后背，俱如板木，主一月死，先服活血汤，次服吉利散，后用调理药酒。

左肋作痛，乃肝火有余，气实火盛也，用清肝止痛汤。右肋痛，用行气活血汤，后和伤丸。或有清痰流注及食积而两肋痛者，先清肺止痛汤，后服吉利散。登高跌扑，损伤瘀血停滞，两肋痛者，急用大黄汤，次吉利散，后以和伤丸。

有醉饱房劳，脾土虚乏，木乘土而胃脘及胁作痛者，急投归原养血和伤汤，再用加减十全大补汤，每朝服伤丸三钱。有伤寒发热而两肋疼痛者，此是肝胆之病，用小柴胡汤。但左肋作痛者，此痰与食结也，先服通利痰食、顺气宽胃之剂，次用活血止痛饮，后用琥珀丸，瘀血凝痛者，心红肿浮处白色，其人发热而痛，气虚黑瘦，痛而多怒，内心有瘀，兼腰痛，日轻夜重，此瘀血停滞也，宜琥珀散行之，服和伤丸，调理药酒。

伤胆者即日死，轻者三日死，微伤者三日内，口吐青水或绿水，宜止其呕血，急用温胆汤，次用和伤丸，庶或可治。

总　纲

受伤至重，反不吐血，唯头晕心迷者，随将韭菜根汁冲热陈酒服。如破碎损伤折断处，用封口药护之。小便不通，用琥珀散。腹结不通，必瘀血凝滞，用大黄散行之，后当随症用药。

凡受跌打重伤，不可就用药耳。若患者不能开口，即用皂角末吹入鼻中取嚏而口自开，或用韭根汁炖热，和童便灌服，倘不受，难治。若纳而同瘀血俱吐，然后可辨其轻重，先进砂仁汤调吉利散，次服清心和气汤，外贴接骨膏。

凡跌打伤，汤散方中宜加行经药，皆一定之法，详抄于后：上部川芎，四肢桂枝，背部白芷，胸腹白芍，左腹青皮，右肋柴胡，腰部杜仲，膝下黄柏，下部牛膝，足上木瓜，全身羌活，妇人香附，顺气砂仁，通窍牙皂。夫自然铜，接骨之要药，凡伤中不可少，以续断、茄皮为佐。活血当归、红花，理气青皮、枳壳，佐以破血桃仁、木通为君，补血芍药、生地为要，疏风先理气，活血宜顺气，制度修合，切宜精细。

损伤接骨诸方目录

伤全体，用顺气活血汤，次吉利散，后和伤丸。

伤肩背，用吉利散，次和伤丸，后调理药酒。

伤左右筋，用行气活血汤，后调理药酒。

伤胸，用疏风理气散，次行气活血汤，后吉利散。

伤肝，用疏风理气汤，次吉利散，后用琥珀丸。

伤心与食肚，俱用疏风理气汤而兼用和伤丸。

伤肾，用疏风理气补血汤、补肾活血汤，后用吉利散，再服琥珀丸。

伤小肠，用疏风顺气汤，后吉利散，再琥珀丸。

伤大肠，用槐花散，次吉利散，再琥珀丸。

伤膀胱，用行气活血汤，后则琥珀丸；伤阴囊、阴户，汤丸照上。

伤胸背，用疏风理气活血汤并和伤丸。

伤气眼，用补肾活血汤、吉利散，再用调理药酒。

伤血海，用活血汤、吉利散，再以调理药酒。

伤左肋，用清肝止痛汤，如疼痛，用活血止痛散兼琥珀丸。

伤右肋，用行气活血阳和伤丸，如清理痰积、食积，再用清肺止痛汤，后以吉利散。

登高跌扑损伤，瘀血停滞，两肋作痛者，用大黄汤，次服吉利散，后服和伤丸。

醉饱房劳，用归原养血汤，再和伤丸。

伤寒发热，用小柴胡汤。

瘀血疼痛，用琥珀丸、和伤丸、调理药酒。

不开口，宜吉利散、清心和气汤。

小便不通，宜疏风理气汤、补中益气汤。

肉壅瘀血，宜大黄汤。

伤眼目，宜明目生血汤。

鼻梁骨断，宜壮筋续骨丹、吉利散，再活血止痛饮。

唇缺，宜活血止痛饮。

伤下颏，宜补肾养血汤。

伤肋骨，宜壮筋续骨丹。

伤天井骨，宜提气养血汤。

伤肩臂手诸骱，俱用吉利散。

伤指，宜活血止痛汤，如指破，破伤风，再用疏风理气汤、吉利散，退毒，用定痛饮。

伤臀骱，宜生血补气汤。

两腿断折，宜活血止痛散、壮筋续骨丹。

伤膝骱，宜生血补气汤、壮筋续骨丹，如伤盖骨，用接骨止痛丹。

小膀折损，宜吉利散、止痛接骨丹、壮筋续骨丹。

伤脚踝膝骱，宜宽筋活血汤。

脚面折断，宜壮筋续骨丹。

枪戳而或刀斧伤头面者，俱宜护风托里散。

肚皮伤破，宜通肠活血汤、补中益气汤。

咽喉刀勒，宜护风托里散、补中益气汤。

骨伤碎损，宜生血补髓汤、壮筋续骨丹，再吉利散、调理药酒。

背脊骨突出宜疏风理气汤，次补中益气汤，再服吉利散，而后调理药酒。

左右肋骨折，宜接骨散。

阴囊捏碎，宜吉利散，次以疏风理气汤，再托里护风散。

阴物捏碎，小便不通，宜琥珀散，仍不能通，再用吉利散。

伤肺，宜吉利散，后用和伤丸。

跌扑打伤不治之症

打断截梁者不治（即鼻柱两边对直处）；打断若突（即结喉）者不治；打伤塞（结喉下横骨上空潭处）者不治；伤横骨（直至人字骨一寸三分为一节）下一节凶，上一节亦不治；伤心坎（即人字骨处），昏晕闷久必死，虽可延日，后总不治；打伤食肚（在心坎下）者不治；外肾捏碎不治；丹田（在脐下一寸三分）倒插伤者不得治，一月死；脑后囟门同看，打断天柱骨（喉突相对）者不治；打断百劳穴（与塞相对）者不治；打断尾子骨者不治；两肾腧（在背脊左右，与脐相对）受伤，或笑或哭者，俱不可治；海底穴（大便前，小便后）重伤者不治；两乳上左伤，久则发咳，右伤久则发呃；气门（左右乳脉跳动处）伤则气塞，如迟救不过三日死；血海（在左乳动脉处），软肋（在气门血海之下，食肚之傍）。

紧要方

十全大补汤：人参（另煎） 肉桂（去皮） 黄芪（炙蜜） 茯苓（乳伴） 熟地 升麻 熟艾 石斛 麦冬 黄芩。

疏风理气汤：治胸肋、心口、少腹、食肚、背脊骨，或损破指断突出诸伤。防风 羌活 青皮 枳壳 黄芩 甘草 砂仁 灵仙 茄皮 广皮 苏叶，以上各一钱五分 独活一钱二分 当归一钱五分 苏木二钱 红花八分 川芎六分 白芷六分 细辛七分 上药，酒水各半煎服。

疏风顺理气补汤：治背部诸伤。防风 白芷 青皮 陈皮 灵仙 当归 赤芍 杜仲各二钱 肉桂八分 川芎八分 熟地二钱 牛膝一钱 甘草三分 水煎服。

疏风顺气汤：治小腹、膀胱诸伤。青皮一钱 广皮一钱五分 枳壳一钱 砂仁六分 厚朴一钱 黄芩一钱 木通六分 甘草三分 红花六分 乳香（去油）一钱 没药（去油）六分 用水煎服。

托里护风散：治头部刀斧戳，枪刀勒咽喉，阴囊捏碎诸伤。羌活一钱五分 独活八分 黄芩一钱 茯苓一钱五分 姜蚕八分 细辛七分 甘草三分 防风一钱 灵仙一钱 二分 归身一钱 生地二钱 白芍一钱 川芎八分 荆芥一钱 花粉一钱 黄芪一钱 加姜枣，水煎服。

行气活血散：治左右两肋闪挫，踢扑跌打等伤，兼治胸肋诸伤，并阴囊阴户，伤损膀胱。川芎八分 羌活八分 青皮一钱 木香五分 广皮一钱 当归一钱 生地二钱 丹皮一钱 红花八分 苏木一钱 甘草二分 杜仲二钱 木通八分 砂仁二钱 如发热加柴胡，水酒各半煎服，空心服。

补肾活血汤：治气道有伤，或肛门有肿胀，大小便不利，寒热并作，气喘咳嗽，青肿不消而痛。当归一钱五分　红花一钱五分　白芍一钱五分　川芎一钱　广皮一钱　茄皮二钱　熟地二钱　杜仲三钱　肉桂八分　甘草三分　水煎服。

活血汤：治血海。归身一钱　红花一钱　白芍一钱　木通一钱　地骨一钱　青皮一钱　香附一钱　乌药一钱　生地二钱　槐米末一钱五分　砂仁末一钱一分　川芎八分　水煎服。

清肝止痛汤：治左肋。当归一钱五分　柴胡一钱五分　羌活一钱　防风一钱　丹皮一钱　红花一钱　赤芍一钱　广皮一钱　乳香一钱　没药六分　桔梗八分　黄芩八分　甘草三分　姜三片　水煎服。

清肺止痛饮：治痰食两积。川贝一钱　沙参一钱五分　枳壳一钱二分　橘红一钱　灵仙一钱五分　香附二钱　麦冬二钱　丹皮一钱　甘草五分　青皮一钱　水煎服。

大黄汤：治瘀停滞。木通一钱　桃仁二钱　大黄二钱　羌活一钱　广皮一钱　苏木一钱二分　归尾一钱五分　朴硝一钱一分　甘草三分　阴阳水煎服。

归原养血和伤汤：治醉饱房劳。归身一钱　牛膝　青皮　广皮各一钱　生地　熟地　茄皮各二钱　羌活八分　红花八分　黄芩八分　桂心六分　川芎六分　木瓜一钱二分　杜仲一钱五分　川断一钱五分　甘草三分　水煎服。

小柴胡汤：治伤寒发热。柴胡一钱　黄芩　半夏　人参　丹皮各一钱　甘草三分　水煎。

活血止痛汤：治左肋疼痛。当归　麦冬　川断　苏木各一钱五分　羌活　乳香　没药　白芍　防风各一钱　茄皮　生地各二钱　红花　川芎各六分　青皮　广皮　枳壳各一钱二分　甘草三分　灯心一分　水煎。

清心和气汤：治不能开口，瘀血攻心。麦冬　榜红　百合各一钱五分　紫菀　丹皮　苏木　厚朴　青皮各一钱　槐花　山药　香附各二钱　甘草三分　灯心一钱　水煎。

补中益气汤：治肚腹破损，咽喉刀勒。人参　当归　黄芪（炙）各一钱　炙草　柴胡　升麻各五分　水煎。

明目生血汤：生地　蒺藜　连翘　茯苓　薄荷　荆芥各一钱五分　甘菊　黑栀　枳壳各一钱　当归一钱二分　白芍　谷精各二钱　羌活　川芎各八分　细辛二分　甘草三分　热甚加川连、灯心，水煎。

活血止痛散：治两腿损折及缺唇。羌活　荆芥　川芎　木通　乌药　独活　红花各八分　当归　桃仁　川断　广皮　乳香　没药　茄皮　防风各一钱　苏木三分　甘草三分　灯心，水酒各半煎服。

补肾养血汤：治下颏伤脱。生地　熟地　归身　白芍　川断　杜仲各二钱　白术　广皮各一钱　红花　川芎　青皮各八分　大枣二枚　水酒各半煎服。

理气活血汤：治合体诸伤。川芎七分　桔梗　苏木　广皮　黄芩　当归　续断 茄皮各二钱　红花　羌活　川椒各八分　白芍一钱　甘草三分　大枣二枚　水酒同煎。

提毒定痛汤：连翘一钱五分　当归　川断　花粉各二钱　羌活　荆芥　防风　乳香　没药　银花各一钱　独活　川芎各八分　甘草三分　大枣二枚　水煎。

生血补髓汤：治筋伤骨断，疼痛难忍。当归　白芍　荆芥　香附　杜仲各一钱五分　生地　枳壳　牛膝　川断　黄芪　防风　独活各一钱　干姜五分　茄皮一钱　茯苓一钱　敷服两兼。

止痛接骨丹：又接骨末药方。自然铜（醋煨七次）　乳香　没药各五厘　半夏（生）一枚　雄地鳖一个　俱忌铁，每服，酒送二厘。

又方：乳香（去油）　没药（去油）　丹皮各一钱　当归　川断　苏木　茄皮各一钱五分　红花　青皮　白芷各八分　甘草三分　水煎服。

宽筋活血汤：治脚踝痹脱、骨骱，用手法做上，服此，或肩骱、手骱俱可用之。羌活　防风　苏木　木瓜　续断　独活　荆芥　杜仲　枳壳各一钱　香附　茄皮各二钱　当归　花粉各一钱五分　木通　乌药　红花各八分　甘草三分　灯心水煎。

接骨散：敷服兼用，但伤筋骨而皮肉不破者，以此为末，酒调厚敷，绑缠平伏可也。川断　羌活　红花　乳香　没药　乌药　木瓜　砂仁各五分　木通八分　生地　茄皮各二钱　香附　归身各一钱五分　丹皮一钱二分　肉桂六分　甘草三分　水酒煎。

托里止痛散：治刀伤出血，疼痛等症。归身　川断　白术各一钱五分　黄芪一钱二分　生地六钱　羌活　红花各八分　乳香　没药（俱去油）　桂枝　砂仁　广皮各五分　肉桂六分　水酒煎。

清心去毒散：柴胡　泽泻　木通　桔梗　干葛　黄芩　青皮各一钱　防己　知母　枳壳各八分　升麻五分　甘草三分　元参一钱五分　加淡竹叶水煎。

补肾和血汤：杜仲一钱半　黄芪　广皮　当归　熟地各二钱　青皮一钱二分　丹皮一钱三分　红花三分　川芎八分　炙草三分　黄芩一钱二分　大枣　水煎。

归尾木通破血汤：治小腹诸伤，大小便闭，急肿疼痛，瘀血停滞症。归尾　木通　桃仁　黄芪各一钱半　泽泻　广皮　赤芍各一钱　丹皮　木瓜　苏木各一钱二分　生地二钱　甘草三分　水煎。

木香顺气汤：治一切跌打损伤，不省人事者，先服此汤而后调理。木香　沉香（俱磨冲）各五分　血竭一钱　桔梗三钱　甘草二分　煎至半熟，加槟榔少许。

骨损髓伤方：服此后以调理药酒，如不饮，或浸酒药料作丸。当归　羌活　丹皮　乳香　没药　川断　赤芍　红花　广皮　茄皮各一钱　牛膝　木瓜各一钱半　生地二钱甘草三分　如发热者，加柴胡、桔梗；肿胀，加黄芪一钱，水酒各半煎。

十三味伤方：治诸伤症，轻者一服，重者二服愈矣，陈酒、童便煎服。茄皮　杜仲　桃仁各二钱　丹皮　川断　苏木　骨碎补　赤芍　乳香　没药各一钱　破故纸

当归各一钱半　红花八分　如伤头部，须加川芎；如伤背部，加藁本；伤心口，加延胡；如瘀，加大黄。

补血顺气汤：归身　川芎　熟地　白芍　生地　杜仲各一钱　白术　黄芩　枳壳各五分　红花三分　山栀七分　水酒煎。

诸秘神效丸散膏丹方

琥珀丸：又名和伤丸、大内丸、内伤丸，即此丸也。专治新旧重伤。当归　苏木　生地　羌活　丹皮　川芎　黄芪　熟地　川椒　青皮　白芍　琥珀　川断　甘草　南星　独活　广皮　杜仲　乳香　没药各一两　松香　牛膝　木瓜　苡仁各六两　桑枝八两　黑豆二升　肉桂八钱　上药炮制磨末，红粉杵和为丸，每服三钱，陈酒送下。

黄末药：即是诸伤可用。

吉利散：功能通血行气，消肿舒筋，如脚骱痹伤者，宜加木瓜、牛膝、苡仁。归身　川芎　赤芍　乌药　枳壳　羌活　薄荷　白芷　广皮各六两　香附四两　姜黄四两　大黄五两　上药共为细末，用砂糖、陈酒、砂仁汤调服。

琥珀散：治小便肿胀不利，或破损作痛。赤芍　杜仲　荆芥　柴胡　广皮　苏木　防风　木通　琥珀各一两　桃仁八钱　朴硝八钱　大黄一两五钱　甘草二钱　为末，陈酒服。

槐花散：治大腹损伤，大便不通，肛门肿胀症。槐米八两　黄芩六两　二味为末，灯心汤过送。

壮筋续骨丹：治伤筋断骨，疼痛稍定者，或煎服，或末服。甘草　红花　川芎　羌活　防风　延胡索　当归　独活　香附　木通　广皮　丹皮　生地　牛膝　乌药　青皮　枳壳　麦芽　白术　桂枝　桃仁　木瓜　神曲　杜仲各五钱　柴胡二钱　黄芩二钱　茄皮二两　川断二两　荆芥四两　苏木一两　上药为末，每服五钱，小儿二三钱，红糖浓汤下，陈酒过口。

调理药酒：归身　羌活　红花　杜仲（盐水炒）　牛膝　淫羊藿　木瓜　广皮各二两　川断　砂仁各一两　青皮一两半　大枣　茄皮四两　桑枝八两　陈酒三十斤　置坛入药封口，煮三炷香为度。

返魂夺命丹：治至重之伤及牙关紧等症。归尾　大黄　丹皮　茄皮（俱酒炒）　茯苓　郁金　羌活（俱炒）　参三七（切片，研）各一两　自然铜（醋制）　杜仲（盐水炒）　桃仁（去皮尖，压去油）各一两半　六轴子（童便浸，用时晒）　红花（酒炒）　硼砂（研）　桂枝（生研）　乳香　没药（俱去油）　木香（晒研）各一两二钱　血竭（研）一两四钱　沉香一两　降香（俱镑，晒研）三两　毛姜（去毛，蒸晒）一两　土鳖（即地虫）四两　共为细末，每服二钱，陈酒送下，轻一服，重者二三服，临用加麝香少许。

七厘散：乳香一钱　没药一钱　生半夏　当归　巴霜　硼砂　雄黄各五钱　甜瓜子三钱　土鳖三钱　共为末，重则二分，轻则一分，陈酒调服。

又方：红花　当归　毛姜　桃仁　自然铜各一两　儿茶　血竭　大黄　朱砂　雄黄　乳香　没药各二钱　陈麻皮灰三钱　土鳖五钱　上为末，临用加麝香，每服七厘至下文，陈酒下。

又方：归尾　硼砂　自然铜各二钱　乳香　没药　人参　麝香各一钱　丹皮三钱　川乌三钱　草乌　大黄　血竭　参三七各二钱半　土鳖五钱　上为末，用地黄煮烂，捣丸绿豆大，朱砂为衣，每服一钱，重至二钱。

黎洞丹：治远年重伤，折骨挫骱，跌扑内伤，牛马踢躅，瘀血攻心，不省人事，牙关紧闭，撬开口牙，将药入童便、陈酒内灌下，自然苏醒。天竺黄　三七　大黄　儿茶　乳香（油去）　瓜儿竭各二钱　阿魏一钱　麝香五分　冰片二分　牛黄二分　藤黄（紫羊血制一宿，人粪再制一宿）　上为细末，蜜丸每重一钱，蜡封，陈便各服。

封因金疮小金疮膏：此煎枯草料研烂，可涂血风烂腿等疮。银花　甘草　黄柏花粉　紫草　方八　各五分　当归　大黄　地丁各一两　麻油一斤　入药煎枯，出渣，下黄占一两、白占二两再煎，下乳香、没药、血竭各五分，川连二两，藤黄五钱，共为末，入油收贮，后用珍珠三钱，制研极细，冷下。

生肌散：功能治痛，活血生肌，一切损伤及外症收功俱可取效。大黄四两　川连四两　五倍子二两　木耳二两　灵甘石八两　水五碗，将药煎浓汁去渣，将甘石煅红，倾汁内，收汁再煨再收，不论遍数，以汁干为度。如石内有白星，再煨，以见风即化为妙，加牡蛎四两、血竭四两、干胭脂二两，共为末，和甘石再研，和匀贮瓶，如遇损伤，糁患处。

桃花散：通行便用，亦可止痛血生肌。黄柏三两　大黄四两　黄连二两　陈石灰八两　末干糁。

敷伤方：看伤处大小用药，料多寡。樟脑三钱　当归三钱　黄柏　大黄　赤芍　红花　茄皮　血竭　乳香　没药各二钱　麝香少许　加陈酒药十丸，共为末，将糯米饭同烧酒与药打烂，糁敷伤处。

麻药方：黄麻皮　川乌　草乌　南星　闹杨花（酒浸七次）　芋芎药各三钱　生半夏二钱　蟾酥（火酒化）一钱二分　共为末，每服七厘或三厘。凡损伤折骨，先服此药，然后可以钩割，倘血流不止，用桃花散掩。

代痛散：蟾酥三分　麝香二分　乳香　没药（俱去油）六分　共为细末，干掺二三厘。

止血定痛散：治血流不止，封口不泄。白石脂（煅研）一两　血竭五钱　儿茶五钱　黑豆（晒干研细）三合　共为细末，干掺。

护龙入师：敷吃皆可。千金子（即半枝连子） 两豆根（即灯草） 血见愁（即胭脂草） 金不换（即大黄） 丁公藤（即金银藤） 弹子红（今另用血竭、桃仁代之） 席季子（即黄麻皮花） 鹤膝花（即凤仙花） 共炙为末，或吃、或敷。

铁布衫丸：受重刑者先服此丸，预防少痛。自然铜（醋煨） 木耳灰 当归 苏木 木鳖子（香油擦壳，炭火炙黄去壳） 麻皮灰 地龙（去头晒） 乳香没药（俱去油） 无名异 共为炼蜜丸，五分，开水送下。

夹棍方：一日可愈。大黄四两 桂枝二两 为末，加硼砂调和成饼，贴患处，厚絮裹好，避风半夜火热。

接骨膏：又名损伤膏。当归 川芎 赤芍 杜仲 白芷 银花 姜蚕 川乌 草乌 羌活 防风 荆芥 山甲 独活 大黄 黄芩 角刺 蝉蜕 贯众 龟板 黄柏 连翘 川倍各一两 桔梗五钱 蜈蚣一条 蛇蜕一条 麻油五分 将上药下油内煎枯，滤去渣，再煎至滴水成珠，用血丹一两包，炒紫色，潜入油内，用桃柳搅匀，再下乳香五钱、没药五钱、樟冰一两、蟾蜍二钱、麝三钱，搅匀成膏。

金疮乳香敷药：乳香 没药各一两 朱砂一两 血竭 川通 血丹各二钱 降香 松香 五倍子各五钱 金芮五片 花蕊石二钱 天灵盖五钱 旧毡帽灰五钱 为末，敷伤损处。

紫金丹：定痛接骨。五灵脂（去炒） 狗脊 防风 地龙（去土晒干） 毛姜 乌药 木鳖子（去壳） 青皮 茴香 灵仙 自然铜（醋煨） 各五钱 川乌 红娘子 没药 陈皮各二钱半 草乌（泡淡）一两 禹余粮四两 麝香五分，为末，醋糊丸桐子大，每服十丸，多则二十丸，温酒过服，上伤食后服，下伤食前服。

擦口药：闷绝不省人事，痰升气喘而口噤，用此擦牙，其口即开。雄黄 桃仁（去皮尖） 蜈蚣（去头足） 各等分，为末擦之。

内服末药：川芎 当归 桂心 甘草各一两五钱 附子一两 泽兰一两 川椒五钱 共为末，每服三钱，酒过，以上两方并神效非凡，乃千中选一之方，万金不易之法。

消虫散：治一切损伤，外生新肌，内生细虫，腐烂作痛反甚者宜服此散，内有黄水流出则可立愈。蝉脱五钱 青黛五钱 蛇脱一两 白茎 细辛（炙，存性）一钱六分 共末，每服三钱，外掺寒水石细末。

面目青肿敷方：生大黄（晒研）三钱 蜜陀僧一钱 二味共橄榄汁调敷立愈。

推车散：专治咬伤。蜣螂虫（不拘多少，连车取回，用泥裹好，炭火上煨红，去泥，研细用）。

回生鹅毛丹：鹅羽毛（新出小鹅未生硬管时，用青竹管置，煨存性） 闹杨花（醋浸晒研）各一两 生军二两 三味为末，水滴丸，梧子大，每服一二十丸，酒送下。

解毒定痛生肌散：敬槐堂抄本录此方，专能止痛、活血、生肌，治一切疤痕溃烂、金疮破碎等，收功敛口，至要妙丹。胡黄连二钱 黄柏 木贼 防风 羌活 独活各一钱 苦参四钱 上药煎浓汁，将炉甘石（或了或半）炭火煨红，入前汁内收之，取起再煨再收，不论遍数，要石变青色而酥透，放土地下，瓦盆盖好，日夜去其火毒，候干，研细末，再用熟石膏加倍，再加降香节。血竭 赤石脂 乳香 没药各二钱 南木香 白芷 黄连 黄柏 白蔹 朱砂 首乌各一两 黄丹五钱 倘如脂水多，再加轻粉、苦参、百药煎各一钱；如干燥，加无名异一钱、海螵蛸一钱、蓼叶灰五分，各研极细，并和极细，再研，收贮瓶内，干掺疮口，收敛要药，即名金枪药。

提气活血汤：治天井骨伤。桔梗 广皮 茄皮 苏木 黄芩各一钱 川椒 红花 白芍 羌活各八分 川芎七分 川断一钱五分 当归一钱四分 甘草三分 大枣二枚 水酒各半煎服。

止血绵方：香墨 皂凡少许 青碱少许 广胶少许 熟绵和，拍平，干用。

止血和伤：即愈神方。桂圆核，生研细末，掺之立效。

十三味伤方：骨碎补一钱五分 五茄皮二钱 南杜仲二钱 桃仁四钱 破故纸二钱 炙乳没各三钱 粉丹皮三钱 怀牛膝三钱 羌独活各二钱 红花一分 甘草五分 归尾一钱 伤头，延胡索二钱；伤背，藁本三钱；伤胸，川芎二钱；伤手足，桂枝五分、牛膝二钱；伤肾，杜仲二钱、川断肉三钱、菟丝子（研）三钱，加合桃夹二个、苏木一钱。

敷药方：生大黄三钱 木瓜一钱五分 白芥子一钱 红花二钱 地骨皮一钱 没药二钱 当归二钱四分 乳香二钱 川黄柏四钱 丹皮四钱 共为细末，火汤调。

新伤方：五茄皮二钱 杜仲二钱 桃仁 泽兰二钱 炙乳没一钱 川全（晒研）一钱 丹皮一钱 骨碎补一钱 川断肉三钱 破故纸二钱 生锦纹三钱 归身三钱 赤芍红花一分 藁本一钱 广木香八分 金参山膝五分 加苏木一钱，合桃夹二个、黄麻皮灰八分。

（咸丰六年岁次丙辰端阳节前抄秘本 姚三乐家藏）

《跌打损伤治法总论》

序

　　夫医者各设一科，皆赖先圣相传于后世，唯折骨损伤之书，遍阅诸科而未得其详。余少游于江湖，遇一奇士，自称日本国人，业精于此，凡伤骨脱骱之症，讲解甚明，上骱有术，接骨有法。余即随侍从之，如师若父，经历数年，方得其传，屡试屡验，无不应手。吾今老矣，欲为子孙济世养身之法，不得不将昔日口授心传之秘，讲论伤骨脱骱之奥，皆认真一一注明，后世子孙不可一字轻露，缘为得之不易，世所罕闻耳，且谨慎珍藏，毋炫于世，认真吾之叮咛嘱咐耶。

跌打损伤治法总论

　　夫跌打损伤者，皆由血气停滞，不能流行，或成血片，或死血作痛，或昏晕闷绝，不省人事，或寒热往来，或日轻夜重，变症多端者，皆血气不调之故也。医者若不审其原由，妄投药饵，则枉死者多矣，余深惜之。时当下药，贵在得宜，或受伤半月，死血已固，当流通水道，既表之后，不可再表。医者看其轻重，仔细详察，然后加减服药。如受伤之处，看其原委，视其浅深。若青肿转红色者，此是血活将痊之兆也。如伤重，服药将愈，欲用熨法，先进千金不夺散，浸酒服尽之后，自得痊愈矣。如病人症重，牙关闭紧，将死者嘴撬开，用返魂夺命丹，随即再进止痛活血驱风之剂，药方内加羌活、防风、荆芥、柴胡、黄连煎服。如药进者，得生，若不纳者，不可治。忌病人当风之处及地下坐卧，又忌一切细茶生冷、冷酒、油腻、毒物之类。如遇伤重者，先令旁人解开随身衣服，遍体照看，形色何如？又细看鱼际上下，再看脉象调和否？如脉绝者，必死。浮大者难生，沉细者生。山根好，阴囊内外不伤，有子不上下者，可治。医者细审详察根本原由，方可用药，万勿粗忽略心。

接骨入骱奇妙手法

夫人之骨原无脱骱，亦无损折，验之一旦，则有跌扑损碎之疾。若见胸骨突出者，难治；骨碎如米者，可取去；若碎骨大者，不可有犯，即将止血定痛丹敷之，使其血不涌流，后将生肌散敷之，须避风，患处自宜慎之。若损处，见其平复，则投疏风理气汤五六剂。如疮口平满，再服补血顺气汤三四帖。若有破伤风牙关紧闭、角弓反张，此是凶危之症，急用飞龙夺命丹一二帖，命可得全，此方万投万验，不可轻忽也。

次观目有落珠之疾，先将收珠散用银针蘸井水，次蘸收珠散点去血筋，又用旧青绢温洗挪上眼，即服还魂汤两三剂。平复后，再用明目生血饮四五帖而安。续有鼻梁骨断之症，先用接骨散敷着于骨，次用生肌散，菜油调敷，内服活血止痛散，自然平复而安愈矣。

人之头面，独有下颏一骱，偶然下落不能上者，乃属肾虚之极，方有此症。但此骨如剪铰，连环相钮，先用宽筋散煎汤熏洗，次用丝绵裹其大指入口，余指抵住两边，揿捺缓缓下之，方推上骱骹，内服补肾和气汤四五帖而痊愈。

臀骱难，诸骱易。惟此臀骱最难治。出则触在骹内，使患人侧卧。出内手随内，出外手随外，上擒住其腰，下擒住其挽，将膝掬其上，出左反其右伸而上，出右反其左，向左扳拔伸而上，内服生血补髓汤五六帖而愈。

天井骨损折最难治，人有登高侧跌者而犯此症，其骨不能绑缚，多有患骨出外，用喘气汤服三帖，使骨相对，用绵包好，连肩背络之，用接骨散敷和，再用提气活血汤三四帖调理而愈。

易折在于人之两腿，伤为两段，医时必要绑缚整齐，将宽筋散煎汤熏洗，使病人侧卧，用接骨散敷上，外用绵絮包，再用松板八块，匀齐绑缚，内服活血止痛散三四帖，后服壮筋续骨丹十帖，再用调理药酒可愈。

惟小膀弯有二骨，一大一小，一茎折者易治，两茎折者难医。所折有藕臂者，易治；两段者，难医。倘有触出皮外者，凶。若无折症，则用药染烂散，烂开其肉，将骨相对，不可熏洗，恐毒入内，用生肌散敷之。如骨折，皮肉不破，可将接骨散封之，照前绑缚，惟此症极痛矣，须用生血补髓汤三四帖，次用壮筋续骨丹数帖，必调理得宜而可愈矣。

惟脚踝易出，上之最难。一手推住脚踝，一手攀定脚指，出右手偏右，出左手偏左，脚指掬上，一伸可也，脚跟亦掬上，服宽筋活血散四五帖而痊愈矣。

肩骱与膝骱相似，其膝前迭起，肩骱迭下，有可上之，先将一手按其肩下，缓缓转动，候其筋骨开舒，使患人坐于低处，一人抱住其身，医者两手捏住其肩，抵住其骨，将膝夹其手，齐力而上，用绵絮蛋落于肩下，以接骨散敷之，须用白布做一孔眼，络正其手，再服生血补髓汤七八帖而愈。

手骱突出，一手按住五指，一手按旧手骱，将掌鞠突，其手骱一伸上也，用宽筋活血汤。骱出，用细布绑缚包好，或用膏贴七八日，方自愈。

手指有三骱，惟中指椎节出者有之，易出易上，两指捻伸而上。用活血止痛散，不然其痛难忍。

夫人之一身，全仗十指，如伤一指，连心痛极难忍。中指比别指尤难治，亦易于伤风，若伤风，用疏风理气汤，外用金疮药敷之。被人咬伤者，将童便洗净，捏去齿毒，用推车散，麻油调敷，毒尽，用生筋散掺之，立愈。如被病人咬者，十死八九矣。

膝骱受伤，此骱由油盏骨盖之，其迸出于上，使患者仰卧，一人抬起足踝，若使出于左，随左于下；出于右，随右缓缓只手扶撺，上手挽住其膝，下手按住其脚弯，使旧膝相对，上手则撺膝，下手则抬起，则贴接骨膏，次服壮筋续骨丹。

有盖膝骨，又名冰骨。如跌碎一二块，将脚伸直，揿其骨平复，用薄竹片照膝骨大，做成筺圈，将布缠于圈上，另用布条四条扣于圈上，连下缚之着肉，贴布摊损伤膏一张，不必换膏，即投接骨止痛丹调养，惟鸭可食。受伤之足放于内床，切不可下床，调养半月后，用软绵之类于脚弯处每日增高垫起，如是，日后可以其足弯曲，否则恐其愈后不便弯曲。如勉力曲高，又恐碎骨不坚，防其复碎也。如欲大便，照床沿摆一样高而可解也。俟愈后方可去筺，不可下水。

凡男子妇人，偶别脚指，前半节或翻下断，或翻上断，医者即以左手按捏其脚两侧，再以右手捏平而上也。外贴损伤膏，须用脚带裹紧，内服壮筋续骨丹，再服吉利散，忌下水洗，方愈。

大臂、小臂折伤与大腿、小腿同治，惟引经药略异耳。

凡促筋失枕、刀斧磕伤、碎骨之患，妙术奇法，亦言于后。

大抵舒筋，用筋散煎汤熏洗为主。手足之筋皆在于指动，指动赖此筋也，就将此筋微微展动而伸舒也。骨如断者，不可熏洗，不断不忌。失枕之人，使其低处坐定，一手扳其首，一手扳其下颏，缓缓而伸直也，宜服吉利散治之。

唇若缺开，先用代痛散（即麻药）敷之，以小铜钳钳牢，将油绵线缝合，日服人参，莫下饮食，将米粉烊粥饮之，切莫笑哭，此乃最难医之症，不可轻视治之。缝合之后，即以金疮药敷之，内服活血止痛散。如血已冷，用代痛散，以利刀略刺破，待其热血稍流而即缝合，贵在快便，切莫迟滞，后仍用煎药调治。

被打身受重伤者，倘大便不通，用皂角为末，蜜丸如橄榄大，纳入肛门即通。

枪戳者，看其伤处致命不致命，伤口深与不深。虽致命处而伤不深者，亦无害。在腹细探浅深，恐伤大肠等为难治。伤口直者，出血不止，先敷止血定痛散。伤口深者，待血水稍定，将金疮药封固，内服托里散。刀斧砍伤头额者，防其发寒热，若见之，即以金疮药敷之，护风为主。脉沉细者生，洪大者死。如伤硬处，看其伤损之轻重；伤于软处，看痕浅深。损骨先疗骨，损肉即生肌。刀斧与枪戳不同，以金疮药为主，内服护风托里散，更详首论，原无旧骱而酌用。

自己以刀勒者，看刀口平不平，有弯者深，直者浅。两刀勒者易治，一刀勒者难医。若破食喉，或破半片，或全断者，即将油绵线缝合。有血出不止，将滑石、五倍子为末，干掺，用金疮药封固，内服托里护风散五六帖，俟其寒热止，次服补中和气汤加人参一钱五分。如水喉断、穿破者，不可治。

予曾视以切面，刀勒断食喉，阔有三寸，喉咙尽见，况接食喉，已断脆骨，难以治之，亦七八日而毙。

有肚皮穿而肠出者，此症虽怕而却无妨。医者剪光指甲，恐伤其肠，如伤，反受其害。如内肠不伤，药食如常，可保无虞。将温汤搽上，油绵线缝合其皮，竟将金疮药封固，内服通肠活血汤五六帖，后服补中益气汤。

凡骨损碎如粉者，看其伤处破，则必取去其碎骨，用金疮药封固，内服生血补髓汤，次服壮筋续骨丹，再用调理药酒。如不破不碎，外贴损伤膏，用壮筋续骨丹，次服吉利散，红糖油及酒下。

凡登高坠下，无跌打扑伤，所伤处不拘上下，背脊骨如破者，看节骱出否，如骱出，损破者，将破骨轻轻揿上平复，以止血定痛散敷之，后用金疮药封固，再投疏风理气汤。若无寒热，即用补中益气汤。如不盡出者，并不穿破骨碎，外贴接骨膏，内服吉利散，次服和伤丸，后用调理药酒。

凡登高跌扑并踢打断折两肋骨者，最难绑缚，将手揿其平复，外贴损伤膏，内服接骨散，久服可愈。

凡捏碎阴囊，卵子如脱出，不碎可治，碎则难治。皮破碎者，以指轻轻托进，用油绵线缝合，外用金疮封固，不发寒热，惟吉利散治之，次用托里止痛散。若发寒热，急投疏风理气汤治之。凡捻伤阳物者，看其小便，如不通，用琥珀散行之。若通者，用吉利散治之。

凡跌伤肛门谷道者，看其肛门或肿或内胀，或大便不通，或有血或无血。若肛门肿胀，投活血汤。大便不通，用大黄汤。有血紫色者不妨，服吉利散。若鲜血红者，大肠受伤也，服槐花散。如身有微热，不妨再服清热药。如大便不通，血已止，服通肠活血汤。有被火伤并炮打伤，此症最有轻重之别，重者，火毒恐入内脏，不能饮食，更畏热物，或时思饮冷水，即火毒入脏之故也，即用清心去毒散；轻者，火毒未入内脏，饮食如常，只伤破皮肉，亦用去毒散服之，外将琥珀散敷之可愈。

有攒落手臂，或有脚指腿膀者，此症急速治之，乘其血热之时凑上为妙。若待血冷，即不能凑，虽不致死，其体不全矣。如血热时凑上，立将止血散敷之，再以金疮药封固，内服托里止痛散，后用调理生血续骨丹治之。

有因桥梁墙壁城垣倾倒压折骨节者，或伤头颅，如头破或兼骨碎，即将铜钳钳去碎骨，若不去净，恐致后患，不能收口。避风为最，先投护风托里理气汤，次服接骨散。若伤两太阳，晕迷不醒，饮食不下，脑髓出，不治，口不能言，不治。倒伤胸背前后肝胆五脏，不能言语，饮食可少进，尚可救治也。有气闷在心，急将吉利散用砂仁汤调服。如受药，可治。若发寒热，用疏风理气汤。若不受药，再看两日，仍将吉利散用砂仁汤调服探之，看病势若何，仍不受药者，不治。若伤两肋，饮食如常，不发寒热，用吉利散。若发寒热，即投疏风理气汤。如伤腰子者，不治。若皮肉不破，外贴接骨损伤膏，内服补肾和血汤。

有打伤不能言语者，以牙皂末吹入鼻中，得喷嚏，即开口。如不嚏，用灯草含湿蘸药，戳入鼻中，得嚏，随吐痰涎，可治，否则不治。凡受打或倒插于致命之穴部，牙关紧闭，口眼不开，先饮砂仁汤，次以淡姜汤和吉利散服之。

有头颅额角破损，昏迷不醒，用水罗卜子为末，煎汤服，次服淡姜汤和吉利散数服，重二钱，轻一钱，先服砂仁汤，后用疏风理气汤，大虑成破伤风。

有小腹受踢打，跌扑损伤疼痛，所伤处如涩滞状，小便不通，不能行步，其内必停瘀血作痛，速投归通破血汤。如小便仍不通，二三日可治，久则不治。

凡人阴囊后、谷道中、肛门前，名曰海底穴，如受踢跌伤者，看其轻重，或青肿红紫极痛，先服行气活血汤一二帖，外贴损伤膏，次服吉利散。如肿而青色，身发寒热，小便不通，卵子不时上下，气塞迷闷，小腹疼痛，内必有瘀血，先服疏风行气活血汤，次服琥珀散，外贴损膏，再服吉利散。或谷道肿胀，大小便不通，日夜发热，饮食少进，坐卧不安，先服疏风顺气汤，次服琥珀。

凡气喘、发热、咳嗽，或笑、或哭，络绎不断，小便涩滞不畅，红肿不消，作阵而痛，先服补肾活血汤，次服吉利散，后用调理药酒。更有一经受伤即不能言语，人事不省，口吐涎沫，气喘鼻塞，声息俱无，六脉沉细，面光脱神，此为凶症。胸腋有动者，治以牙皂末，吹入鼻内取嚏，如不嚏，即以灯草含湿蘸药入鼻取嚏，先服砂仁汤，次用吉利散，以砂仁汤送下，后用疏风理气活血止痛汤。若不发寒热，不犯前论中之症，以调理补肾顺气药酒治之。犯前症，即照前论方法参酌治之。若伤，用损伤膏，如不犯前症，略有疼处，以砂仁汤下吉利散可安。

金疮论

凡为兵器所伤，出血者，必甚渴，切莫以与饮，所食之物旋毛在内，干食肥腻之物无妨。解渴不宜过饮粥，过饮则血沸出而死。又有八忌：嗔怒、喜笑、大言、妄想、饮水、饮酒、酸、碱，犯此八者，鲜有生也。金疮不治之症有九：伤脑袋，伤天仓，伤臂中动跳脉、五脏，伤大肠、小肠者，此皆不治之症也。又不治之症有四：一，脑髓出；二，脑破，喉中沸声，两目直视；三，痛不在伤处，此为伤缢；四，出血不止，前赤后黑，或肌肉腐臭，寒冷坚实，此疮难愈。此四者，亦不治症也。其脉虚细者生，实者死，沉小者生，浮大者死。伤在阳处，失血过度而微缓急症矣。按金疮，乃刀斧剑刃之所伤，其色红淡者易治，紫色者不治。金疮属金，主于肺，大忌呕吐哕嗽反胃，肺病最慎胃风，如风入疮口，浮肿溃痛，秽烂而成破伤风，则变生余症，概致不治。虽有治法，宜辨疮口浅深，脉之虚实，吉凶见矣。大宜胃气旺，元气强，则气血易生，必生新肌矣。最忌色怒，怒则疮口迸裂，色则疮口腐烂，不生新肌矣，金疮药敷之，要乳香、没药、血竭、天灵盖、乳香为主，汤药必以助胃补血为先，若在军旅，被刀箭所伤者，非乳香敷药之神方，安能起死回生哉。

脉部现证论

《内经》云：肝脉搏坚而长，青色当病堕。若搏，因血在胁下，令人呕逆。巢元方云：夫损伤之脉，弦长而涩者是也。牢坚者生，小弱者死。此脉多主于左关，而会于所伤脏腑之部，盖心主血，肝藏之，逆其所行之气血，不论伤何经络，恶血必归于肝而凝于胁下也。其伤于肺者，则脉应在右寸；伤于胃，脉应在右关；伤于腰肾，脉应在两尺；伤于肝者，则本部独然；如伤于心即死，并有脏腑肠胃断者，脉必歇止而无，决死。

凡是疾，身热而泄泻，以及九窍出血，鱼口气粗，手足搐搦，面色鳖黑，爪甲青黑，郑声喘妄，或失音，人昏不省人事，循衣摸床者，皆为死候。《金匮》云：寸口脉浮而涩，当病亡血，若汗出无碍，设不汗者，其身有疮及被刀斧所伤，亡血故也。《脉经》云：金疮出血，大都脉虚细沉小者生，实大浮洪者死。出血一二斗者，脉实大，瘀血雍盛，其病极重，二十日而死。出血不止，脉来洪大者，七日死。瘀血停积者，脉忌虚弱细小；亡血多者，脉忌坚大实强，盖谓脉与病不相应也。

如伤肺者，鼻自气喘，声哑发热，主七日死，急服吉利散，次服和伤丸。

验　证

一看两目，内如有瘀血，白睛必有血筋，瘀血多，血筋必多，血筋少，瘀血亦少，转睛动有神，易治，否则难治。二看指甲，以吾指撖彼指甲，少顷将自指放起，即还原血色者易治，紫黑色者不治。三看阳物，不缩可治，如缩不治。四看脚爪，与手指同。五看脚底，如红色易治，黄色不治。如五色全犯，必死。若犯一二色，尚可察脉调治，亦有得生者乎。

死　症

受伤重，痰多者死，眼白者死，失枕者死，粪黑者五日死，口鼻臭者死，斜视气粗者死，唇吊者死，胸高喘急者死，耳鼻色红者死，撮空者死，脑髓出者死，伤突者死，伤骨碎青色者死，捏碎卵子者死，刀伤勒断水喉者死，伤大肠穿破者死，伤天井骨折断者死，伤两太阳、命门、脑、背、腰腹、心口，压碎如粉，汤水饮食不进，口眼不开，牙关紧闭，小便不通，皆数日而死。

以上皆古今之理，予屡验之论也，惟盖心骨断、耳后脑衣穿破、阴囊阴户、谷道肛门伤极痛甚，毒血迷心，无有不死也。

受伤急治论

向上打为顺气，平拳为塞气，倒插手为逆气。惟倒手为最凶，因伤内最畏倒插故也。血随气转，逆则血凝，心前背后相对处，伤久成怯，小膀腹打伤，久后必成黄病。

凡人初打伤，七日之内血未积聚，只宜发散活血，至十四日，其瘀血或于空处，在胸其势方归。大肠肚内作痛，须服行血药，必须看其中指内，若黑色者凶，大脚指黑色者亦凶，脚底黄凶，面有黑气亦有伤，若阴囊内二子上下升降，大凶。如胫劲索，必然胸腹有瘀血，主吐慎之。

跌打损伤穴道要诀

凡打右胸为痰穴，左胸为气门，左肋为血海，右肋为食腑，胸前为龙潭，背后为血底，以上数穴皆要穴也。不论踢扑跌打，男子伤上部易治，下部难治，以其气下降也。凡治伤当定部位，察其重轻，明其新久。男子气从左转，左属阳。女子血从右转，右属阴，气血生死不可不辨，或初用吉利散，复后随症用药是也。

伤全体者，死为尤速，但有轻重不同，先以砂仁末泡汤，调吉利散服之，复后以活血顺气汤治之。仍以和伤丸用陈酒煮热，冲糖汤送下四五丸后，再调理药酒，每早饮下。轻者竟以红糖油和酒调服吉利散而安，伤可立去。

伤肩背者，看其轻重，重者，先将砂仁汤调吉利散服之，次以和伤丸陈酒煮热化服，并服调理药酒。轻者，用红糖煮酒冲服吉利散可安。伤左肋者，气促面黄浮肿；伤右肋者，气虚面白血少，只用行气活血汤治之，次用调理药酒，左右兼治。

伤背者死，缘五脏皆系于背故也。五脏部位受伤，俱服吉利散，次以和伤丸，糖酒送下四五丸，百日后见凶，服调理药酒。

伤胸者，胸系血海，涵停来往之所，伤久必咳嗽，高风迷闷，面黑发热，主三四日死。先服疏风理气汤，次服行气活血汤，并服吉利散而愈。

伤肝者，面红目赤，七日归幽，先服疏风理气汤，次服吉利散，后服琥珀丸。

伤心者，面青气少吐血，呼吸大痛，身体虽动，主七日内死，先服疏风理气汤，次服和伤丸，每日用鲜百合煎汤，不时饮之。

伤食肚者，心下作痛而不时阵阵发热，高浮如鼓皮紧，饮食不进，气促发热，口鼻面色黑，眼闭，主七日死，先服疏风理气汤，后服和伤丸。

伤大肠者，粪后去红，急涩不爽，面赤气滞，主半月死。先服槐花散，次服吉利散，后服和伤丸。

伤阴户阳物，血水从小便出，肿胀疼痛异常，如心迷放死，主即日死。先用琥珀散，后服行气活血汤，然终不治。

伤膀胱小便痛涩，不时有血水小便滴出，肿胀发热，主五日死，先服行气活血汤，后服琥珀散。

胸背俱伤者，面白肉瘦，食少，发热咳嗽，主半月死，先服疏风理气汤，次服和伤丸。

伤气眼者，气喘大痛，盗汗，身瘦食少，肿痛不宁，主一月死，用砂仁汤，服吉利散，次用补肾活血汤，后服调理和伤丸。

伤血海者，血多妄行，口常吐血，胸前作痛，背后亦欲作痛，俱似板状，主一月死，先服活血汤，次服吉利散，后调理药酒。

两肋作痛，乃肝大有余，气实火盛也。用清肝止痛汤，或有清痰流注及食积而两肋痛者，急用大黄汤，次吉利散，后和伤丸。

或有醉饱房劳，脾土虚乏，肝木乘土，而胃脘及胁作痛者，急投归原养血和伤汤，再用加减十全大补汤，每早三钱送下。

有伤寒发热而两肋痛者，此是肝胆之痛，小柴胡汤治之。但在左肋痛者，痰与食结也。先服通利痰食、顺气宽胸之剂，次以活血止痛饮服之，再用琥珀丸。

瘀血疼痛者，有红肿高处，肥白人发寒热而痛，多气虚；黑瘦人亦发寒热而痛，多怒，必有瘀血兼腰痛，日轻夜重，此瘀血停滞而作痛也。宜用琥珀散行之，后服和伤丸，再调理药酒。

伤胆者即日死，轻者三日死。若伤微者，主三日内吐清水或绿水，宜止其呕吐，急用温胆汤，次用和伤丸，庶可治之。

伤至重者反不吐血，惟头晕昏迷，随将韭菜白根捣汁，冲陈酒服。如碎破损伤断折者，用封口药护之。小便不通，琥珀散治之。腹内不通，必瘀血凝滞，用大黄散行之，后当随症用药。

凡人受跌打重伤者，不可妄用药饵。如患者不能开口，即用牙皂末吹入鼻中，取噎而开口，亦用韭菜白根捣汁，煮热，和童便灌服。如不纳，为难治。若纳后而同瘀血俱吐出者，可辨其轻重，先将砂仁汤调服吉利散，次服清心和气汤，外贴接骨膏药。

凡跌打踢伤及扑伤，汤散饮之内宜加行经之药。

如伤上部用川芎，伤左肋用青皮，伤右肋用柴胡，伤胸腹用白芍，伤四肢用桂枝，伤背用白芷，伤下部用牛膝，伤腰用杜仲，伤足用木瓜，伤膝下用黄柏，伤遍身用羌活，顺气用砂仁，通窍用牙皂，妇人必用香附，此一定之法也。

夫自然铜者，接骨之要药也。凡汤散内不可缺此药，以续断、加皮为佐。活血，当归、红花为先，青皮、枳壳理气为佐；破血，桃仁、木通为君；补血，以芍药、生地为最。疏风先理气，活血先顺气。足用木瓜为主，用药须要仔细，制度修合不可不精，宜当详焉。

跌打全书跌扑损伤接骨入骱诸方调用

伤心，用疏风理气汤，后服和伤丸。臂骱，用吉利散。伤肝，用疏风理气汤，次服吉利散，后服琥珀丸。手骱，用吉利散。伤肺，用吉利散，后和伤丸。手指，用活血止痛汤。伤肾，用疏风理气补血汤，次补肾活血汤，后用吉利散，再琥珀丸。横骨直至人字骨，远一寸三分为一节，如伤下一节，凶，上一节，亦不治。伤胸，用疏风理气汤，次服行气活血汤，后用吉利散。心坎，即人字骨处，如打伤昏晕，闷久必死，虽可延日，总不治也。肋骨，用壮筋续骨丹。丹田，脐下一寸三分，如倒插伤者，不治，一月而死。肩骱，用吉利散。截梁即鼻梁两边对直处，打断，不治。缺唇，用活血止痛汤。两肾，在脊左右，与肾相对，若伤之，或哭或笑，不治。下颏，用补肾养血汤。两乳，左伤久发嗽，右伤久发呃。臀骱，用生血补气汤。气门，右乳脉动处，伤即气塞，如救迟，不过三时而死。膝骱，用壮筋续骨丹。血海，左乳脉动处。若突，即结喉，打断，不治。软肋，在气门食肚之旁，血海之下。食肚，即心坎以下，打伤，不治。塞，结喉下、横骨上空潭处，打伤，不活。外肾，捏碎，不治。天井骨，用提气活血汤。脑后，与囟门同看。盖膝骨，用止接骨丹。枪戳者，用护风托里散。伤大肠，用槐花散，次服吉利散，后琥珀丸。天柱骨，与突相对，打断，不治。伤小肠，用疏风理气汤，次吉利散，后琥珀丸。尾子骨，打断，不治。海底穴，大小便两界处，若伤重者，不治。百劳穴，与塞相对，打断，不治。

目落珠，用明目生血饮。伤全体，用顺活血汤，次服吉利散，后服和伤丸。伤气眼，用补肾活血汤，次吉利散，后用和伤丸。伤肩背，用吉利散，次服和伤丸，后用调理药酒。伤膀胱，用行气活血汤，后用琥珀丸。伤食肚，用疏风理气汤，后服和伤丸。伤左肋，用清肝止痛汤。伤胸背，用疏风理气活血汤，后用和伤丸。伤右肋，用行气活血汤，后服和伤丸。伤血海，用活血汤，次服吉利散，后用调理药酒。鼻梁骨断，用壮筋续骨丹，后用吉利散。伤阴囊阴户，用行气活血汤，后用琥珀丸。头碎伤风，用疏风理气汤，后用补中益气汤。清痰食积，用清肺止痛汤，后用吉利散。伤寒发热，用小柴胡汤。左胁疼痛，用活血止痛汤，后用琥珀丸。不能开口，用吉利散，后用清心和气汤。瘀血疼痛，用琥珀散，次用伤丸，后用调理药酒。两腿断折，用活血止痛汤，后用壮筋续骨丹。醉饱房劳，用归原养血和伤汤。损折小膀，用吉利散，次止痛接骨丹，后壮筋续骨丹。小便不通，用琥珀散。脚踝骨骱，用宽筋活血汤。内有瘀血，用大黄汤可散。捏碎阴囊，用吉利散，次疏风理气汤，后托里止痛散。刀勒咽喉，用护风托里散，次服补中益气汤。破指，倘被伤风，用疏风理气之剂，次吉利散，后退毒定痛散。骨碎如粉，用生血补髓汤，次壮筋续骨丹，再吉利散，后调理药酒。断折左右肋骨，用接骨散。破伤肚腹，用通肠活血汤，次用补中益气汤。捏碎阳物，小便不通，用琥珀散；不通，用吉利散；再不通，用蟋蟀干。脚面断折，用壮筋续骨丹。伤左右两边，用行气活血汤，后用调理药酒。刀斧伤头颅，用护风托里散。跌出背脊骨，用疏风理气汤，次补中益气汤，又后吉利散，后和伤丸。登高跌扑损伤，瘀血凝滞，而两肋痛，用大黄汤，次吉利散，后和伤丸。

以下诸秘紧要加减煎方

十全大补汤：人参（去芦，另煎）　肉桂（去皮）　黄芪（蜜炙）　茯苓（乳拌）熟地　升麻　熟艾　麦冬　石斛　黄芩。

诗曰：十全大补用人参，肉桂黄芪与茯苓，熟地升麻并熟艾，麦冬石斛与黄芩。

疏风理气汤：防风　羌活　枳壳　黄芩　砂仁　甘草　加皮　新会　灵仙　苏叶，以上各一钱五分　当归　独活各一钱二分　北辛七分　苏木二钱　白芷六分　川芎六分　红花八分　水酒各半，煎服。

疏风顺气补血汤：当归　赤芍　防风　白芷　新会　青皮各一钱　杜仲一钱五分灵仙一钱五分　肉桂六分　川芎八分　熟地二钱　牛膝一钱　甘草三分　水煎服。

疏风顺气汤：青皮　枳壳　黄芩　厚朴各一钱　木通　砂仁　红花各八分　新会一钱五分　乳香（去油）　没药（去油）各六分　甘草三分　水煎服。

护风托里散：羌活七分　生地一钱五分　灵仙一钱二分　黄芩　云苓　花粉　防风　荆芥　黄芪　当归　白芍各一钱　独活　川芎　姜蚕各八分　北辛七分　甘草三分　加姜、枣，水煎服。

行气活血汤：当归　青皮　生地　新会　丹皮　苏木各一钱　羌活　红花　木通　川芎各八分　木香五分　砂仁　杜仲各二钱　甘草三分　水酒各半煎，空心服，如发热，加柴胡。

补肾活血汤：当归　红花　白芍　灵仙各一钱五分　川芎　新会各一钱　杜仲二

钱五分　熟地　加皮各二钱　肉桂八分　甘草三分　水煎服。

活血汤：归身　红花　木通　地骨　青皮　白芍　香附　乌药各一钱　生地　槐米各一钱五分　砂仁五分　水煎服。

清肝止痛汤：当归　柴胡各一钱五分　羌活　丹皮　防风　红花　赤芍　新会各一钱　乳香（去油）　没药（去油）各六分　黄芩八分　桔梗八分　甘草三分　加老姜三片，水煎服。

清肺止痛汤：川贝一钱　枳壳　桔红各一钱二分　沙参　灵仙各一钱五分　香附麦冬各二钱　青皮　新会各一钱　丹皮八分　甘草三分。

大黄汤：木通　羌活　新会各一钱　桃仁　大黄各二钱　苏木一钱二分　归尾一钱五分　甘草三分　朴硝五分　阴阳水煎服。

归原养血和伤汤：归身　牛膝　青皮　新会各一钱　生地　熟地　加皮各二钱羌活　红花　黄芩各八分　肉桂　川芎各六分　木瓜一钱二分　杜仲　川断各一钱五分　甘草三分　水煎服。

小柴胡汤：柴胡　黄芩　半夏　人参各一钱　丹皮八分　甘草二分　如饱胀，加枳壳一钱，烦闷，加黄连一钱、桔梗一钱，水煎服。

活血止痛汤：当归　麦冬　川断　苏木各一钱五分　羌活　乳香（去油）　没药（去油）　白芍　防风各一钱　生地　枳壳各一钱二分　甘草三分。

清心和气汤：麦冬　百合　橘红各一钱五分　紫菀　丹皮　苏木　厚朴　青皮各一钱　槐花　山药　香附各二钱　甘草二分　加灯心，水煎服。

补中益气汤：人参　当归　黄芪（蜜炙）各一钱　甘草（炙）五分　白术一钱五分　升麻　柴胡各一钱五分　水煎服。

明目生血饮：生地　白及　甘菊　连翘　茯苓各一钱五分　当归一钱二分　白芍薄荷　荆芥　谷精各二钱　山栀　枳壳各一钱　川芎　羌活各八分　甘草二分　北辛三分　热甚，加黄连、灯心，水煎服。

活血止痛散：羌活　荆芥　川芎　木通　乌药　独活　红花各八分　当归　桃仁川断　新会　乳香（去油）　没药（去油）　加皮　防风各一钱　苏木　甘草各三分加灯心，水酒各半煎。

补肾养血汤：生地　熟地　归身　白芍　川断各一钱　红花　川芎　青皮各八分白术　新会各一钱　杜仲二钱　加大枣三枚，水酒各半煎服。

提气活血汤：川芎七分　桔梗　苏木　新会　黄芪各一钱　当归　川断各一钱五分　红花　羌活　川椒　白芍各八分　甘草三分　五加皮二钱　加枣两枚，水煎服。

提毒定痛散：连翘　当归　川断各一钱五分　羌活　荆芥　防风　乳香　没药银花各一钱　花粉一钱二分　独活　川断各八分　甘草三分　加大枣二枚，水煎。

生血补髓汤：当归　白芍　荆芥　香附　杜仲各一钱五分　生地　枳壳各一钱

干姜五分　牛膝　川断　黄芪　防风　独活各一钱　云苓　甘草各三分　羌活　红花　川芎各八分　五加皮三分　加大枣二枚，水煎服。

止痛接骨丹：乳香　没药　丹皮各一钱　当归　川断　苏木　加皮各一钱五分　红花　青皮　白芷各八分　甘草三分　水酒各半煎。

宽筋活血汤：羌活　防风　苏木　木瓜　川断　独活　荆芥　杜仲　枳壳各一钱　香附　加皮各二钱　当归一钱五分　木通　乌药　红花各八分　花粉一钱二分　甘草三分　加灯心，水酒各半煎服。

接骨散：川断　羌活　红花　乳香　没药　乌药　木瓜　砂仁各五分　木通八分　生地　加皮各一钱二分　香附　归身各一钱五分　丹皮一钱二分　肉桂六分　甘草三分　水酒各半煎服。

托里止痛散：归身　川断　白术各一钱五分　黄芪一钱二分　生地　羌活　红花各八分　肉桂六分　乳香　没药　新会　砂仁　桂枝各五分　水酒各半，煎服。

清心去毒散：泽泻　柴胡　木通　桔梗　干葛　黄芩　青皮各一钱　元参一钱五分　升麻五分　甘草三分　防己　知母　枳壳各八分　加淡竹叶五钱，水煎服。

补肾和血汤：杜仲　黄芪　新会　当归各一钱五分　青皮　丹皮各一钱二分　熟地二钱　红花　炙草各三分　川芎八分　黄芩一钱二分　加大枣二枚，水煎服。

归尾木通破血汤：归尾　木通　桃仁　黄芪各一钱五分　泽泻　新会　赤芍各一钱　丹皮木瓜　苏木各一钱二分　生地二钱　甘草三分　水酒各半，煎服。

木香顺气汤：木香（磨冲）　沉香（磨冲）各五分　血竭（研末）一钱　桔梗三钱　甘草五分　煎药半熟，下槟榔少许，同二味冲服。

损骨骱伤方：当归　羌活　丹皮　乳香　没药　川断　赤芍　加皮　红花　新会各一钱　牛膝　生地　木瓜各一钱五分　甘草三分　身如发热，加柴胡、桔梗各一钱五分；如肿，加黄芩一钱。水酒各半煎，空心热服数帖，再用调理药酒，或作丸亦可。

十三味打伤方：专治诸伤，轻者一服，重则两服。加皮　杜仲　桃仁各二钱　丹皮　川断　毛姜　苏木　赤芍　乳香（去油）　没药（去油）各一钱　红花八分　当归破故纸各一钱五分　如伤头，加川芎；伤背，加藁本；伤心，加延胡索。若用行，加大黄。陈酒、童便煎服，立效，如神。

补血顺气汤：归身　川芎　熟地　白芍各一钱　生地　杜仲各二钱　白术　黄芩枳壳　红花　山栀各一钱　水煎。

诸秘紧要丸散膏丹

琥珀丸：又名和伤丸、大内丸、内伤丸，皆是别名，专治一切重伤，新旧之症，俱效。当归　苏木　生地　羌活　丹皮　川芎　川椒　黄芩　熟地　青皮　白芍　琥

珀 川断 甘草 南星 独活 广皮 杜仲 乳香（箬上烘，去油） 没药（烘同上）各一两 茄皮四两 松香一两 牛膝 木瓜 薏仁各六两 桑枝半斤 黑豆二升 肉桂八钱 将上药炮制，磨为细末，红糖油杵和为丸，每丸三钱，陈酒服。

黄末药： 即吉利散。当归 川芎 赤芍 乌药 枳壳 羌活 薄苛 白芷各一两 新会香附 姜黄各一两 大黄各一两 以上诸药共制为细末，用红糖油和砂仁汤，陈酒，看症用汤，每服重二钱，轻一钱。

琥珀散： 赤芍 杜仲 荆芥 柴胡 新会 苏叶 防风 木通 琥珀各一两 桃仁 朴硝各八钱 大黄一两五钱 甘草二钱 共为末，每服二钱，陈酒送下。

槐花散： 槐米八两 黄芩六两 共为末，每服二钱，灯心汤送下。

壮筋续骨丹： 甘草 川芎 羌活 防风 元胡 当归 红花 独活 香附 木通 新会 丹皮 生地 牛膝 乌药 青皮 枳壳 麦芽 白术 桂枝 桃仁 木瓜 神曲 杜仲各五钱 柴胡二钱 黄芩一两 加皮 川断各二两 荆芥四两 苏木一两 上共为细末，红糖油调服，以酒过口，每服五六钱，小儿二三钱。

调理药酒方： 专治伤。归身 羌活 红花 杜仲 申姜（去毛） 牛膝 羊藿 木瓜 新会各二两 川断 砂仁各一两 青皮一两五钱 核桃 大枣 桑枝各八两 加皮四两 以火酒三十斤，将药放入坛内，扎紧，十日后可服。

返魂夺命丹： 归尾（酒炒） 茯苓（炒） 大黄（酒炒） 郁金（炒）各二两 红花（酒炒）一两五钱 丹皮（酒炒）三七 三七（切晒研） 羌活（炒）各二两 然铜（醋煅）二两五钱 加皮（酒炒）一两五钱 杜仲（盐水炒）一两五钱 桃仁（去皮尖，炒研）一两五钱 硼砂（研）一两五钱 桂枝（切晒生研）一两五钱 乳香（去油）没药（去油） 木香（切晒研）各一两二钱 血竭（研）一两四钱 沉香（镑晒研）一两 降香（照上）三两 毛姜（去毛，蒸晒研）四两 地鳖虫四两 麝香另加 六轴子（童便浸，晒研）一两五钱 上共为细末，每服二钱，陈酒过口，轻者一服，重者二三服。

七厘散： 乳香（去油） 没药（去油）各二钱 当归 巴霜 硼砂 雄黄 生半夏各五钱五分 甜瓜子 地鳖虫各三钱 上共为细末，重则二分，轻则一分，陈酒调服。

七厘散： 红花 当归 毛姜 桃仁 自然铜各一两 儿茶 血竭 大黄（酒炒）雄黄 朱砂 乳香（去油） 没药（去油）各二钱 地鳖虫五钱 麻皮灰三钱 麝香另加 共为细末，每服七厘，加至一分二厘止，陈酒送下。

七厘散： 归尾 硼砂 乳香（去油） 没药（去油）各二钱 丹皮 川乌各三钱 草乌二钱五分 大黄（酒炒） 血竭各三钱五分 然铜二钱五分 人参 麝香各一钱 三七三钱二分 地鳖虫五钱 以上共为细末，用地黄为丸，如绿豆大，辰砂为衣，每服一分，加至二分而止。

黎峒丹： 治远年诸般重伤，折骨脞骱，跌扑内伤，瘀血攻心，不省人事，牙关紧闭，难醒，撬开，将药入童便、酒化开，灌下即醒。竺黄　三七　大黄　儿茶　乳香（去油）　没药（去油）各二钱　阿魏一钱　麝香五分　冰片　牛黄各二分　藤黄五钱瓜儿竭二钱　紫羊血（制一宿）　次将人粪制一日夜，上为细末，蜜为丸，重一钱，外将白毡包裹，黄酒、童便化服。

封固金疮药：银花二两　甘草　紫草　黄柏　花粉　方八各五钱　当归　大黄地丁各一两　用麻油一斤，共药煎枯，滤去渣取油，入黄毡一两、白毡二两再煎，后将乳香（去油）、没药（去油）、藤黄、血竭各五钱，川连一两，共研细末，入前油收贮。

生肌散：大黄　川连　五倍子　木耳各四两　芦甘石　用水十碗，将药煎浓至三碗，滤去渣汁，将芦甘石煅红色为度，倾入汁内候干，倘芦甘石成块、白星者，再煅，见风酥者佳，再用牡蛎半斤、血竭、轻粉各二两、干胭脂四两，共为细末，磁瓶封固。如刀斧砍伤，打折破损碎者，掺之。

桃花散：黄柏（晒研）三两　大黄（晒研）四两　黄连（晒研）二两　陈石灰（炒桃花色）半斤　共为细末，干掺。

敷药方：樟脑　当归各三钱　黄柏二钱　大黄二钱　赤芍二钱　红花二钱　加皮血竭　乳香（去油）　没药（去油）各二钱　另加麝香　将陈酒药十九与上药共为细末，元米饭捣烂，烧酒调敷。

麻药方：黄麻皮　川乌　草乌　南星　芋芳叶各三钱　闹杨花（醋浸七次）二钱蟾酥（火酒浸）一钱二分　半夏二钱　共为末，每服七厘或三厘，酒送下。凡损伤折骨，先服此药，方可钩割，若血不止，用桃花散。

代痛散：蟾酥三分　麝香二分　乳香（去油）　没药（去油）各六分　共为细末，干掺二三厘。

护龙八师（敷、吃）：千金子（即半珠连子也）　西豆根（即灯草）　血见愁（胭脂草）　金不换（即火凤凰）　丁公藤（即金银藤）　弹子红（今无，用血竭、桃仁代）席季花（即黄麻皮花）　鹤胫花（即凤仙花）　共为末，或吃或敷。

止血定痛散：白石脂（煅研）一两　血竭（研）　儿茶（研）各五钱　黑豆（晒研细）三合　共研细末，掺敷。

跌布衫丸：凡一切重刑，当预服此药，自可少痛。自然铜（醋煅）　木耳灰　木鳖子　麻皮灰　无名异　当归（酒制）　苏木　地龙（去土晒）　乳香（去油）　没药（去油）　上药先将木鳖子、香油搽壳，炭火炙黄，去壳存肉，上药共为末，炼蜜为丸，每丸五分，开水送下。

夹棍方：大黄（晒研）四两　枝皮二两　为末，用硼砂调成饼，贴于患处，紧裹好避风，半夜火热，明早可走矣。

接骨膏方（又名损伤膏）：当归　川芎　赤芍　杜仲　白芷　银花　姜蚕　川乌

草乌　羌活　山甲　防风　荆芥　大黄　独活　黄芩　角刺　蝉脱　贯众　龟板　黄柏　连翘　五倍各一两　蛇退一小条或大半条　蜈蚣一大条　桔梗五钱　用麻油五斤入前药，煎枯滤去渣，将油滤清再煎，油至滴水成珠，用血丹两包，炒紫色下入油内，用桃柳枝搅匀，再加乳香、没药（去油）各五钱　樟冰一两　蟾酥二钱　麝香三钱将此数味药入油内搅匀成膏，听用。

金疮乳香敷药方：乳香（去油）　没药（去油）　朱砂各一两　血竭二钱　川连（晒研）二钱　降香（末）五钱　血丹（炒紫色）二钱　松香（末）五钱　花蕊石（火煅水飞）二钱　天灵盖五钱　旧毡帽灰五钱　五倍子五钱　金芮五片　为末，听用。

紫金丹（定痛接骨）：狗脊　防风　地龙（去土晒）　毛姜　乌药　木鳖子（去壳）青皮　茴香　灵仙　然铜（醋煅）　五灵脂（去沙）各五钱　川乌　草乌（泡淡）各一两　没药　陈皮　红娘子各二钱五分　禹余粮四两　麝香五分　上药共为末，醋糊丸如桐子大，每服十九至二十丸而止，温酒送下。伤在上焦食后服，伤在下焦食前服。

擦口药：雄黄（研）　桃仁（去皮尖，油研）　蜈蚣（去头足，研）　以上等分为末，擦之。

又内服末药方：川芎　当归　桂心　甘草各一两五钱　附子　泽兰各一两　川椒五钱　共为细末，每服三钱，酒送下。此乃千金选一，万金不易之法也。

消虫散：治一切损伤，外生新肌而内生小虫，或内又腐烂，其痛极甚者服此药，化为黄水而出，可立愈也。蝉脱　青黛各五钱　蛇壳一两　白茎细辛（烧存性）二钱六分　共为细末，每服三钱，陈酒送下，外以寒水石研细敷之。

敷药方：专治面目青肿。生军（晒）三钱　密陀僧一钱　共为细末，用橄榄汁调敷，立愈。

推车散：专治咬伤。蜣螂虫连车取回，用泥涂好，炭火煅红去泥，研细听用。

十大功：楝洋参五两　虎骨六两　大生地半斤　红花二两　独活三两　菟丝饼五两　羌活三两　地骨皮六两　桂枝一两　桑白皮三两　补骨脂三两　当归（用身）四两　枸杞子四两　厚杜仲四两　枣三斤　桂圆三斤　冰糖三斤。

《回回药方》

元·广惠司医官仿《圣济总录》编写

回回药方卷之三十四

金疮门

刀箭所伤类（说凡刀箭伤，口成疮，并中毒箭，能解毒、止血、收口、生肌者）。

治伤损成疮，伤口新直者，最妙者，将疮口对合，休交诸物，如系些小入伤缝，或油，务要干缚三日，莫开，开者便缚二日，候定。若伤在不平处，或肋，务要放开，不可犯湿药，只可用干药贴。

上用腊子粉、密陀僧各等一钱，净没药、木实子各等半钱，一同捣罗为末，干贴。并用圆撒刺弯□□□□，用酒煮，晒干为末，贴伤。再用湿面一块，晒干，捣罗为末，亦可。若伤着筋者，用地龙末贴，或单用芦荟，或加野川草根，同为末贴。或有处着伤，疼不能忍者，是脑、肾、子茎管、细肠，在肝者亦重，安者，多比别不同。或心着伤者无限，或伤着筋肉系边，必重绝其力也。发昏沉重，见识显奄也。或伤者，着膝前平处也，重善不得脱离，或是伤在肉系边，重显见识奄者，莫止。望医治者，除是横割肉系，断其此性，肯者为之。或伤着肚者，便有干呕，或干便肿。或走脏腑者，便死。或伤着肿一块，伤口小，莫交闭，脓在下，如此者，用旧棉花蘸酥油，贴在疮口生肉，在用生肌药蘸在棉花捻上，插入伤口，捻子逐旋放小，从伤生合。或伤在肉，用青木再子、石榴皮、金银油子、车前子（晒干）、撒的知（是枇杷叶）、扁豆各等分，或单用，或合为末，敛小疮口，上用黑马西叶□□□、杏叶、莴苣叶贴者取效。若伤大者，用新乳饼，研碎，用酸奶子做的醋一同调贴。或血不住者，用此散药：芦荟一钱，乳香皮一钱，檐木哈荣□□□、安撒鲁的□□□□各等半钱，一同捣罗为末，同兔儿毛贴缚。不能缚者，周围用石灰搽定血，别可用药。

金疮药方：治金疮诸般疮疾，止血，生肌，便干。又止鼻衄、口疼、舌疼，又专治湿疮，拔脓生肌，止诸处伤血，用：安咱鲁的□□□□二两 石榴花 乳香 血竭各等一两 咱刺弯□□□□ 没药各等五钱 上同为细末，贴疮。

末子药：治金疮，换生死肉。用铜绿者，能换生死肉。用：安咱鲁的□□□□

石榴花　没药　血竭　珊瑚　兀沙吉□□□　琥珀　梅桂花　芦荟　纸钱灰　姜黄各等一钱　铜绿半钱　上同为细末，贴疮。又方：最能止金伤之类病证。用：芦荟　血竭　瓦答灰□□□□□　安咱鲁的□□□□　没药　加吉牙□□□　密陀僧　沙的那□□□各等一两　乳香二两　亦儿麦你泥□□□□一两　石榴花一两二钱　黑哈亦土台思水□□□□□八钱　喜蛛窝五钱　上同为细末。或干贴疮，或用兔儿毛展鸡子清蘸药，贴疮，用物而栓。又方：专治新伤新疮用：没药　安咱鲁的□□□　乳香　三亦（即是李子树上生的胶）　芦荟　上各等分两，同为细末，搽贴疮口，最能止血。

四效散：一方末子药：芦荟　没药　乳香　安咱鲁的□□□　血竭各等分　上一同为细末，贴金疮，疮疖，止血去脓最妙。

治刀剑所伤金疮：芦荟　血竭　瓦答□□□（烧）　安咱鲁的□□□　没药　加吉牙□□□　京墨　沙的那□□□　上一同捣为末，干贴。或用兔儿指甲，用鸡子清浸二三日，调药贴疮。

生肌膏：贴生肌去脓，贴金疮者妙。密陀僧四两半　赛的油（即沙迷地面宰桐树上生的油）一斤四两　血竭　马兰花　安咱鲁的□□□　兀沙吉□□□　咱刺弯□□□各等六钱，同为末　上将密陀僧别研，同赛的油（即沙迷地面宰桐树上生的油）熬稠，取下放冷，加上药末，却将兀沙吉□□□用醋二两半化开，加在油内，下药末，上火搅匀，熬至成膏为度。摊贴。

莫尝膏：贴者生肉，取干。密陀僧末半斤　赛的油（即沙迷地面宰桐树上生的油）一斤　上一同用砂锅，上慢火熬至稠黑，冬月熬者，加些别儿咱的□□□一两三钱祖夫的□□□□一两三钱亦可，再加些醋者尤妙。遇患，摊贴。

扎里奴思膏药方（是古回回医人方）：此药生肌，能治金疮、刀箭所伤。密陀僧四两五钱　赛的油（即沙迷地面宰桐树上生的油）八两　血竭　甘草　兀沙吉□□□安咱鲁的□□□　长咱刺弯□□□□各等六钱为末　上将兀沙吉□□□，用醋而浸密陀僧为末，用砂石器，上火同油化开，取下放冷，将上项药末下油，同搅成膏药为度。

大把西里公膏药：□□□□□　能贴肿疼。刺忒牙纳□□□□　祖夫的□□□各等五两　别儿咱的□□□四钱　上同为细末，用赛的油（即沙迷地面宰桐树上生的油）一同上火熬，搅成膏而贴。

黄丹膏药：密陀僧五钱　乳香　别儿咱的□□□　兀沙吉□□□各一两　金银香六钱　黄蜡一两　黄丹　锭粉各二两　上一同捣罗，同赛的油一同捣成膏药而贴。

铜绿膏药：此药能取诸湿而干，不问新旧疮肌生疾。铜绿二钱　刺忒牙纳　黄蜡各五钱　上用赛的油（即沙迷地面宰桐树上生的油）一同化开，随多少用，加上铜绿末，捣成膏药。

烧锡膏：贴疮生肌。锡同硫黄（烧过）　腊子粉　金银香　金银油子　兀沙吉□□□　扎兀失儿□□□　云香各二钱　陈酥油　刺忒牙纳□□□　滴乳　木儿的油□□□□　黄蜡各二两　黄丹　芦荟各四钱　没药　密陀僧各二钱　上胶者，用赛的油（即沙迷地面宰桐树上生的油）化。可浸者，用醋，余者捣罗，一同调合成膏。用者尽行说终。

治刀箭疮，打伤骨折： 安咱鲁的□□□二钱　石榴花　血竭各等一钱　乳香半钱　上为细末，用手掺上，用物包扎，取妙。

治毒箭所伤： 上将兔儿血煎过，与葡萄酒吃，能解其毒。若有伤损处血流不止，将兔儿毛与生肌等药相和，放在此处，能收口止血。

取箭头刺签类（说治小伤损及，取出伤处刺箭头等物，并治法）

说凡小伤损，名洼黑，即哈即黑。并取出伤损处凡刺、箭头等物。凡洼黑即者，即刺头或针头等所伤，或所伤虽大，却不深透入肉里去是也。哈即黑者，即枪、箭头等伤是也。又，洼黑即所伤稍善，不必医治。若所伤的人，其禀气不匀，伤处有肿，并跳疼者，或微伤入肉里去，其肿与跳疼更有，此治只要消其肿而已。哈即黑当治其肿并跳疼，后却治其所伤平复。大抵此门，其治法只要出其所伤等物。出此物之法，或挤出，或用器械拔出，或用药吸出，挤出之法，人皆可晓，不必言也。用器械时，当先看所伤处孔窍何如，或可正取，或可旁取。如旁取，必是所伤的口狭，箭头深入肉里去，或是箭头有棱角。若正取，恐棱角有所碍，致疼之甚。又旁取时，可看其无阻碍，不伤血脉并筋经方可。总言，只要箭头等不令折遗在中，然取时必试过，先摇动其所伤的物，然后取之。又，拔的器械是铁钳，钳上加铁圈，谨束之，如此则能拔出。有时间箭头有毒，伤肉作坏，必用取其肉净，其显验此肉的颜色改动，如死肉散解恶了一般。若箭头在骨内嵌住，拔不能起，将器械于骨周回搓之，令其可易救。若箭头伤在实体，如脑、心、肺、肝、肠经、尿胞中，恶显验，且显料，其不可瘥，则不可治矣。若恶显验，不显料，其可将瘥，亦明与其家人说此理危，然后治之，盖此证虽危，亦有治而有可瘥者也。又，用药等，是将兀沙吉□□□化开，放在伤损处，如有物在内，能吸出也。若与蜜相和，更有力。又将咱刺顽的□□□（圆者）研细，与蜜相和，作搭药用。又，将竹子根捣烂，或单用，或与蜜相和，作搭药用。一方，用小竹根叶一同捣烂，贴伤处，有箭头、竹刺自出。又，黑御米子树的叶，无花果树叶，与大麦面、天仙子相和，若加入白矾相和更可。又凡蜀葵花、咱刺顽的、纳而各西（即穿草花）、葱，或单用，或相和用，皆能吸所遗物者。又，蛤蟆去皮作搭药，亦能吸物。一方，用生五谷地上的蛤蟆去皮，作搭药，亦能拔出刺并箭头也。一方，用干蛤蟆为末，蜜调贴亦可。若是有物在骨头嵌住，更能吸出，盖其本性能拔牙故也。又，研细螃蟹亦可。一方，用溪蟹鱼胞，此物都有拔力，取妙。又凡走兽的胶奶亦得济。有一物，呼做亦咱牙（即是蝎虎儿）亦得济。一方，取亦咱牙头入膏药内贴之，能拔出刺并箭头，若将亦咱牙、咱刺顽的长者□□□□、竹根纳而各西（即穿草花）、葱相和，作搭药用，能拔所遗的物出。一方，用撒迷阿不剌思（即蝎虎儿）将其肉捣烂，放刺签处，能吸出也。一方，用阿属古□□□为末，贴在伤上，其物自出。或阿属古蜜调，有力。或用圆撒刺弯□□□□同竹根捣，用蜜调贴。又，用长撒刺弯□□□□、葱、水仙花叶、无花果叶、大麦糠同捣调贴，有拔铁之力。又，刺针伤者，拔肿消者，不可治。或大者，此医在前刀箭所伤类，治伤损成疮篇内说过。

折伤门

伤损类（说凡各体内外伤损等并治法）

说凡伤损的动静，要知凡伤损有十等：第一等，是伤损的直裂纹；第二等，是伤损的圆裂纹；第三等，是伤损周回的汉纹；第四等，是伤损去皮肉，其伤破处宽大且深；第五等，伤重内陷，浮皮不显；第六等，伤重内陷，浮皮显出；第七等，打烂皮肉，血凝聚在肉纹缕内者；第八等，是伤损成肿；第九等，从外伤重至肉；第十等，从外伤重至骨。又遍身等体中，有等体不能承当伤损，若有伤，罕能瘥者。如脑经、腰子、尿胞，细伤是也。又肝轻伤损，亦有险，然比以上等体稍易治。心经与他经不同，绝不可有所伤，有伤必速死。又凡伤损到筋上，或连筋肉上，或近筋周回，必有险。随即面色改，动脉息不行，人便无力，有发昏、筋缩、智乱证候皆显出。

若伤损在膝前近膝盖处，此亦险急，不得瘥。

凡是因筋上或连筋肉伤损，致显出发昏、筋缩、智乱证候来，难以施治，不可望瘥者，于筋上或连筋肉处，将所伤横理割断，虽于一体残废，然却能全其一身之命。

又，凡人腹上有伤损时，显出恶心、发噎，有泄泻者，必死。有一等医人说：若凡在筋、血道上有伤损，其筋膜血脉虽得滋养，必不能如前辏接平复，然必生一物，周回把安，如焊药一般。又一等医人说："只是血脉伤损时，无生一物把定的理，其余皆能辏接平复。"先贤礼里奴西（是古回回医人）说：血脉上伤损，心间忖量，眼中看视来，皆有可平复之理。看视的，我曾见八撒黎黑□□□□下及鬓角上、小腿上等血脉亦曾伤损，后皆平复。忖量的是人的骨木本硬，肉本软，各属一边，其血道血脉居中，必其本体软硬亦得中。又小儿骨头有伤，能平复，医人皆知此理。肉能平复，不待言而可知，况血道、血脉比骨头尤其至软者，如何不能平复。若血道细而伤损少，更是亦平复。又伤损去皮者，皮无复生之理，虽得滋养的力，生出一等物如皮且光，然与本体不同，终无毛窍。又细血道等，有伤损连及支脉，其本体却有再生平复的理。又此等伤损，有血流多者，有血绝不流者，有流而酌中者，有时间血流酌中得济，盖缘血流酌中，则不惧其生肿，并碎疮发热，大要此理。惟治其不生肿，其治法已于本类后说，治伤损的肉纹缕直者内说过，后篇内亦有说。又血流多者，可止之；血流少者，恐凝聚发肿，必治之，不要生肿。又止血不流的法，后另在一篇后。

说治伤损的肉纹缕直者。凡伤损的纹缕直且匀者，其本处肉内未曾脱去，即将绢帛等拴缠。其法将伤损的两边輳向前来，收合后，用绢帛一片搭伤处，以带子拴系极牢，不容缝隙令头发并油等物透入。若有物透入，急不得平复，多日受疼苦。又凡饭食，能添身内血者，皆可忌，勿令伤损处生肿，如此疾得平复。此等治，只是拴系，不必用别治法。

又凡只当不令生肿的法，将梅桂露与醋相和后，用布一片蘸湿，搭伤处周回。此等用的药，皆不及新酸甜石榴，与性收缩的葡萄酒，同熬到至处，捣烂作搭药，用能止肿。虽有肿，用之得济。若肿不因伤损生的，用此药亦可。要知此等治法得济的，先观病人可与出血，则于伤损处相对一体的上出血，譬如伤左边臂膊，则于右边臂膊上出血，余治法皆同。若可与下药吃，则吃下药，然后用以上搭药。

说治伤损有圆裂纹及周回汉纹，高低不匀停，又伤损去皮肉，其伤破处宽大且深者，凡伤损有直陷入肉且深者，若其伤不多日，止用拴系，其法要着伤处牢拴，不令根源凝在本处。又凡先将众疮肿毒门、疮疖类等处说过拴系的法，皆可于此处用。又凡伤损不多日，已拴系了的，可停后二三日，勿轻解，量解时疮已收口。若解而复拴，待一二日，令其收口，坚实更好。若伤损不匀停，其拴系之带不能着陷处肉，必与裂开旁边高处，使拴系着肉停匀后治之，令生肌肉平复。若伤损日久的，其法如治哈而哈□□等疮一般，治有时间。伤损极重者，如不得已，将伤的一体割去。又若伤损着重，内陷宽，外口小，勿令疮口收合，致作脓。可将陈棉花塞伤口内，且不要其生肌，直待内肉长满后，却取出棉花。用棉花时，先以生肌肉的药并软膏药等，沾其纸捻上放入，抵着陷处，后将陈棉花蘸酥油或宰体油（即沙迷地面宰桐树上生的油）塞伤口，令其从底生肌肉上来，直待陷处长满无欠缺，不作恶成脓方可。

又凡用纸捻，初时伤损处其疮深大，用捻子必大，后捻子渐减小，相宜。

又凡伤损处当裂开的，众疮肿毒门疮疖类内说过。治裂开的法与此同。又裂开的缘故，不欲令伤损陷处恶物凝聚。若不裂开生合口，其底必生脓成疮。

又伤损有汉纹，高低不匀停，或去皮肉，其周回边口，不能輳向前来者，必用针线于边拦上缝定，后将药治之，如法拴系。

又凡性润的药，皆可忌，只可用性燥、能生肌肉、并能止当根源的药等治之。

若伤损打烂皮肉，血聚在肉纹缕内者，速将性软能消散的药治之。又要知凡用性燥的药，及推的药，皆要用之得中，勿使药力太过。盖缘药力燥甚，虽是饮食滋养之力到生肌肉处，却被燥的力所胜，故不能生肌。若推的药力过甚，必血根源极清了，又且流散，故不能资助生肌肉，大抵必要凡用的药性，使燥的或推的皆得中，令附余的润去尽，只存净血，方可生肌肉。

又用的药内有性冷、性热不同，须当视病人禀气强弱，与其年纪老少，酌量治。

又凡生肌肉时用的药，只可用性稍燥的，不可用有推性的。大意要此伤寒，血润凝结，如熬热凝定的胶一般，方能生长肌肉。若不去了推的药，稍加性燥及收缩的药，如何凝聚生长的肌肉成。

又若伤损着肉稍轻，将松树叶用醋与水相和，熬到至处，或同葡萄酒熬，或青色马祖（即是青色木实子）、石榴皮、哈里米牙（即金银铜的釉子，用水洗过者）、干车前子叶、沙答擎只□□□□或同用，或单用。此药能生肌，速平复。用药后将浑马子叶□□、葡萄叶、莴苣叶、阿兀撒只叶□□□□、稳来吉叶□□□□（新者），搭在伤损贴药周回处。

若伤损极重，将新乳饼或酸乳造成的饼搭之，得济。若伤损着筋，用蚯蚓研细贴之。又烧过的蒜，研细单用，或与野瑠珊根（即是马兰花根）研细同用，皆得济。

若伤损不多日者，此等药足以治之。若日久者，将烧过的大麦，或是镴子粉与摩而的油□□□□□、黄蜡造成膏子贴之，或哈里哈达而（即是枯红矾，烧过者）与买福黑达只□□□□相和的，或没药与麻黄汁相和的，或木失其他刺迷石亦（即是麝香当门子）与葡萄酒相和的贴之，皆得济。若伤在头上，将和匀成剂的面，复晒干为末，糁在伤处有效，或将咱刺顽的圆者□□□，用熟葡萄酒熬过，捣罗糁，或干车前子叶研细，与麻思他其油（即西域云香油），或摩而的油□□□□作成膏，或扎兀石而根□□□□，用醋与水相和，皆作搭药，用得济。

膏药方：可檀布片□□□□（洗净捣烂）宰体油（即沙迷地面宰桐树上生的油）别而咱的□□□（少许）以上药，先将宰体油与别而咱的化开，后入可檀布相和成膏用，如无宰体油，将摩而的油□□□□代用亦可，此膏名为檀膏□□□。

咱卢黎方（即末子药方）：锭粉一钱 密陀僧一钱 子渣 没药 马祖（即木实子）各半钱 以上药，捣研细糁用。又一方：蚌哈（烧过者）一两二钱 石榴（用极小米长，全干在树上自脱落者）一两六钱 哈里哈的西（即枯黄矾）一两六钱 鹿角（烧过）哈里米牙（即金银铜的釉子）阇体牙纳只□□□ 瑠珊根（即是马兰花根）各四钱 乳香末 松树皮各六钱 石榴皮 锭粉 白矾各八钱 马祖（即木实子）一钱 以上药捣研细，作末药用。

又凡膏药及末子药等方，皆在药方册内说。

说伤损从身外着重入身内及因跌磕有伤并治法

凡伤损身外，着重透入身内者，是外皮上打破，将皮内肠外一层连筋肉（名为马刺忽八忒尼）者裂开，其肠冲出。若有此证，先将肠子还入本处，后将伤内皮肉缝合。若伤口小，其肠出，有虚胀了，不能还本处，皆因风与冷气将肠子把住，以此不能入。其治法有两说：一说要将风治的消散了；又一说肠子不能入，须将原伤口割开。治消散风的法，将亦西樊只□□等，于热水内蘸湿，扭过去水，存热气，熨肠子。如无效，方可于伤口处劈开，将肠纳入，缝合。若将亦西樊只蘸在性收缩热葡萄酒内，更能速消散。盖缘有葡萄酒热气胜于水之热气故也。其酒尤当用有力及色黑者为佳。

又缝合的法：要针孔稀密相匀，不令宽了，亦不要窄了。若宽了，肠子把不住；窄了，恐针眼重复受疼，难以生合。又缝时，要将皮裹一层浮肉，紧与护肠连筋肉粘着一处缝住，盖缘皮裹一层肉，带属筋经，其与护肠连筋肉各不相粘，故必缝着，然后可痊，不生余患。又缝的法：插针时，先将连筋肉伤处，用针头从所缝之人这边向外穿过，却倒其针，从外将外皮并浮肉向里插入来，要针头对所缝之人后，又用针将这边浮肉及外皮对针穿过，然后倒其针缴缝护肠连筋肉，亦要与那边护肠连筋肉相和缴住。务要各本体相对，缝至伤处完全，勿令外皮并浮肉与护肠连筋肉相混生合。

又若伤损极大，令一个人将伤的边拦，等两手收辏向前来，令所缝之人旋旋相接缝将去。

又拴系的法：缝合后，用三角布片如三卜撒样者，放伤处两边，后拴系。如伤损是直纹，将三角布片两片紧贴着伤处放两边，令伤处两边拦紧辏接着，如所画状，而后拴之。

又治时，看伤口在何处，令病人或坐、或卧，必要空出伤口在一处，勿使肠子冲着。如伤右边，令向左卧；伤左边，令向右卧；如在腹上，当令仰卧；下以褥铺衬之，使胸膈高起，其肠子自向下而无所伤；若伤在腹下，则于腰下铺褥令高，使上身胸膈倒向下，则肠子随即往上去，其伤口自然空出，得以缝合。大抵只要肠子离远伤口处，勿令有犯。又先用生肌肉的药等，后用拴系的法。若拴系后，将毡子蘸热宰体油（即沙迷地面宰桐树上生的油）放两腋下及两股里，又将于此相宜药等的涎水并油等，造成性软的忽谷纳（即谷道中用药倒治的灌袋）用。若伤损到肠经，将性收缩、色黑的葡萄酒温热，作忽谷纳用。若伤犯着撒音肠子□□则难治，此在药方册内说过。缘此肠比化肠极薄，其上血道血脉甚多，禀气又极热，常有黄痰自肝经流行到此处，所以难治。若伤着下肠等，其治则易。缘此肠颇厚，故也。若伤重至盘肠脂出，当时风气到本体，将禀气改动及凝冻了。若还纳入本处，因曾经风到腹里，必烂了。以此古医人凡遇此肠脂出者，必割去其凝冻者，将此肠远还入本处，以生肌药等用之。此等药说见药方册内。

又咱卢黎方（即末子药）：治新伤损者，能令其生肌肉。乳香　没药　安咱卢提□□□□　血竭各等分　以上药为末用。一方：治因跌磕有伤并疼。木阿西□□　绿豆（去皮）　阿而马尼泥（即阿而马尼泥地面的泥）各一两　阿哈黑牙（即五倍子）芦荟各三钱　以上药捣研细，与新摩而的叶□□□水相□□相和搽。

拓药方　治肝经因跌磕有伤不发热者。木阿西□□□　阿而马尼泥（即阿而马尼地面的泥）　摩而的叶□□□各等分　以上药捣罗为末，相和拓之。又方：治凡胃经、肝经并各体跌磕伤者。绿豆　刺丹（即黑安伯儿香）　阿而马尼泥（即阿而马尼地面的泥）各一两　芦荟　速其□　咱法兰（即番栀子花叶）各三钱　以上药捣研细，与梅桂露、新摩而的叶水相和用。若病之一体属筋经，加葡萄酒，与纳而各西油（即穿草花油）相和用。又方：治因跌磕伤损发热者：白檀　梅桂花　紫花儿　大麦面各一两　咱法兰（即番栀子花叶）一钱半　龙脑半钱　以上药捣罗研细，与梅桂露、梅桂油相和用。又方：绿豆面　阿而马尼泥（即阿而马尼地面的泥）各一两　芦荟　咱法兰（即是番栀子花蕊）　速其□各三钱　以上药与梅桂露相和用。若病处属筋经，加葡萄酒、玉簪油相和用。又方：木阿西　绿豆（去皮）　阿而马尼泥（即阿而马尼地面的泥）各一两　阿哈黑牙（是五倍子）　芦荟各三钱　以上药与摩而的叶水□□相和用。又方：阿而马尼泥（即阿而马尼地面的泥）一两　白矾一钱　没药一钱　以上药相和用。又方：治胃经因打伤，或因跌磕有疼。甜林檎五两　梅桂花一两　阿哈黑牙（即五倍子）　摩而的叶□□□□　甘松各五钱　麻思他其（即西域芸香）　松树子　芦荟各一钱　先将林檎包湿布片内，放慢灰火中令熟，去核研烂，余药捣罗为末，与梅桂露相和用。若有发热，以大麦面一两、咱法兰一钱、龙脑半钱加入用。如不发热，以梅桂花五钱，甘松、麻思他其、肉桂、刺丹（即黑安伯儿香）各二钱，先将刺丹与海黎油□□□化开，余药为末，相和用。又方：治因跌磕损伤肝经，有疼者。摩而的□□　沙福速林□□□　哈不里阿而□□　哈撒卜咱里刺□□□□　沉香　没药各二钱　黄蜡一两　玉簪油一两　以上药相和，拓病处。又方：治妇人乳因跌磕有伤者。绿豆（去皮）　干葡萄核（捣烂）各等分　以上药与松树叶的水相和用。又方：治伤损后生出余肉，或身上有日久坚实肿，亦能软之。黄蜡一两　玉簪油六两　鸭脂（或鸡脂）一两　牛筒骨髓一两　以上药相和，搽。又方：簪油脚一两　可檀子油（即胡麻子油脚）一两　米阿（新者，即苏合香）　别而咱的□□　札兀石而□□　兀沙吉□□各半两　木黑里（即安息香）二两　熊脂（或鸡脂）二两　先将别而咱的、札兀石而、兀沙吉等在葡萄酒内化开，后将脂与以上油消过，相和搽之。又方：紫檀　咱法兰（即番栀子花蕊）各等分　以上药在新园荽水内研细，搽之。又方：治因跌磕等损伤，生热肿。将大麦面与新园荽水相和，搽之。

又拓药方　能消散凡疼。黄蜡一分　失必提油（即野茴香油）六分　甘菊花（研细为末量用）　先将黄蜡在油内化开，后入甘菊花相和用。若不甚热，拓此药；如热甚，用后说的药。又方：垂盆草　浆石榴皮　大麦面各等分　以上药在葡萄酒内熬过，研烂用。又方：将人发烧灰，与梅桂油相和，搽伤损处，得济。

说血流极甚并因由显验治法

凡血流极甚的因由有四等：第一等，是因热盛，其血道口儿开了，或因血道的力弱，其纵横如织解了口儿，亦开；第二等，是因血盛涌出；第三等，是因用力太过，或叫号，或跳跃；第四等，是因伤损，将血道断绝了，或因根源紧束，将血道裂开，或因用一等药，将血道头儿上烧了，蚀去。

又凡血脉上流的血，要止住较难。盖缘血脉常有动，其动有二说：一等是开的动；一等是收的动。收的动，是血脉是挤沓者，平日能将心内旧热烟气推出去，故亦能将血拔出去，因此其血流要拴住、止住，皆难。

又血道有伤损，有一等能辏接；有一等不能辏接，却能生一物把定；有一等不能全辏接，常有血从血道伤口透出来，在皮肉空处凝聚如虚肿状。若用指按住，又回去了，如小肠气的一般。又有时间不因伤损，只是血紧，或因血盛，或因用力太过，将血道裂开，其血亦在皮内凝聚如肿状，以手指按之亦回去，此等在脖项、血道及两股，又并膝下曲勾处多有。

又凡体等血流处是鼻子、肝经、肺经、腰子、尿胞、子宫。若血从肺经、腰子、尿胞内来的，有险；若从鼻子内来的，不甚险；若从肝经来，比肺经、腰子、尿胞来者，其险尤轻。

又血脉内来的血，其动静不均。若从大血脉等来的，如在手、脚、脖项上，多半止不住。若从细血脉上来，如在脑项上，能止住，且无险。有时间血从细血脉支上来的，亦有自住者，显验：若血色似枣而红，又热且清，跳而复止，如脉息动静者，知其从血脉上来；若来的匀，其色与上不同，便知是血道上来。

治法：凡治止血的法有五等。

第一等，是血从那边出，止从那边拔将去。如鼻右窍内流血，将咂血铜杓儿放在肝经处咂之，即止。

第二等，用别一等治法取血。要将伤损处来的血，力止住，此言如鼻左边孔窍内流血，只就左手血脉上出血能止住。

第三等，是血来到伤损处，要将其来的路径拴之。此言将伤的一体离伤稍远处拴，此体比别体要放高，令血来的力不能到伤处。拴系的法：从伤的一体稍远，将宽带子自伤处往后紧缠去，复缠回拴定，则血流可止。若有于拴处近后再拴一次，如前法，令血倒回拔去，更可。如此，则血的力自然减去，而流者自止矣。又伤损处一处若难拴，将石灰于伤处周回糁上，令来的各血道口儿窄了，然后将后说的药放用。

第四等，将麻痹的药及能浊血的饮食与吃，令其血定且浊。能浊血的饮食，如可其烧饼（即地炉里做的烧饼）及扁豆粥、如枣儿，与吃后以凉水饮之。

第五等，是将伤损医治。此说有二：一说用药止当血；第二说于伤损处将劈开用器钩起伤损的血道，以可擅布棉□□或丝绵拴两头，后放药，有时间将血道伤处横理割断，两头自然收入，其肉口自敛，血止不流。此治法，若于肉厚处施之尤妙。

又要知伤损处血道，或遇冷，或生碎疮，皆能凝止其血，凡是将血道拴系牢固了，后用冷性的药等，或布片蘸冷冰水，放伤口周回，能使血道凝结。若将伤损处灸烙，或用紧束的药，能灸者放伤处，发出碎疮来，亦能止血。又即刺（即是野茴香）捣过者，是能灸的药，若放伤处拴系，其性亦能灸发出碎疮。又海螵蛸研细，糁伤处，拴系，其性亦能灸发出碎疮。虽能发碎疮，又恐疮厌脱了，血还流，莫若止用铁器灸烙之。其烙入肉必深，所生碎疮亦厚，比及疮厌脱，其周回肌肉已生全，然后知灸烙之验胜于用灸药多矣。

一方能灸者：有将石灰未经水化者研细，与鸡子清相和，用兔毛蘸药搭伤处，后拴系之。

又一方：力大者。有将石灰未经水化者，并捣过的即刺（即是野茴香）、哈里哈达而（即枯红矾）少许，皆研细相和，放伤处，后拴系之。

又凡药方等能止当血并能生肌肉的，若用之，不必复用，能灸的药，其说见后。

一方：芦荟　乳香末　血竭等分　以上药捣研极细，先用兔毛或绵子，或棉花，蘸鸡子清，后粘以上药末，放伤损处并血道口儿上，拴系之，待生肌肉时，方可开。若将兔毛与药做捻子放伤口，亦可生肌肉，俟禀气之力，自然渐渐推出捻子来，至伤损平复，则捻子亦全推出。此等治法尤极妙。又方：先贤礼里奴西（是古回回医人）用过的，极有效。哈里哈达而（即枯红矾）二两　乳香末一两六钱　芦荟八钱　胡椒八钱　雌黄四钱　术卜新（即云母石）二两　以上药捣罗为末，研极细，以捻子沾药，干用，或糁伤损处，能速生肌肉，得济。又方：安咱卢提□□□　芦荟　血竭各量用以上药研极细，糁之。又方：芦荟一钱　乳皮一钱　以上药研极细，粘蜘蛛网上，贴伤处。又方：有数等药，其性能将血凝结如胶者，如术卜新（即云母石，水飞过的）、亦里其（即是滴乳也，熬过的）、小麦粉、磨盘尘、三额（即李子树上生的胶）、乳香、兰提牙纳只□□□，皆是也。

又有数等药，其性燥，能止当血者，如芦荟、乳皮、造醋用过的葡萄核、儿马祖（即木实子，用油蘸烧过者）、铁销骨头（烧过存性者）、蚌哈（烧过，未经水洗过者）、亦西樊只□□（新者）、于福提（即是沥青，或葡萄酒内浸过胖了，复于火内烧过者，麦炒过黑色者）、马粪驴粪（烧过者，或未烧过者）皆是也。

一方：将马粪烧过的马驹儿骨头，并烧过蚌哈末，用水飞过搭伤处，能止当血也。

一方：将家稂狸的粪，在土中干者，与伤处糁之，能干其润也。

一方：将蜘蛛结的网，放损伤处，能止当来的血也。

撒福非可哈刺八（即是加琥珀造的末子药），能止因伤损血流多者。琥珀　紫梗阿而马尼泥（即阿而马尼地面的泥）　石榴花　血竭　以上药捣研细，每服三钱，与速麻吉（即夫炯子，浸的水）一两，加阿肥荣（即是黑御米子熬的膏子，味有毒，修合后半年者，方可服）一分同服。

治伤血不止，却将伤口朝上，用冰水冷却用：芦荟　乳香　没药　血竭　上各等分为末，却用鸡子清调合，用兔儿毛，或用乱发粘上此药贴伤，其血即止。就上再贴紧药，一发生肌。此血从大筋来者，用此药贴不住，必索放开，将筋用线拴住，血止，却用生肌。若是失儿阳筋□□□来者，其血冒出，止者再出，治者较难。为者筋断，则可用撒那刺叶□□□贴，却用艾灸。此篇而终。又方：将韭嚼烂贴伤，血流即止。

说凡伤损疮等在筋上者并治法

凡伤损疮等在筋上者，要知筋经原从脑经上生来，故比别经知觉较速，因此，若有伤损疮等觉疼甚，又生筋缩、智识昏乱证候。有时间不因伤损，忽然筋上，或连筋肉上，肿极甚，致生出筋缩证候。又筋经肿，必兼发热，有时间伤损处显出肿，便令人生焦渴，口干无睡。又伤损在连筋肉纹缕上，其生证候亦然。若在上半身，连筋肉纹缕上有伤损，生以上证候，尤甚，盖缘上连带脑经的连筋肉故也。

又要知筋经能受速作坏，盖缘筋经本体原是凝定的润。凡物以此凝定润的动静，但遇外来的热或润，必速热坏了。因此若在筋经有损伤者，着冷水则生筋缩，遇热水则必作坏。

又由于筋经亦有损伤，然此有时间用油者，因二说：一说是用温热油可定疼；第二说能令药性透到伤损处根底。然药的怕燥与油性相敌，自能减去油的所伤。

又筋经的伤损，若直理伤损，比横理较轻。盖缘横理有伤多致筋经伤了。此伤必连脑经后，生出筋缩、智识昏乱证候。亦有不得已，必去其始所伤之体，然后可者。

又身中内皮有伤损，此筋经稍轻，盖缘内皮能受缝合故也。治法要知伤损并肿、筋经疼的证候，皆宜用精粹的药，其热与燥的性皆要得中，热不可使太烧，燥不可使太盛。又却要有吸的力，不可有收缩的力，病初时尤不可用。然病将瘥时，却宜用性收缩兼能推的药，如罗亦琐黑达、铜屑等是也。又罗亦琐黑达是一等药，本性沉重者，其精粹处在醋内，研之方显。醋之为物，不但能显药的精粹处，又能引药力到病根前。若药性极热，又能减去其力，改得平和了，皆令酌中。

又若筋经伤处显出，绝不可用性紧束的药，只可将性温向热的药用。

又治筋经有伤损，初间绝不可用生肌的药，只可将布片蘸热性的油，如宰体油（即沙迷地面宰桐树上生的油）先定其疼，后方可用生肌药等也。又油只可用性温向热者，如大热则伤筋，如向温，则比筋经略冷，何者？盖筋经本性温而有力，若以温性的油，则冷，亦能有伤矣。若伤损有疼，或有肿，可先治瘥其疼与肿，然后治其所伤。

一方：能定筋经疼者。将八黑黎面（即回回铁豌豆面）或那河豆子面（即回回圆豆面）、可刺西纳面□□，或若突鲁迷面□□□，或大麦麸面，研细之极，与蜜造成的西刊古宾（即是葡萄酒、醋共蜜熬或煎）味向甜者相和，或与灰水相和，作搭药用。

一方：扎里奴西（是古回回医人）验过者，能治筋经肿瘥，如法里唵木尼肿□□□者用，更得济。哈里哈的西（即枯黄矾）一钱一分半　金丝矾九钱四分半　铜屑二两二钱半　乳皮一两半　别而咱的□□　黄蜡七两　宰体油（即沙迷地面宰桐树上生的油）九两　葡萄酒醋四十五两　先将干的药以十日为度，研之后将销的药等销过相和，敷在所伤的一体上，一日二次或三次，用时又加温热宰体油在内，其后将毡子蘸醋与宰体油，温热放在所伤周回，却当忌寒冷。盖缘筋经所惧者，唯冷并硬物故也。

又方： 治枪等伤者无肿且不作坏，将法而非荣膏药□□□贴得济。若伤损处狭，其割时必要宽。凡时伤损作坏了，将撒吉别拿只□□□、可而昔纳面□□□用得济。又凡时肿，将大麦面、八黑黎面（即回回铁豌豆面）等，在灰水内或撒吉别拿只浸过的水内相和用。若所伤处直，其筋经又显，必先将伤的肉盖筋经合过后，却将药敷其上拴之。若所伤处横，必不得已，却用缝了。若所伤有疼，恐横理有伤损的筋经烂了，必用全割断后，却用药，不令其肿作坏，盖缘若肿生筋缩证候，若作坏，致其一体不可动，因此不令伤损的头儿连合也。若所伤处狭，其割时要宽，不令黄水并脓凝聚一处，深穿入内去。又拴药一昼夜，可视三回或四回，至少时亦当早晚开视。若所伤损处宽筋又显，凡热性的药，如法而非荣等不能受；又凡药微有辣烧性，也不能受，只可将性能干的药如脱体牙（即番里的炉甘石）水飞过者用，或将石灰膏药用，此膏药用洗过的石灰、梅桂油、摩而的油□□□造成的。若用亦里其（即是滴乳）亦当水飞过。若筋经全不显，将热性法而非荣□□□药先贴于别体或小腿上或贴于与已禀气同的人身上，试其若当得，方可贴于所伤处。若药力大，可将别药减其性至平和。若药力稍慢，又可将别药增其性大的，若用的药或能干、或能推、或能热者，其药要当随人禀其相增减平和。若要将所试药贴于其伤处一回，亦不妨，后却增减。

若损伤筋经，本身尚壮，将哈里哈达而（即是枯红矾也）饼子、安答论饼子□□□等用亦可。

凡筋经所生，不问显否，用药之后，却将毡片蘸宰体油（即沙迷地面宰桐树上生的油）加于其上，后拴之。

若所伤在上半体胸腹向上、两腋下，可将油润；若伤在下半体两胁下并脾脐下，及两腿拗内，亦用油搽之。

又中伤的人，可在软铺上歇，或水、或油，绝不可浸所伤筋上，亦不可用油并水洗，只可将软布片或棉花或软毛衣抹其秽物干净。若因一等因由合当用油，先将买福黑达只□□□敷其上，后方将油用之。

先贤者里奴西（是古回回医人）说有人因一件细铁器所伤在手上筋经，有庸医用生肌的膏药贴其上，致其伤肿了，又将消肿的药如大麦面并油与水造成的搭药用，其人因此医所伤烂至死。

又筋经最精粹，故不能受力大之药。从骨上生的筋，然性重能受力大的药；连筋肉上的筋，然性平能受力平的药。

若筋经因打等有疼却无损伤并肿，绝不可将灰水等能蚀开毛窍者用之，只可将别药定疼而已。又将能消散的油，如乌古虎顽油（即白菊花油）、宰体油（即沙迷地面宰桐树上生的油）、撒答卜油（即薄荷的油也）温热用之，又将蜀葵花叶捣烂作搭药用，或蚌蛤肉捣烂放于其上，极得济。

若筋经因打等有肿，将熬稠的葡萄汁与葡萄酒相和作搭药用，得济。若将醋与宰体油相和用，要温热，不可至极热，恐烫其皮发泡儿。如将一片有油腻的毛衣或祖伐的毛□□□蘸此药放在伤处，得济。若有所伤，其筋转或硬了，将木黑里牙忽的□□□一两在水内化开，又将蜀葵花根一两捣罗过，与上药相和，作搭药用。或将琐珊根（即是马兰花根）与熬稠的葡萄汁相和，作拓药用，或将兀沙吉□□、别而咱的□□、法而非荣□□□、与宰体油的脚相和，作拓药用，或将麻而兀子□□□与买福黑达只□□□□相和，作拓药用。又量用答黑荣膏□□□□，却将粘狸粪比其分两一半相和用，得济。

又治凡人筋经被损者，其药必用极精粹的。若所伤有肿且疼，饮食不可过饱。盖缘此病当多出血拔润故也。若多吃饮食，则所伤也大矣。

又要知治筋经有伤或有疮，最可的药，是亦厘苦厘卜忒迷□□□。若人禀气润多，或单将亦厘苦厘卜忒迷为末用，或与宰体油少许相和。若将兰提牙纳只□□□、代亦厘苦厘卜忒迷用亦可。

又凡人身体的肉坚实，禀气稍燥，可将法而非荣，随其人加减用之。若法而非荣新者，其分两比亦厘苦厘卜忒迷分两，至少当十二分中之一，至多当三分中之一。又有药，其力过法而非荣者，是野茶移乳□□□□、墨黎提提（即是阿魏）、撒吉别拿只□□□□、扎兀石而□□□，此等能热有力。凡药的力比法而非荣弱者，是混堂中垢腻，或是销铜的炉中灰，或是金渣滓。有时间如无法而非荣，将蜜蜂巢内的渣用，亦可。又病将瘥时，将八撒里浑膏□□□□与上药相和用，极得济。又石灰海水于日下晒过洗之，作成膏药用，亦可。凡药并膏药等载在药方内说。

说股因乘骑汗出，皮至磨破，或脚后跟、脚趾因靴磨破

凡人乘骑有汗，致股上或股里的皮周回于鞍等上磨破，外皮起了。又有肥的人，因步行，两腿相擦，亦致皮起，有时间有肿，有时间皮子磨擦，垂下。治法：若单去其皮，单露此体，受凉气，后将梅桂露冰凉过洒之，或将冰抹之。若将阿哈黑牙（即是五倍子）、马祖（即木实子）烧过者，捣为末糁之，亦可。又熬过的速麻吉汤（即是夫烟子汤）或浸过的速麻吉水洒之，极得济。或将密陀僧与葡萄酒研细过的搽之，得济。又海水温热，热用亦可，或将葡萄酒脚干者研细糁之，亦得济。若靴子磨动，及脚后跟、脚趾因靴挤着，脱去靴，赤脚受外凉气，用冷水湿，或用冰擦，却用密陀僧为末，用酒调贴，或将羊肺新者放在上，得济，若有骆驼肺尤可。若将肺在火上炙过用。

一方：将肺烧过，作搭药用，能令肿消疼定。如别体有肿，用此亦可。若平复了，若无肿，将旧靴之烧过者研细糁上。

一方：用陈牛皮靴底烧过，研细，糁磨动的疮。又葫芦烧过者，研细用，得济。又将雄黄与梅桂油相和搽之，或白膏药，或锭粉膏药搽之，皆得济。

一方：锭粉　兀沙吉□□各等分

以上药先将兀沙吉与葡萄酒，或水化开，后与锭粉相和，却用梅桂油、或摩而油（即是没药油），或蓖麻子油，或玉簪油，作成膏。

接骨类（说接各体等骨并拴系的法）

说凡骨损折的动静

凡人骨的损折，有直理损折者，有横理损折者，有碎损折者，医人呼其名各有不同。直理损折，呼为萨的，亦即是裂开折了。若直理损折，兼横理损折者，呼为吸刺黎，言如新月弯的形状一般。若横理折，有圆折的，有全折的，呼为哈撒于，如黄瓜等；又呼为福只黎。如萝卜一般。有时间一半直理裂将去，如笔一般，呼为木沙塔卜；有时间如树枝等折将去，呼为木塔沙奚卜，又呼为木塔沙即；有时间碎小折的，呼为刺子；若碎小折到极处，呼为撒于黑，又名者黑石，又呼为哈失哈石撒于黑，如捣烂的麦子炒等。者里石，如半捣碎的物等；哈失哈石，如御米子颗儿。

又凡是骨全折了，本处因即塌下不匀，其骨周回的筋并内皮肉等，必有签，因此有疼与肿显出。若圆折平复则迟。

又凡体的骨头全折者，必有挨沓。先贤卜忽刺式（是古回回医人）说：若向外折平复则迟于里折，盖缘向外折则与筋经相连。又凡辏接处或盛骨头儿的去处边拦有损折。若瘥了，其辏接处必坚实。盖缘生一物如脆骨，在骨头上显出，因此那一体动即稍难，候日久方软了。又凡小骨等上的辏接处有损折，愈坚实了。

又一等骨相近的辏接处，开合甚少者，如足踝骨的辏接处折了，更坚实。最难的损折，是圆折者，盖缘难于辏接，其平复又迟故也。

有时间骨有损折，那一体有肿、有血伤去多，骨周回的肉挤沓了，各有法治，此等肉挤沓的，必要量治之，不令作坏了；又要刺破，稍去秽血，如不去，恐其蚀损作坏了。

又凡人骨有损折，小儿童子的，可望再生，盖因初生的力还在其身内。若即壮年老的人，虽然辏接了，必无再生之力，却生一等物如脆骨，在其周回显出来，将损折处把定，如焊药一般。

又凡人身上骨头等，最难平复者是膊上的骨有损折，其次是臂骨，又其次是项圈骨向里折者，又大腿的骨、臁骨稍易平复。

又平复日数有多少不等：鼻十日平复；肋肢骨二十日；臂骨三十日至四十日；大腿骨五十日。又或一等人至三月、四月者。凡此等处损折，其平复之日不齐如此。

又凡骨平复迟的因由有四等：一等是因损折处多用水洗；第二等是因拴系后解颇早了；第三等是因举动亦早；第四等是吃精碎的饮食，此等饮食多能净血，血既清则不沾粘。又黄痰盛之人的骨，其禀气干燥者，若有损折，平复亦迟，因此等人的血亦不沾粘故也。所以人骨有损折，令吃浊粘饮食，则其血沾粘，损伤易平复。浊饮食，如哈里撒，即羊头等熬的麦子糕，煮的羊头蹄、可其烧饼等是也（可其烧饼，即地炉里做的烧饼）。

又凡骨平复的显验，是皮外显出血的颜色来。盖缘损折既平复了，其前所用沾粘的血，今既无用，却为禀气推出向外来，故红也。

说接骨并移骨总治法

凡有二等：一等是扯；第二等是拴系。扯的，遇人骨有损折，必量扯到相辏处方接。如脱出，亦必量扯到盛骨处方入。若扯过当，必生筋缩极疼，并发热证等，亦或解散了。又此等所伤，于禀气并各体润多的人稍少，因其筋与血道稍软，能受扯故也。如扯有不及，则未到相辏处，此等理在骨损折与脱出处并同。又凡各体损折或脱出，皆宜量多少，当如何扯。医人以手摩挲病处，与之治后，将有带布片拴病处。又损折的一体，拴后不可易解。若忽有疼并肿等，方可解。如无，解不宜速，一时要转动，亦宜量自己之力所能到，然后动，何者？恐其那一体禀气无知觉了，后不能转动故也。又凡骨损折并脱出，要扯或拴，皆须酌中，不令生一等疼。又要知，若一体拴紧解迟或失于调护将久，此体作坏无用了，必割去方得瘥。即知骨损折，只在小儿有再生之力，当知拴系添力的理，于人病处生一等物，能坚固其所损折。故凡能净血，能消散坚固根源之物，皆可忌。如转运太过或房事，或极恼，或热气等处，多住此等，皆能消散，亦可忌。又居止处，欲其温凉得宜。又性收缩且热与沾粘的药，拓之得济。凡治疝气等药，在"肾脏门疝气类"说过者，此处皆可用。如此药内有柏树子、松树子、可西刺□□更好。

又凡拴，数日后犹不坚固，便知因别一等恶根源，不令生坚固的力，此等根源必可刮去。如人生恶疮，仓猝不能平复者，须刮净其恶根源，方生肌得瘥。刮去的法，先以指甲于病处刮除秽肉，次以手心擦病处令热，其恶根源与无用的血已消散，然后有力的血方至病处，生一等物能坚固其损折处。又有时间骨的色改，皮之层数皱起，必解其拴。若有此，则拴不可用板，只可用布片等。

又凡骨损折，必伤此体肉，可速治。其骨拴定至平复时，慎不可迟，迟则此处坚实难治。与拴如欲治之，必用力扯，然生极疼，未免有惊恐。或不得已迟了，亦可扯与接，但多有疼。若疼极不可忍，又甚惊险，不必与之拴治。盖不可以一体残废伤其生故也。若损折与治并拴后，生极疼，可暂解宽，必不得已。损折到极处，若欲一一接治到本处，恐其疼极难忍，只可缓缓与之治。先贤卜忽剌忒（是古回回医人）说：

凡人骨拴系后，将哈而八吉□□令其咽，盖欲其拔根源向里去也。先贤者礼里奴西（是古回回医人），不欲此证人咽哈而八吉，只许将阿里浑□□□与一等西刊古宾（即是葡萄醋共蜜熬的煎）相和吃。此等西刊古宾，有哈而八吉的力，却无其毒。又说卜忽刺忒同时的人，虽与哈而八吉吃，无损，今则不可。先贤卜阿黎（是古回回医人）说：者里奴西（是古回回医人）谓：哈而八吉，只宜与卜忽刺忒（是古回回医人）同时的人吃，此言果可信否？

又凡人骨直理损折者，拴必牢固，务欲挨沓。如横理损折，只可扯骨的头儿，既相辏，即宜拴之。又凡直理的骨，如遇碎折交横偏去，必宜量扯，务要辏接平稳，令碎折各到本处嵌定，以手摩挲，缓缓放下，急拴之，庶几此骨不再解脱，亦不可拴紧，紧则生疼。又凡骨折了，偏入肉理去，于连筋肉有签疼，此处与之劈开可取，取出可割。割去劈开时，须看穴道并筋肉宜伤之。又若骨碎了，多离本处，斜入肉理去，必劈开二取出，否则生疼有签。若碎骨虽多，如御米子在壳干时的响，却不离本处。若与拴系缚拓药，可望其辏接平复。

说碎骨在肉内不能治，必割去者。

凡割去的法，必先缓缓劈开，不令宽了，仍以软毡片破一窍，量碎骨的大小，以此毡片套至骨的根下，又以皮一片，取窍套毡上，方用小尖锯儿比做牙梳，家用的尤小者，贴根下锯去此骨。有一等医人治此等骨，用钻排钻数窍，务相挨沓。此等治不免惊险有伤，盖缘钻时则恐透过骨，伤其下的肉，或别一体，或周回有伤故也。只可以软物放骨下，量钻头透骨即止。此等亦未免惊恐，然皆不若锯去之为胜也。

说损折骨当如何拴系，并所用物等

凡损折骨处，拴系比周回的肉上稍紧，此言无病处亦要拴系者，盖欲助损折处坚固也。然损折处拴，亦不可太紧，其周回无病处，拴又稍慢，则不得饮食的力，行到损折处。又用的绢片并带皆要软净，又要拴的带，要量各体的宽窄，其行在胸膈、肋肢，用者要宽。在臂膊，至少宽三指、四指，在指头又窄。

又用绢片的理有二说：第一说，拴要极匀，令损折的体平正；第二说，拴用板时，先以软绢片放损折的体上，后加板于绢上，令板压下方拴，欲损折与周回无病处相匀坚固。若恐生肿，先贤卜忽刺忒说（即是古回回医人说）；以净黄蜡与宰体油（即沙迷地面宰桐树上生的油）熬成膏搽之。有时间用此绢片阴凉处，或用凉水，或和醋蘸湿此等绢片可檀□□□的尤佳，能止当肿。又甘菊花油，性收缩，葡萄酒能消散肿，于本体能助力。又宰体油、加麻思他其（是西域芸香）、并兀沙吉各少许，熬的能消散助力。又损折拴系不匀，多半生疮。若生疮，不可用以上黄蜡熬的膏，只可将绢片浸性收缩葡萄酒内搭上。

又凡药等，在治损折处用的，另在本类后搽药，并用的药于接骨宜用者内说。

又损折大者，用三条带拴。其拴时，先放绢片，次用板，此等板宜用柔软木制者，如石榴木、柳木等的最可，又要光且匀。然此板当损折处拴欲牢固，非稍厚与硬不可用，盖缘能助损折处坚完故也。又带用三条的理，一条拴绢片上，从下拴上去，则绢片在损折处牢固；一条拴板上，从上拴至下，不令附余润到此处，凝聚生疮；一条上下交拴，两头结住，则板与布带皆坚实，多有得济的力。

又凡损折处，初拴时，只可用绢片，至五日方可用板。若恐那一体后屈不伸，或成别一等证候，随即用板拴。

又凡损折愈大，拴用板愈迟，但绢片多用，然必看病人，不可令此体摇动垂下。

说损折骨上拴的带解有日数

凡损折骨上拴的带，先贤卜忽剌式（是古回回医人）说：一日拴，则不令病人受疼；一日解，随即拴之，则不令作痒。

又凡解时再拴上，须于原拴处拴之，其绢带与板，皆不可改动。若改动，则恐原拴处作坏，令其挤沓有疼。过七日后却可，五日或四日一解，盖缘七日后，不患其生肿生痒，然比初拴时宜稍宽，则饮食的力能行到病处，辏接既牢固，取起板时亦不可太速，盖缘其处虽生一等物如脆骨，助其坚固，取板若太速，恐此体屈而不伸。又有或十日或二十日拴不解，亦无伤者，但只是数日解一次，观其皮色与肉，若改动，必治之最可。

说凡一体的骨有损折并伤肉者

但于周回用绢片并板，择其相宜处拴之，不可拴伤处，只用膏药或布片，于性收缩黑葡萄酒内蘸湿，搭在上。有一等医人，以绢片放所伤周回，仍于拴用板上取一窍，要与伤处大小相当，然后拴之，令脓水从此中流出。又以带拴窍上，不令冷热气或蚊蝇等到伤处，有时间以梅桂露并醋相和浸的布片，阴冷放其周围，能止肿。又黄蜡并油熬的膏，凡用时，不可到所伤周围，恐其作坏。于夏天用，更宜慎之。

说骨因损折接偏了，重治者

凡人骨损折，因医时拴系以致偏了，今必打折再医治。先观损折处所生的物，如脆骨者甚坚实否？若甚坚实，先于其上用能软坚实肿的药，令其软如绵羊尾子，或尾子上皮，或虎而麻（即是万年枣也），或生芝麻油的脚，皆可用。又炼过羊尾子油、匹西他仁、把耽仁、棉花子仁，亦是一种软药得济的。若在水桶内坐，以温热水浇，亦得济。如此等治，不软，必劈开其肉，摇动所生之物，方打折其骨与治，使无偏了，后拴系，此劈开处亦宜治。本类前说接骨并移骨总治法内已说过。有时间看所生之物，若用药治果软了，其偏者，只可用手移入本处使端正，拴系之不必打折。

说凡搽药并用的药于接骨宜用者

凡此药等于接骨用者，有一等能定肿并痒；有一等能助一体的力，能坚实其所生之物；有一等能软辏接处坚实者；有一等能平和其所生之物；有一等能治解散的。使坚实了能定肿并痒的，是黄蜡膏药，又性收缩葡萄酒，或浇并滴亦可。又可檀布□□片浸醋并梅桂露内，或冰凉水内，或阴凉者，搭肿或痒处，皆得济。又甘菊花油，与性收缩葡萄酒相和。本类前说损折骨当如何拴系，并所用物等内说过者，浸可檀布片搭亦得济。又温热水长浇长滴亦能定痒。又凡附骨的肉有伤或骨碎折，不可浇热水，盖缘此损折的骨并其周回的肉，但沾水少许便作坏。又凡药能坚实损折的骨，添一体的力者，在后说。

一方经验过者：木阿西□□　绿豆（退皮）各一两　没药　芦荟　白蜀葵花　阿哈黑牙（即是五倍子）各五钱　阿而马尼泥（即阿而马尼地面的泥）二两　以上药捣罗为末，用鸡子清相和搽之，能止肿并热，亦能坚实辏接处。又方：松树叶　摩而的叶□□□　柳叶　速其□□　梅桂花　紫檀　阿而马尼泥（即阿而马尼地面的泥）　刺丹（即黑安伯儿香）　槟榔　葵花　绿豆　阿哈黑牙（即五倍子）　以其黎黎□□　马而藏哥失□□各等分　以上药捣罗为末，先将三等叶捣扭其汁，后将速其以下十一味调和，搽病处。若要力稍热，将松树子、刺辛□□添用。又方：绿豆（去皮）与新摩而的水□□□相和，研细搽之。若用油搽，将摩而的油搽之。又熬的摩而的汤或摩而的子儿汤，代新摩而的水亦可。又方：绿豆　咱法兰（即番栀子花叶蕊）　没药　以上药与性收缩葡萄酒相和，拓辏接处，能令所生的物坚实。又方：虎而麻（即万年枣）绵羊尾子　生芝麻油少许　以上二味捣烂相和，用生芝麻油调匀，作拓药用，能软辏接处并所生坚实之物。又方：草麻子（洁净者）　上将捣烂，用酥油比草麻子一半分两，又以蜜四分之一相和，作拓药用。若要力大，将热性药如撒吉别挚只□□□、扎兀石而□□、腽肭脐等加入用。又方：可檀子油的脚（即胡麻子油脚）芝麻油的脚胡芦巴　以上药共在乳内熬过，又用羊尾子炼过的油相和搽。又方：葵花根　黑撒兀里黑麻而根□□□□　木黑里（即是安息香）　兀沙吉□□□　扎兀石而□□□　以上药先将二等根捣罗为末，次以后三味醋内化开，和以上药搽。又方：胡芦巴涎水　可檀子涎水（即胡麻子涎水）黑撒兀里黑麻而涎水□□□□□□　兀沙吉□□□　刺丹（即黑安伯儿香）　祖伐（湿者）　别而咱的□□　鸭子脂　木黑里（即安息香）牛犊儿脑子　玉簪油　以上药相和搽。又方：陈宰体油（即沙迷地面宰桐树上生的油）四十两　玉簪油二十两　苏合油（湿者）五两　黄蜡十两　亦厘苦厘卜弌迷□□□□二两　法而非荣□□二两　牛筒骨髓四两　以上药相和搽。

又腽肭脐、木香、白芥子、鹁鸽粪，此四等能消各体上辏接处生的附余小肉块儿。

又方：能坚实辏接处散解。柏树子　松树子　咱法兰（即番栀子花蕊）　没药　刺辛□□　肉桂　阿哈黑牙（即五倍子）　以上药捣罗为末，以菖蒲熬的汤相和，作拓药用。

又凡药等，能将辏接处并所生的物坚实者，于辏接散解处用，亦得济。

又方：于胃经损伤处所生物于上拓，能止因伤的疼。林檎（熟且净者）五两　梅桂花一两　阿哈黑牙（即五倍子）　麻思他其（即西域芸香）　摩而的叶□□□　甘松各五钱　咱法兰（即番栀子花蕊）　松树子各一钱　以上药捣罗为末，用车前子叶的水相和，作拓药用。后将木瓜造的西刊古宾（即葡萄醋共蜜熬成的煎）或单西刊古宾加珊瑚、琥珀，与吃得济。

又方：能治因各体损折以致肝经有热且疼者。紫檀　白檀　梅桂花　紫花儿（干者）各五钱　大麦面三钱　咱法兰（即是番栀子花蕊）一钱　龙脑半钱　以上药为末，以梅桂露并梅桂油相和，作拓药用。后将单西刊古宾或大黄散与吃。

大黄散方：大黄一两　鲁纳西□□□一两　鹿其（即紫矿水洗过）五钱　天竺黄三钱　以上药捣罗为末，每服一钱，与单西刊古宾（即葡萄醋共蜜熬成的煎）加梅桂花汁同服。若肝经虽疼，无热者，将后说的拓药用。

拓药方：梅桂花五钱　甘松　麻思他其（即是西域芸香）　肉桂各二钱　摩而的叶□□□三钱　刺丹（即黑安伯儿香）二钱　以上药，先将刺丹在海黎油□□□内化开，次以上五味为末，与之相和，作拓药用。后将麻思鲁的徒西（即是加没药、咱法兰、官桂的膏子药）或大黄与干姜同服。

又方：于肝经疼并各体上得济。

木阿西□□　阿而马尼泥（即阿而马尼地面的泥）　摩而的叶□□□各等分　以上药为末，作拓药用。

说接骨证候上用的热水并油得济及所伤处

凡人骨损折，未辏接拴系时，用油及温热水搽之，得济。盖缘能软损折，那一体并筋经，则扯拽治时不甚疼。若骨肉平复，所生的物坚实，后用之，亦得济。盖当此时，那一体并辏接的坚实处，若不搽油与水，令其向软，恐后难转动。

又凡有的附余润亦能消散。又血道并筋经，因拴时燥者，亦能润之。若当骨肉方生，所生的物虽显出，未坚实时，却不可用。所以不可用者，盖所生的物未坚实，用油与水则能软，软则辏接处把持不固。若此时拓药干燥，生紧张的疼，却可解其拴系，稍用油少许，搽拓药上，令软，不至疼亦可。小儿更可用。如无紧张疼，绝不可用油。有一等医人，凡解拴系时必搽温水，盖欲所生的物上添润且厚故也。但此水宜温不宜热，热则消散其添润的力。凡用水时，皆当酌量皮与血道来的润多少，不可过用。

说各体损折，从头至脚

凡头有损折，其大概呼为沙哲；伤皮呼为哈失剌；肉裂开呼为把即阿；皮肉俱断呼为哈里哈。头伤血流呼为打米牙；伤透入肉不到里骨的皮上呼为木他剌黑麻；如到，呼为寻哈黑膏；显出，呼为木则哈；骨折，呼为哈失麻；折到至处，取出些骨来，呼为木剌黑纳；损伤从外皮至里脑的内皮，内皮却不伤，呼为马木麻，又呼为阿木麻；伤至脑，呼为答米阿；骨裂开不折，呼为末额没沙。又治打米牙、哈失剌、把即阿木、他剌黑麻、木则哈的法，在本门伤损类说。

凡伤损疮等在筋上者，并治法处说过的，此证等上可用。若治哈失麻、木剌黑纳、阿木麻的法说，见后。

又或头上骨损折，皮却不裂，然有肿。庸医但治其肿，不治其伤损。将久肿虽瘥，其骨反作坏，因此生极发热证，浑身颤，智昏乱。凡脑经等的证，皆显出。又有肿未消，其骨作坏，以上诸证亦显出者，后必劈开其皮，方可治。又有头上皮一处裂，皮下数处损折者，庸医但知治一处，其后以上诸证亦显出，因如此医人，要量看其皮裂并损伤及高低不匀处，又当思因何物致伤，并其轻重，作如何治。

又凡头上有损伤后的证，是中风，无知觉，声喑痖，浑身颤，智昏乱。

又凡量知皮下骨有损伤，以刀十字劈开其皮，显出骨。若劈开，血多流，以干净布片塞之，或布片浸醋与水，或梅桂水相和的内，取出扭去水，以此布片塞之，后将绢片于葡萄酒与宰体油（即沙迷地面宰桐树上生的油）相和的内，蘸湿搭上拴系，至第二日，若无别证显出，方治其骨。如别证显出，且勿治。

又骨损折最少者，是一面有裂纹显，未到那一面者，此等呼为撒的亦，此裂甚难见，因其纹细如发故也。最可的治法：是刮去其裂纹，略不留纤毫。若要知裂纹多少，滴墨水等少许，即见矣。

又凡刮骨的器有大小，先用其大者，后以渐用至最小者，尽刮去裂纹，方敷药拴系。若裂纹极深，亦不可刮太过，又要看脑盖骨内的皮，若无脱离，则肿与疼、发热、发昏、智乱皆稍少。如有脱离，则肿等的证颇多。

又凡此证上用的药，是知母、可剌西纳面□□□、乳香末、咱剌顽的□□□□□、扎兀石而根的皮□□□　没药、安咱卢提□□□□□、血竭等。若凡损伤辏接缝后，于此药等内，但有者，即捣为末糁上。若伤不到骨，先以温热梅桂油滴上，后辏其伤处缝之，后糁末子药。

又以可檀布□□片蘸鸡子清铺末子药上，后将绢片等蘸性收缩葡萄酒与宰体油（即沙迷地面宰桐树上生的油）相和的，搭布片上，另拴系。

又凡治头上损伤等并各体骨损折，当刮去及取碎骨时，必忌冷气、冷天、冷地面等，若夏天，令病人偃仰，倘有附余血，与之出血。

又凡裂纹损折处，不可一概与之刮治及取碎骨，虽然头上伤损，多有医人曾取出骨来，其伤损的皮肉往往亦平复得瘥，却不可倚此。

又哈失麻（即是骨折）并木刺黑纳□□□□□□损折等，要知头上骨与各体骨不同。头上骨损折平复后，显出所生的物不坚实，在各体的则坚实，因此恐脓流入内去作伤。此一体必取出此碎骨，待脓去净，方于伤处拴系，令生肌。

又一说，凡各体的骨拴系后，其滋养的力不能到病处。若头上的骨则不然。虽拴系，滋养的力还到病处。因此，所生的物易生，恐脓去未净，在内作伤，故不得已，必取出碎骨，令脓流尽，不致病处作坏。若其余的骨拴系了，骨里显出脓来，便知此等脓在病处生，流入髓里去，必开其辖接处，显出骨，用物拭去脓，且勿令伤处生肌，至脓无，方治以生肌之药。若不畏骨内生脓，流入髓去作坏，不必与之锯，并取其骨。

又锯骨时，亦宜择可锯处则锯，脓方能流。可锯者，在近脓处，然此亦不可近筋，如囟门上骨是也。又慎勿令冷气到脑筋上的皮。又滴温热油，若脑经皮上显出黑色，此只是伤在外，又或是药的颜色者，无损。此等以蜜一分、梅桂油三分，相和搽，令去黑色。若黑色在骨上，或罗隔肉上，不可治。何也？其生气不能到此故尔。

又若要取骨时，速取则可，迟则有伤。夏天不过七日，冬天不过十日。此等取骨之法，若脑经上的皮无挤沓，碎骨头儿损折处不签脑皮，可停至数日。若有挤沓并签，必生肿，或筋缩，或中风不省人事证候等，宜即时取出，勿令生以上证候。

又割去及取骨的法：先令病人剃去发，就损折处伤纹上，或横或直，作十等劈开，比损折旧伤放宽，显出骨来方取。此等必扶病人令坐，或令病人卧，使其便于割并取。仍将棉花少许塞耳，不令闻割声，凡拴系并搭的物都解去。又试其骨，令净后将器缓缓细割，慎勿伤脑经上皮。若骨厚，先以钻排钻数窍。其钻头利处要与骨厚薄相同。临钻时，必先以钻比量骨的厚薄多少，于钻头上只留合用的分寸，余即以物限住，不令透骨伤脑皮。每窍必离一筋头，钻后用器于离处割开，以镊子或钳缓取碎折骨，亦不可一并取，恐伤脑上皮。后又于割骨处用一细器锉，令光滑。锉时以一物衬骨下，不令伤脑并脑皮。若有锉下的碎骨并屑，亦宜缓取净，后用膏药并药等。

用药的法，先将净可檀布□□片比伤处大小，微蘸梅桂油搭其上。又以布片两层或三层，于葡萄酒与梅桂油相和的内，微蘸湿放可檀布上，勿令在脑皮上沉坠。又以带量布片大小宽拴之。若有发热，先治其发热，此等布片常以油润之，三日一开，拭净其脓。以头上用的末子药糁上，后将本类前说凡搽药并用的药，于接骨宜用内说过的药，于此治。先贤卜黎西（是古回回医人）说：有人用器治后，在脑经皮上或脑内显出肿来，且坚实，此等肿或因取骨，或因锯骨，或因二者有动，或因碎骨签脑皮，或因搭布片等沉坠，或因冷气到脑经，或因饮食过度，皆能成肿，先要如其致病因由，然后易治。若因由不明，却无妨碍，可于血道上出血。又与精碎饮食吃。又将蜀葵花、胡芦巴、甘菊花、可檀子（即胡麻子）熬汤长滴头上，并浇头上。又将大麦面、可檀子油或甘菊花油、温热水相和作拓药，拓损伤周回。又将鸡儿脂炼过者，在头并项脊背骨节等上搽之。又将紫花儿油滴耳内。又令病人坐温热水内，若无妨碍，可与下药，即与下药吃。

又治鼻上损折的法

要知鼻有二分：上一分是骨；下一分是脆骨。脆骨无损折，若有跌磕，只是扁或塌了，因塌稍平下去。凡鼻骨损伤，若不速治，有二等证候显出：一等是鼻知觉香臭的气力无了；第二等是鼻曲了。此等只可于初间速治。若迟，亦当于十日内治之，过十日难治。

又拴系令其端正的法，是将光铜筋缓放鼻内，到损折处，抬折骨拨使端正，仍以手指于鼻上向外缓揉，令其直后，取出铜筋，作一纸捻，内用鸡翎管为心，令其气易通，虽一边损折，两窍皆放捻。用此捻时，将木阿西□□□并阿哈黑牙（即是五倍子）研细糁捻上，又另以片纸搽此二味搭鼻上。又鼻不可横拴，恐愈扁了，鼻内纸捻不可速取，病瘥方可取。

又凡脆骨有伤，用食指或小指入鼻内拨脆骨，后将手指于上揉捏端正，亦仿前法，作一纸捻放鼻内取直。若有肿，将答黑里荣膏□□贴，令消散，或将回回炉内白烧饼心儿并乳香末、宰体油（即沙迷地面宰桐树上生的油）与醋相和，作拓药拓鼻上。若脆骨向一边去，猝不能直，用二指阔棉布条或皮条，于一头搽胶粘物。若鼻偏向左去，贴右边；向右去，贴左边，待胶牢固，扯此布条等向脑后拴系，则鼻端正，鼻内放纸捻，鼻外放拓药。

又治两颔骨损折的法

凡此骨损折，多半向里去。若左边损折，医人以右手食指并中指放口内，推出外去，以左手在外拓住，使之端正，此等端正验之牙床上下相对，则可知。若右边损折，用左手推，右手拓，并如前法。若损折相离了，偏向前者，必用扯，令一人于颔的根上，以手扶住，一人扯其颔，医人用手葬接之，使牙床上下相对。若损折致伤，有碎骨交起签肉，可取出，必不得已，于损折处劈开稍宽些，等取出后，用药并布片拴系。拴系的法，先用一布带，其中间放项上，两头从耳下绕至额，左右交纽，至项上又交纽，缠至两颔下。又交纽，从面上过到头项，又交纽，从耳后过至颏下，方拴系。又以一阔带，中间放额上，两头绕至脑后，转到额，拴系之，能令以上拴的带牢固。若不得已，将一片板衬在损折处拴亦可，勿令病人言语并动，饮食令吃薄者，若有热肿显，将定热并消散热的拓药并浇滴的药用，多半在二十一日方牢固。盖缘颔骨软，中有髓故也。

又治项圈骨损折的法

凡此骨损折，其膊即脱下。若损折近胸，脱下稍少。拴系的法：令病人坐凳上，医人令一人扶其膊，向上抬起，用力转向外；一人扶其项，并无病处那一边的肩膊，医人以手指于损折处辏接。凡有脱出移入本处，若向里去，往外扯出来，其法如上。若此不能治，多将布片缝一球，嵌腋下，令人抬其膊向上，务使肘抵着肋肢，则脱下的膊，损折项圈，皆能入本处。若项圈头儿向里去了，如此治，不能入本处，令病人仰卧，在两枕骨中间，以两枕叠之衬起，将一棉布卷叠，代枕用。亦可令人于左右两肩以手按之，令项圈出外，来到本处，医人以手移入辏接之后拴系。若碎骨交起签肉，必劈开取出骨，然慎勿令伤胸膈上的内皮，必将一器于损折的骨下衬住，则无伤。若裂开后生热肿，以一片布稍蘸湿梅桂油、放劈开处。若无肿，即于劈开处缝之，常贴膏药，此等要全瘥，必待一月，亦或有不到一月者。

又治枕骨的法

凡此骨的损折多半在周回，其平处稍少，何以知其损折？但用手摩挲，觉有高低不平，或肉上皮皱，或签肉疼，则知之。有时间折了，向里去，本处必陷入；有时间折处有裂纹，此等亦是皮皱，方可知。

又凡此骨损折等臂，如在左边，则左手举动的力不全。又陷入的骨必用哑血杓儿放本处，令人以气吸上来，后敷拓药拴系，其余损折等，只用损折的药。若有肿，将能消散定疼的药用，如将用哑血杓时，宜慎之，勿令根源多聚在本处。所以慎之者，先于血道上出血，饮食勿令过多，又将浸的凡果子水加黑牙而闪八而心儿□□□□与吃，令润脏。若损折的骨交起签肉，必劈开锯取出之。

又治胸骨的法

凡此骨损折有二等：一等是辏接的骨节折了，离本处。其显验是折时有声，因其有声及以手摩挲，则知其损折；第二等骨节折向里去，胸子塌下，其显验是气窄并有干嗽，或嗽出血来，其治法与治项圈骨治法同。若骨节向外脱出，令二人扶起肩膊，医人将脱离的骨缓缓移至本处，辏接之，仍将以上说过的布片并药搭上，拴系之。若骨节向里去了，将哑血杓儿如上用，其慎之之法亦如前，后将损折的拓药用拴系之。

又治肋肢骨损折的法

凡人肋肢骨有全是骨的，有兼脆骨的。全是骨的共十四根，每一边七根，呼为胸上的肋肢。凡此等肋骨内，一根有损折，则本体节节伤去。兼脆骨的稍在下，共有十根，每一边五根。凡此骨遇打或跌等到骨上则折，到脆骨则挤沓或扁了。

又凡肋骨折，其显验是有干嗽、气窄、痰中有血、有签疼。此等签疼比咱土里占必（即胸膈肋肢疼痛生的肿）签疼尤甚。此等骨折，亦只是以手摩挲，然后知之与辏接。若折向里去，不可用手。

有一等医人说：可多与饮食吃，其生风饮食更宜多吃，令其肠经、胃经饱满，腹内膨胀，则肋骨自然向外推出。此等治于此证未甚相宜。盖缘饱满能添肿，使人不安故也。

有一等人说：可将咂血铜杓儿放病处，以气吸上来至本处。此等治稍可，但不可全倚信，恐咂血杓儿多吸，将根源在此处凝聚。只可先于血道上出血，后与下药吃，许令吃精粹饮食，方可用铜杓儿。

若有碎骨，其签疼甚，只可劈开，此处显出骨方取，却不可劈伤内皮，后于劈开处缝之，贴膏药。

有一等医人说：拴系肋骨的法，用镊子蘸温热宰体油（即是沙迷地面宰桐树上生的油）内，放病处，其余肋肢骨中间放布片，令其匀。

又治脊梁骨的法

凡脊梁骨损折者少，但只于其周围有伤。人之生，脑后有白筋两条，下贯于脊梁骨节内，其筋外有一层皮裹。若人骨节有伤，此白筋亦挤沓，故速死。若此损伤在脖项骨节上，死尤速。如无此二等，止有肿显者，可治。又将油与温热水相和浇滴，又拓性能定疼、能消散的药。

如脊梁骨上小骨损折，以手按可知。必劈开取出，于劈开处贴膏药。

若在腰下的骨节损伤，医人以一指入谷道，抬起，外以手揉按与辏接，拓损伤上用的药拴系之。若碎骨交签入肉，劈开取出后，于劈处贴膏药。

又治膊上损折的法

凡此骨损折，治时先要扯，令骨到本处方治。扯的法：一人扶其肩，一人扶其肘，各扯之，医人以手按其交接处治之。后以治损折药摊宽布片上，于膊上缠两遭，仍将一薄板以布裹者，于缠处酌中拴系，不令其骨斜曲生疼。又勿令垂手并动，将一带挂其臂，一带横拴胸前，臂自然无动。初间七日内，凡三日一开换药。若骨在本处有动，三日前亦可开，治其动处，过七日后，凡七日或十日一开，若有疼、有肿，速开与治。如初间有肿，不可用板拴，只可先将紫花儿油温热滴病处。又于包裹布片上摊能定疼并消散的拓药放本处，以白檀、紫檀于可西尼（或西域苦荬菜），或新园荽水内磨搽肿的周围，饮食与精粹的吃。若肿得瘥，方拓搽治损折的药拴系之，至四十日间，七日或十日一开；四十日后，以温水等浇滴其上。

又治臂骨损折的法

凡臂骨有两根：一根稍大，一根小。大者在下，小者在上。若两根皆折，此是大证候，治之极难；若一根折，稍易治。又在下的骨损折，平复之日稍迟，此等拴系与膊上的同，平复必待三十日。

又治手腕骨的法

凡此骨损折极少，盖缘其坚实故也。若有损，多半是离了本处。此等治，只要扯并移入。其治法，在本门骨脱出类说。各体离了本处的动静并显验总治法内说过。

又治手指损折的法

凡手指折者极少，止有打扁或损伤等。凡遇此证，使病人坐高大凳子上，令覆手心平稳，扯损折的骨。医人以大指并食指与辏接之。如大指折，拴系与手心相连。若小指损折，先于其上用药并布片缠了，又以布片与无名指同拴，如无名指损折，其治法如小指与中指连拴。若中指损折，治法亦同，与无名指、食指同拴。如食指损折，治法亦同，与中指连拴。大抵损折指与无病指同拴。如用板夹住，一般欲助其平直故也。

又治横骨并臀骨损折的法

凡臀骨损折，多半是直裂将去。此等损折，若有疼有签，其余显验皆少，其治稍难。盖缘此等骨比其他骨在肉内稍深不近外，药力猝不能到其上。又凡是近臀的平骨有损折，其治法极难。若损折向里疼与签尤甚，大小腿的骨皆麻了。此等治法令病人覆卧，用有力者二人扯其大腿，又令一人扶其胸膈并手，医人用力揉其臀，辏接碎骨，后敷拓药拴系之，方令病人仰卧，以一硬枕放脊背下。有一等医人，以治肩骨损折的法于此治。又在横骨损折极少，若有，以手辏接之。

又治大腿骨损折的法

凡此骨损折的治法与膊上损折治法同，必先用力扯，后与辏接之。若此骨损折近臀，将一长布片内贮棉花或毯子，多少相匀，缝一带如梢子，入病人胯内，用有力者二人，前后各举一头，向上扯，要令贮棉花等处，正与谷道并横骨相当。又令二人扶近膝骨上，向下扯，扯各要用力。医人以手辏接损折处，用药与布片并板拓上拴系。

若损折近膝于腿骨根上，用二人扶，一人扶膝盖，各扯，医人与辏接拴系之。辏接时，令病人覆卧，拴系后，将一枕等放两股内，令辏接的本体无改动。又用的板儿等要如枕的模样，则能拘束以上布片。若损折稍多，其拴时，亦要令小腿能动，板用稍长者，布片放要匀，此等骨平复必待五十日。

又治膝盖骨损折的法

要知膝骨损折，多在膝盖上，或因裂，或因跌等，皆以手按知之。拴系的法：一人扯其小腿，令直其膝，医人以手辏接，后以药布片拓放，拴系之。

又治小腿损折的法

凡此骨损折拴系的法，与臂骨损折拴系的法同。盖缘臂骨有二根：一根稍大、一根小，本篇以上说过。小腿骨亦然。凡两根皆折者，小腿并脚分两处：一根折，分三处。若小骨损折，其小腿偏向前，往外去，亦稍能行；稍大的骨损折，小腿偏向后，往外去，不能行。拴系的法：令有力者，一人扶其膝，一人扶其小腿并足踝，各扯，医人与辏接之，以药并棉花布片拓上，拴系。

若损折近膝骨，其布片棉花缠至膝盖上，到大腿方拴系。若损折近足踝，如上缠至脚心拴系定，便不能动。

又治足踝骨并脚跟骨损折的法

凡足踝骨少有损折者，盖缘此骨极坚，猝不能伤，然伤多是遇跌，此治法在本门骨脱出类，说足踝骨辏接处脱出内说过。脚跟骨损折，亦是从高处跌下，其力尽在足故也。有时间血在脚心凝住，有时间或智乱、或身颤、或筋缩、或发热等证候显出，有时间有肿脚的色改了、暗了，其显验作的恶了。若肿显有熟的、有生头儿的、治后生完了，行稍难，有疼，如不甚生完、脚跟能行立的力皆无了。

又治脚并趾损折的法，并其拴系与治手并手指治法同。

说打扑伤损骨折并拴系闪纳等治法

凡打扑伤损骨折，若骨节间折者，或骨窝折、痤者，骨节可了，动止且不可矣，要候其软。如此折在骨节者，近骨者，开少空少。若背实骨折痤者，必依旧矣。多半其骨折着周回肉损，烧热，必索治，少放些血，却蚀其些肉。骨折者，只有童子、老人，不得原全，周回生起肉陇，如铜焊药之说。浑身骨节背膊骨折者，接满手腕，日久方可接着；鼻梁骨，十日接着；肋肢骨，二十日；手腕骨，三十日或四十日；腿胫骨，五十日或三四个月。为人禀性有黄水者，接着亦迟；为同其人血不稠粘，此等病人，可吃稠粘之食。接骨其形，血色在伤皮外，为因病根见识，准在里赶出在外。又治此经有两说：一者扯拽；二者拴傅。拴者直至两边相合，还回旧迹，慢慢而扯拽。重者必伤发泡。用力微者，不得依旧。医人用手抹着伤处，可拴者，取慢。若有肿疼不忍者，再开，不时要看，莫交死住其伤，或拴，或扯，必要仔细安祥，多有紧拴或可开却不放开耳，不用心听，死溃其伤，或日开，或日不开，恐怕疼痒。开者不可移动札板，伤损接伤形不能依旧，歪了，四五日必索开看一遍，七日后不看者，恐生痒肿，遂旋放松，交血脉还得入本处。若去板，不可忙，恐生起肉陇。因骨折，别又有伤者，不可拴着其伤上，只可周围伤上只贴膏药取效。

又治浑身闪出骨节

如膝盖累闪便出，天生其活软，可以诸般动止，劳软在膝盖，不交离了本处。若伤者即出即入，肩胛骨节，其软如膝盖相同。肘节壮似肩胛，手腕之节，难出难入，指节相同。最近两胯骨节，如指节相同。膝节也，不在软也，不在硬松了，筋变成常病，有沾湿微了骨节，或是腿胫骨头，或胯骨窝节即出即入，为因深浅不准，伤处便显动止绝矣。

又治骨折扯拽拴缚之药，或时数等

打扑伤损，可以者，便放血。不可者，右用罐儿哑血，从别去，却用溃药或果木水，软其见识。可服麦思鲁的秃思□□□□、茜草，同为末。热蜜水调服，先吃大麦米粥加菠菜、脱皮绿豆、把耽油□□□同吃。伤着胸者，单吃蜜醋煎水加乳香末、比思的末□□□□各等半钱，为末，同蜜煎调服。却用去皮林檎热蜜水五两重，梅桂花一两、芸香、阿家吉牙□□□□、木儿的叶□□□、甘松各等五钱，柏子、咱法兰（即番栀子花蕊）、芦荟各等分一钱，一同为末，用车前子水同调贴膏拴住。

若伤着其肝者，用茜草一两，罗亦那思□□□一两，刺乞马里酥里□□□、天竺黄各等分五钱，一同捣罗，每服二钱，用蜜醋煎水调服。又用白檀香、红梅桂花、紫花儿各等分五钱，大麦面三钱，咱法兰（即番栀子花蕊也）一钱，龙脑半钱，同为末，用热蜜水、梅桂油同调贴肝。若热少者，用红梅桂花五钱，芸香、甘松、官桂各等分二钱，木儿叶□□□三钱，一同为末，安伯儿香（即龙涎香）二钱，用丁香油调香，入诸药末，调贴肝。

又治骨折贴药：用绿豆（去皮）二钱　芦荟　没药　白蜀葵花　阿家吉牙□□□各等分五钱，阿而马尼泥（即阿而马尼泥地面泥）二两，捣罗为末，用鸡子清调贴折伤。若伤热者，用麦儿桑过失□□□□、亦乞里鲁木鲁枯□□□□、刺辛□□□、松叶为末，同松叶调贴。又用绿豆、咱法兰（即番栀子花蕊）、没药为末，同好酒调贴亦可。又用番酸枣、羊尾子油、甜油一同调贴，润其伤折骨节，奇妙不可轻述。

又治打扑伤损骨折：阿家吉牙□□□　石榴花　芦荟　没药　安伯儿香（即龙涎香）各等五钱　绿豆　阿木西□□□　阿而马尼泥□□□各等一钱　甘菊　紫花各等五钱　白檀七钱　咱法兰（即番栀子花蕊）二钱　上一同捣罗为末，用蔷薇露调贴。

又贴药：治伤折闪损用。加吉牙□□□　石榴花　芦荟　没药　黑安伯儿香

□□□　各等五钱　绿豆　木阿西□□□　阿而马尼泥□□□各等一两　甘菊　紫花各等五钱　紫檀七钱　咱法兰（即番栀子花蕊）二钱　上同为细末，用梅桂油一同调贴。

又说拴缚闪肕，多伴是妇人，村人。如此之说，此等治法，因有二等：一者揉搓，此等治有二等，一者务要扯拽还旧，若伤在脚者，将脚大指对着膝眼用力扯正，用物拴之依旧。若在小腿上者，先用热水拽至热，还旧正者，却用涩药摊在一软物上，贴伤着处，再用软片一左一右而缠取正，上用杉木板片上用物件依法拴住。上有伤者，每朝解开用药。若骨折者，各要扯上依旧。伤在手者，用手大指拽上。若是手骨折者，用紧膏药而贴。又若闪出膝腕骨者，将此人卧倒，用热水浇洗，将扯拽还旧，却用膏药贴之，上用软物拴住。若肩胛闪出骨者，将病人手从头上过去，扯住那边耳朵，却用膏药贴在腋下，将左右手经脉用物拴住，如此一七，先不可多食。一七之后，可吃羊羔儿头蹄，一应软食。若拴紧了，疼者，常用冷水浇之。疼不止者，放松，莫交肿了，别生病证。若肿痒者，用热水浇淋，用法而抓，或伤内显有碎骨，如同持鱼破开取出。若是肿者，放血，放开贴上凉药消肿。可了之后，骨节硬者，用油蜡膏药贴软，说在书前。伤后吐血者，却用治吐血方医，却用琥珀膏贴用。琥珀　阿而马尼泥□□□□　血竭　乳香各等一钱　阿夫荣（即是黑御米子熬的膏药，味有毒，修合后半年者，方可取服）二分　上一同为末，用木瓜水调，即止。又说用蜜人丹，用紫花油调合一丸，用回回那合豆子（即回回圆豆）水送下。

又膏药方： 绿豆（去皮）　木阿西□□□　加吉牙□□□　阿而马尼泥□□□□　上各等分为末，用松叶水调，或用木儿的水□□□一同调成膏药亦可。再有生肌膏，说在众疮肿毒门瘰疮类。

又凉膏药： 用密陀僧为末，醯醋、梅桂油一同调合，贴可最凉。

刺祖古膏□□□□： 用密陀僧八两为末，用醋半斤，甜油一斤，一同煎稠为膏而贴。

骨脱出类（说刺的、打的，即是将脱出之骨移入本处者）。

说各体离了本处的动静并显验总治法

凡体离了本处，呼为哈里霭亦。其说有二等：一等是离了本处稍向内去；第二等是离了本处稍向外去。若从本处有动，不全脱出，名为扎洼禄里马福西里，又名洼西亦。若骨不动，其一体的肉或辏接的筋有损，呼为洼西亦。有时辏接的筋扯拽且长了，骨在本处却不动。又一等人所生之骨颇弱，易脱离本处。盖缘其盛骨之处稍浅，骨的头儿亦细，并其辏接之筋皆不坚实故也。又一等人，润在骨节内凝聚，此辏接的筋膨了，且散解，故但有动，有伤损，即时滑出。又一等人，因动极甚，或伤损此盛骨之处，其傍有伤，辏接处，亦且散解，所以亦从本处脱出。又凡人能开闭的各体，有易开闭者，有难开闭者，有难易得中者。易开闭者，是膝骨辏接处，盖缘其骨之生本软且易动，因此诸动皆易，故易于脱出。然生膝盖骨，则坚完得中。

又因其易脱，若离本处亦易入。又肩的骨亦与膝盖骨相近。若瘦人的尤近难开闭者，是指头并臂、肘，因其稍坚实，故凡脱出，则难入。难易得中者，是两臂开闭处，有时间坚实辏接处，因粘滑凝聚散解了，故易脱出。如亦而浑纳撒证候（即筋松及筋长了病证）人日久者。此证人，其臂上之骨脱出、辏入皆易。又凡辏接处，若难脱亦难入，易脱亦易入。

又凡骨的本体与别一体辏接处，周回有伤，此等难治，盖缘别一体虽无损，亦必倚赖此体而能坚实。然此体的辏接处既有伤，则别一体亦不能坚实矣。

显验：凡辏接处脱出的显验有二等。一等是凡骨平日无陷入处，忽然有陷入，则知是脱出的显验；第二等是凡骨辏接处，平日能动者，若忽然不能动，亦知是脱出的显验。若有脱出处不显，宜将相似无损的那一体比之，则可见。又扎洼禄里马福西里的显验，是高处陷入了，陷入处高了。又筋经并辏接纹缕扯拽的显验，是那一体垂解。其转动之力全无了，若以手拓住，则如无病时，及放手又复垂解。有时间显出凹陷处来，按之可容一指。

治法：凡损折并哈里霭亦（即是骨体离了本体者）、洼西亦（即骨从本体有动不全脱出者）等。总治法：先于穴上出血，若穴近损折处更宜，出血后将一钱二分阿而马尼泥（即阿而马尼地面的泥）和砂糖、水、梅桂露造的与吃。又用黑牙而闪八而儿□□□□、他阑古宾（即天降于树上的甘露）、虎而麻忻都的（即忻都地面的万年枣刺）、刺不刺卜水（即燕茯苗水）等与吃，令润脏。又凡果子水与砂糖，是一等精粹，于润脏相宜的药饮食，以即而八（即回回酸汤）、把耽油□□□□相和的与吃，不令发热有肿。后宜看，若哈里霭亦（即骨体离了本处者）可接入，与之接入。若有损伤，或有肿，或成疮等，先宜治其损伤与肿并疮，后接入脱离处。若骨之脱离，是难治处。又有损伤，或肿，或疮等，更宜先治损伤并肿与疮，盖缘此等治疼多，若不先治损伤等处，恐生筋缩证候。又一等治法：试看病人，若不疼甚，脱离处易接入即与接入，后治其伤肿等。若疼甚，且勿治脱离处，先治其伤肿等，如因拴系有疼极甚，则解其拴。前人说：有一人曾遇石伤其肩，皮肉皆脱。臂膊上显出骨来，项上辏接处亦脱出，庸医不知，即移骨入本处，并扯其皮肉拴系住，此肉作烂生秽气，因此骨亦作坏成绿色。然不知此肉必宜割去，后以宰体油（即沙迷地面宰桐树上生的油）热者，于割处灸之方瘥。

又治辏接的骨脱出，仍移入本处的法，要将那一体从左右两边缓缓扯动，后又缓缓直扯到本处。有时间有响，即知是此骨到本处，然后拴系住。拴系的缘由有二说：一说不欲令其再脱出，又在本处坚完，且能从其所生禀气的本体；第二说能止当其肿，又拴系的物必用湿，盖缘干则此处有热，恐生肿。最可的是一等搭药，等蘸湿其所拴之物，拴之搭的药，如木阿西□□□、阿而马尼的泥（即阿而马尼地面的泥）、新摩而的叶水□□□、捣细造成搭药用。又绿豆面和摩而的水亦是好拓药。又拴时不可紧周回拴，只可三四遭。又扎洼禄里而福西里（即是骨从本处有动不全脱出者）的拓药，要有力能热者，如马祖（即木实子）、石榴花、阿哈黑牙（即五倍子）、兀失拿□□□少许，木香、腽肭脐相和用。若将松树子、柏树子，能治疝气的药味等，作拓药用亦可。

说两颔骨脱出

凡两颔骨脱出，比余骨亦少，纵有亦或在一边。若全脱者，极少。显验：此等证候的显验，是口张不能收合，并咥动。盖因头后并项上的连筋肉与之相连，故能转动。令既脱出，则不能转动矣。其颔骨向外出，与呵欠等的张口不同。若从一边脱出，其骨之体即有偏，牙床上下亦不相对。治法：凡此骨脱出了，必速治入本处，迟则必难，恐生别一等证候，且坚实了，欲治甚难。且有肿，相连的连筋肉扯定，因此生长发热，头疼极甚。有时间显出吐黄痰并泻证候来，第十日必死。

又移入此骨的治法：是令一人扶正病人头，病人复大张其口，后令其颔垂解，医人方扶起此骨左右摆动，缓缓向前推去，抬向上些，却入本处，此言颔骨的尖如鹰嘴骨之下，上顿放处有一圈，所以盛住颔骨。移时只可向后推去，就抬起放本处，何以向后推？盖缘颔骨的上尖生在本处，亦是向后顿放。若医人从病人背后坐，以手拓其骨入本处，更好。然要令病人仰卧，枕用柔软以棉花贮者。又令人守之，毋使其头转动，移入本处的显验，是上下牙床相对。既相对，将一片绢或布以黄蜡并梅桂油造成的膏摊在上，缓拴病处。若脱出日久，坚实难入本处者，宜令病人堂子内坐，以热水或紫花儿油滴病处，令其软却移入则易。

说项圈骨脱离本处者

凡此处脱离，只是向外，无向内脱离者，盖缘向内处与胸相连，无脱出之理；向外却与无肩胛骨相连，若有损伤则因而脱出显验。庸医不识此证候，见瘦人有此证，其肩胛骨耸起，此骨陷入向外出，将谓是连筋肉脱了。显验最真的是病人举手，上不能至头，后不能至肩背。治法：此等脱离的移入本处，宜用手，拴系之物，更宜多用。此等在本门接骨类说各体损折从头歪脚内说。

说肩骨脱离了本处者

凡肩骨辏接处最易脱离，盖缘其盛骨处甚浅。然因辏接的筋有力，所以便放转动，此等脱离，但向下，无向上、向后的理。盖上则有肩胛骨，后则有背骨抵住向里，或稍有脱出的理。瘦人此等处脱出与移入皆易，肥壮人则难。若婴儿初因难下，遇此处脱离，不速移入，臂即短了，常有啼号，辏接瘦了，手如黄鼠的手。

若股的骨头脱离，脚亦短了，臁上瘦，起动皆难。盖缘其股既有伤，足力不能胜一身之重。有时间肩胛头儿上有损伤，显出热肿来，人将谓是辏接处脱出，然实非也。显验：臂膊从此处脱出的显验，是以无损处那一边相比，则可知。盖缘脱离的去处空了，肩胛头儿偏向下，臂膊的骨头从腋下显出，肘不能垂到肋肢前。虽令其忍疼，要垂到肋肢前，诸般用力不能到，手亦不能举至上，诸般转动皆难。治法：若速移入稍易，日久即难。移入的法：医人以一手抬病人臂膊，一手于病人腋下托起脱出的骨尖头儿，后将抬臂膊的一手扯向下，腋下的一手转向上，用力入盛骨处。若小儿有此证，医人一手抬其臂膊，一手中指于小儿腋下托起，却转入本处。如日久坚实难治者，令病人入堂子，以热水或热油频滴病处，令软后使病人仰卧，以皮等造一球儿放腋下，医人坐其旁，扯起病人手，以脚后跟抵球儿，用力移骨入本处。又要令人看守。又医人扯其手时，勿令病人转侧。若右臂脱出，医人用左脚后跟；左臂脱出，医人用右脚后跟。

又一等治法：用一人长过病人者，负病人在身，令病人的腋放在长人肩胛上，扶病人手使其身垂下，用力扯其手到腹前来，则骨自入本处。

又一等治法：用梯一张于最下的一根横木上，或做一球儿在上，或拴一球儿，扶病人的腋，使到球儿上，却抬其手，用力扯向前，令一人举起梯，要使病人挂在梯上，其身垂下，则骨自入本处。

又一法：立坚木长者一根，上做一球儿，令人扶病人的腋使到球儿上，医人用力扯其手向前，使病人的身垂下，足稍去地，骨节入本位。既入本处，以棉花或毯子做一球儿放腋下，要令其臂膊夹住肋肢，仍以拴系之物，从无病的那一边腋下周回拴转，如十字样，拴七日，或以上即瘥。

说肘骨脱出

凡人肘骨最难脱出，非极有损伤等，此骨不脱。若脱出，则难治。此骨辏接处目可见，手亦可按。治法：凡是此骨脱出，可速移入。移入的法：令病人舒手掌，一人执其手向下扯，一人执其臂膊向上扯。医人以手按肘上，观其上下已扯到，然后移入本处。先贤卜剌忽忒（是古回回医人）说：若人肘骨向前脱出者，使一人抬其臂，要令手屈至肩上，则自移入；如向后脱出者，用力扯到至处，然后移入。

说治手腕并手指骨节辏接处脱出者

凡治此证，不甚难。治法：可缓缓揉扯，使其平直，移入本处，然后拴系之。

说脊梁骨脱出者

凡脊梁骨脱出者，即死。人之生，脑后有白筋二条，下贯脊梁骨节内。若此骨脱出，其筋即挤沓，故死。

又凡筋从白筋相生者，遇有挤沓，亦死。如脖项上揍接的骨脱出，气不能出入，亦死。若第一节骨脱出者，死尤速。盖缘凡人的气，必倚此筋之伸缩，而后能出入。令若挤沓，故速死也。

若脊梁骨向里脱去者，无治，盖缘手不能到此地位，其移入、揍接皆难故也。前人曾用意治此证，将病人拴系梯上，以哑血铜杓儿放本处哑之；又与嗽药，并取喷嚏膨胀肚腹的药，令风在腹中动，欲将向里脱出之骨推到本处，然终不能治。先贤卜忽剌忒（是古回回医人）多恶此等人。

有时间脊梁骨节上小骨有损折，其处皮肉即陷下，人将以为脊梁骨节向里脱出了，后见治之得瘥，便谓脊梁骨向里脱出者亦可治，然决无此理。盖缘凡人脊梁骨向里脱出者，大小便皆结住，故速死。如脱出不全向外，大小便虽不结，其白筋并筋等不免有伤，将久，其大小便不自由而出。

若因撒刺唐证候（即肿似螃蟹者）脱出者，于白筋不甚有伤。然骨节以下的筋力却弱了，其足与尿胞并谷道连筋肉皆弱，此是将死的显验。

又若骨的一节向外脱出，身却不曲，或脊梁骨上碎骨损折者，皆无害。治法：凡有伤损脊梁骨节向外脱出者。

其治法是：医人以手扶过病人两腋下，令病人仰卧，其脊梁骨要着医人两膝上，如人入堂子浴后，令人扯拽的，一般停少时，摇动其骨节入本处，或是令病人俯卧，医人以脚后跟踏脱出的骨节上，立少时；或将赶饼槌于脱出的骨上，用力赶入本处。若如此治不瘥，必以先贤卜忽剌忒（是古回回医人）所说的治法治之。其治法：是用一张板床，或一片板，其长与阔皆如病人之身，去墙一步直放，铺软褥其上，抬病人入堂子，令热气蒸其身，和软后扶到床上，使其俯卧，将棉布十字缠胸膈上三二回，布两头从两腋下出，拴肩胛中间，以一木杵插十字，拴系处，令一人两手执杵柄横木上，立近病人头，其两膝上复缠至腰中间，如上拴系。又以一木杵插十字，拴系处，令一人执杵如上法，立近病人足，各用力扯杵柄向前。医人先以手用力按入其骨，如此不能治，可放胆立病人脊背上，用力蹴其骨入本处。如此治不瘥，病人若力扯，用一片板稍长，先抬病人俯卧床上，将板一头陷入墙内尺余，要使板中间正压着病人脊背。医人向对墙的那一头，以手用力按下，则骨入本处。仍用小薄板一片，宽约至三寸，长可尺余者，以棉布缠板上，于病处拴系至瘥。若此等治了，微有不平处，搽热性药，后又以此板拴之。

又若脖项骨节脱了，其治法：令病人俯卧，一人扯其头向前，一人于骨节上缓揉，令至软，然后入本处，先将有力拓搽的药用后拴系，其法：以棉布片，于脖项周回缠三二回，于头上并胸前拴系，却不可系在喉下。

说腰下的骨脱出者

凡人有伤损，或被跌，此骨脱出者，其显验：是本处陷下，病人举足、并腿要伸缩皆难。治法：医人以中指入谷道摸其骨，用力按其本处。后将有力的拓药置病处拴系。又病人可少与饮食，庶免大便多去有伤病处，然后可长润脏腑得济。

说大腿骨的头儿脱出者

凡此骨从盛骨处脱出者，有五等：有时间向里；有时间向外；又或向前；或向后；或直脱出。如肩骨脱者，显验。若向里去了。若向外脱出，其足短了，股内的肉陷入，外亦如有肿。盖缘此骨的头儿偏向外去里脱出，其足稍长了，小腿能伸缩，股不能闭，股内的肉如肿显出来。盖缘此骨的头儿偏向了。膝骨如拓臼里去的一般。若向前脱出：其足能伸而难缩，缩即疼甚，要行不能行，小便结住。股内的肉有肿，其谷道周回缩入。盖缘脱出之骨偏向前去了。如要行，脚跟不能到地。若向后脱出，脚亦短了，不能收缩，其辏接处无力。骨的头儿偏向谷道去，此处如肿。治法：凡股的骨脱离本处者，必速移入，若迟则盛骨处多有润凝聚作的恶了、坏了。移入的法：若直脱下的，一人扯其大腿，左右摇动，移骨尖头儿近盛骨处，然后入本处。凡是骨的头儿到近盛骨处，自然易入。如此后要人扶守，用拓搽的药，后拴系，此拴系的法：以长布卷纽于向下一头做一圈，令病人屈其膝，以脚心踏圈内，如踏马镫的一般，却拴在大小腿上，向上一头布，从肩上缠过无病的那一边腋下，到胸前拴系，不令其脚伸缩，则骨在本处得安。如向里脱出，令病人屈其腰，一人向前用力把住病人两股中，医人以手扯近膝处，且摇动转向内，令脱出的骨转向外，后抬起入本处。若令一人以长布帛等护拦两股中，用力向后扯，更能助医人转动的力。如向外脱出，亦必以法移入本处，但与向里的治法相反。如向前向后的法有数等，最可且易者，是用卷纽长布先拴病人大小腿上，一人以向下的一头搭肩上，拽定其向上一头布，从无病的那一边肩上绕过腋下，横缠病人胸前拴系之。又于横拴处两腋下，各用卷纽布一段牢系。又各以一人把定，后三人者齐用力扯起，令病人之身如悬于空中，其足垂下，医人方以脱出的骨头儿或前或后转入本处，敷拓药拴之。

说膝骨的辏接处脱出并治法

凡膝骨的辏接处脱出与移入皆易。然脱出只有向左、向右、向后的，无向前者，盖缘向前则有膝盖骨把定。治法：令病人坐凳子上，使有力者一人把定其腿，又一人向后，以两手入两腋前把住，各向上扯，又一人扶其小腿并足，用力向下扯，扯必三人同举，医人于辏接处以手摩挲，转其骨近盛骨处，则自然移入，当即敷拓药拴系之。

说治膝盖骨脱出者

凡膝盖骨滑了，从本处脱出者，其治法：是用力扯病人的足，摇动膝盖骨，移入本处。如滑到左边去，以布片拴右边；滑到右边去，拴左边。如此拴定，令其骨入本处，后却敷拓药拴系之，拴系的布上，仍以厚棉花数层摊上方拴，如此则牢甚。不令其脚有伸缩，但解时或有伸缩，亦宜少缓，不可总其舒伸。

说治足踝骨的辏接处脱出者

凡此骨辏接处脱出者，其治法：扯与摇动入本处，皆如膝盖骨治法。若全脱出，难入本处，其治法：先以木一根直插入地，牢甚，使病人仰卧，要令木居两腿中间，一人把定其无病的那一边大腿，一人把其病处的大腿，一人扶住其小腿并足，扯向前。医人以手摩挲其骨，不令偏了，入本处。又木上必以布缠数层，恐病人股内周回有伤故也。立木之法：盖不欲病人身有摇动，或扯时往下去，故以木助之。移入骨后，用拓药拴系。拴系的法：以布片并带从脚指内到脚底缠过，拴在那一边足踝上，不可缠到脚后跟，恐其筋有疼。又病人四十日内，不可行。若辏接处未牢固，忽有行动，一时间弱了，又脱出，多生它证。

又脚趾如脱出，扯与入本处的法亦同。又凡手指的辏接处并别处辏接等脱出者，若移入本处，没有不匀或坚实，可将柔性软能软坚实肿的药治之。此等治法，在众疮肿毒门肿类说治坚实肿内说。

棒疮门

棒打伤类（说各体使棒打伤肿或跌伤治法。）

说治棒打者，然最能定疼、消肿，不令伤处作坏，是新剥的羊皮乘热且润铺在伤处，令其粘住干了，至次日抬起，则肿便消，疼便定。若将盐研极细糁在皮上，后铺尤可。若将新瓦捣罗过，或将室内的土代盐用。一方用盐为极细、不见水新为末，炉灰，一同干贴，亦可。若将密陀僧锭粉各等分与梅桂油内化过的黄蜡相合作成膏傅之，得济。莫若先放血，取其性慢。又饮食内将退皮的那河豆子（即回回用豆子），或退皮的红罗必牙（即是黑眉儿红豆子）同熬吃。若要吃凉水，将那河豆子浸的水吃。又夏月天气，其人禀气热且燥，将肉炒的葫芦、退皮的绿豆粥加□□菜、莴苣菜等与吃。又将大黄、姜煎各等分，相和，每服一钱至一钱二分，在蜜水内吃。又凡人打伤，或跌伤，若无阻碍，当时必可出血，或旁边哑血。若禀气干燥，将性软忽谷纳用（即是谷道中用药倒治的灌袋），或将果子浸的水加黑牙而闪八儿在内调服取效，又能润脏。

又方：用干姜、草茜各等分为末，每服一钱，热蜜水调服。又方：将湿祖伐搭打伤处，能消肿也。凡祖伐即是阿而马泥的大羊，其行时尾子常于草上擦，有一等油腻的物凝聚于尾毛上，其油腻者多半野茶移汁，医人剪其尾的毛，名呼做湿祖伐。

又傅药 治打伤聚着死血青肿不散用。雌黄 胡椒各等二钱 上同为末，热水调搽。又方或用黄雌黄一钱用，胡椒、紫胶各等半钱，同为细末，用青芫荽水一同调搽。

《四部医典》

唐·宇妥·元丹贡布（藏族）

第八十二章　创伤治法

意生大仙又问道："善哉！明智仙长。医治创伤这一章应该如何学习？为何叫创伤？什么原因有此命名？创伤的病因、病缘从何产生？关于它的疾病分析、症状、治法、断除后遗症等原理，恳求导师医药王赐予教诲。"

明智仙长答道："善哉！请大仙仔细听。其病因与病缘是由于饮食起居不当、恶魔作祟之故，龙、赤巴、培根三者失调，产生了先天性创伤，箭镞、石头、刀枪、牛角、狗咬、火烧等致伤，叫急性创伤。突然使身体衰弱，皮肤破裂、肌肉撕裂、滴漏恶臭等痛苦产生，因此被命名为创伤。其患病部位有皮肤、肌肉、筋腱、脉络、骨骼、关节、生殖器、脏腑等八处。

（一）疾病分析

创伤分先天性创伤和急性创伤。先天性创伤，分总症状与具体症状。总症状分外部穿漏、内部淋浊、中层疮穿三种。具体分内外核疮、肿胀痔漏、丹毒、败疽、肉瘤、疝气、足腿肿痛、会阴漏等八种。急性创伤有种类与患病部位的区分。从种类区分，有皮肤剥裂伤、割裂伤、砍击伤、中度断伤、重度断伤、脱臼伤、破碎伤、戳刺伤等八种。从患病部位区分，有头部伤、胸腔伤、四肢伤、颈部伤等四种。

（二）症状

分伤势轻重、是要害处创伤还是一般创伤、感染与否等三种情况。医治难易是根据患病部位与其伤势轻重而定。患病部位在眼、耳、齿、鼻、腮边、肋际、胸部、肚脐、乳房、腋窝、睾丸、骨端、脊椎、筋腱、活动的关节等处，比较难治。创伤的本性是向下穿孔，刺痛，抽筋，筋腱腐烂，脉管断裂，关节松动，虫侵，生骨瘤。对此如果不下泻清毒则会引起感染，医治比较困难。病缘是偏食油腻之物、进食粗劣食物，忍受饥渴，白天睡眠，房事过度，活动过早等，均影响创伤，难以治愈。与此相反者，皆属于容易医治的创伤。

要害处创伤时，虽然医治，也难救活。身体的要害有肌肉与脂肪、骨骼、筋腱、脏器、腑器、脉络等七处。肌肉要害处创伤严重时，肿胀扩散剧烈；脂肪要害处创伤时，如痛肿；骨骼要害处创伤时，疼痛发热，暗生骨热病；筋腱要害处创伤时，会产生跛脚或僵硬；脏器要害处创伤时，则剧烈疼痛，容颜苍白无光泽；腑器要害处创伤时，则严重肿胀、肠鸣、小便禁闭。脉络要害处创伤则生脉热、和合紊乱。总之，身、语、意三者的要害处没有创伤时，元气大安，则无疼痛，胃口平顺，身体爽适，工作时心情舒畅。

创伤感染，又分总症状与具体症状两种。总症状是创伤面扩大，模糊，特别软或特别硬，创伤面突起或下陷，发热，或者不发热，肤色青紫，腐烂恶臭，创伤不易愈合。具体的感染症状又分感染、扩散、溃散、隐匿、狂发、骨蚀等六种。其实质是身体的四大原质感染与饮食起居感染。四大原质感染又分龙、赤巴、培根、血等四种类型。龙型感染，肤色青紫，或灰白或发紫，皮肤粗糙，皱裂，脓液少。赤巴型感染，肤色红，口渴，剧烈疼痛，很快就腐烂，脓液多。血型感染，肤色红且发热、出血。培根型感染，微痛，拖拽，肤色灰白。饮食感染，又分食物感染与饮料感染两种。食物感染，创伤口干而肿胀，溃烂；饮料感染则身体出汗，创伤口湿润，脓液多。起居引起感染，又分太阳、冷风、睡眠、贪欲、惊恐等五种感染。太阳感染的症状是脓液青色，创伤口软而皱纹多；冷风感染的症状是肤色青灰、生寒性痘疮；睡眠感染的症状是器官功能不强，不思饮食；贪欲感染的症状是创伤口裂开，精液减少，精子死亡，或者患梅毒病；惊恐感染的症状是肿胀、愿友陪伴、创伤口发干。扩散也分嗔恚扩散、劳损扩散、太阳引起扩散、骑马诱发扩散、食物引起扩散、魔鬼作祟扩散等六种。所谓嗔恚扩散，系发怒诱发了黄水，发热；凶猛扩散，系肿胀严重，血热；太阳引起扩散，是创伤口发干而有水泡，肿胀处呈现紫色、脓液红色有丝状物；骑马诱发扩散，是欲走、皮肤呈现灰白色、身体出汗、发热；食物引起扩散的症状是伤面复发发热；魔鬼作祟扩散的症状是易怒、生丘疹。溃散分皮肤、肌肉、脉道、关节。所谓溃散于皮肤者是皮下生出了脓液；溃散至肌肉者是小腿皱纹处开裂而流脓；溃散至脂肪是皮肤污垢满布皮肤；溃散至骨者是肌肉与骨之间生脓液；溃散至关节者是内外关节扭转；溃散至脉道者是黄水蔓延后，肿胀游动而生脉痘病。隐匿亦分隐匿于骨、隐匿于肌肉、热性隐匿、寒性隐匿等四种。所谓隐匿于肌肉者，是骨肉皆不发育生长；隐匿于骨者，是骨上不生肌肉；热性隐匿是创伤口肌死而冒热气；寒性隐匿是创伤口失温肌死。狂发分肌肉暴发与伤口暴发、骨骼暴发、脓液暴发等四种。所谓肌肉暴发，症状是创伤口新肌厚而且突起外翻；伤口暴发症状是色黑紫、触时流脓血。骨骼暴发，症状是骨上生出新肌肉瘤。脓液暴发，症状是脓液多，创伤口突起。骨蚀分残骨骨蚀、疼痛骨蚀、脓肌未出、创伤骨蚀四种。残骨骨蚀，症状是伤口突起脓肿，脓液不断，脓滴如虮子。疼痛骨蚀，症状是伤口裂开，状如雀肛，脓液色似紫檀，脓液带血，淋沥不断；

脓肌未出，症状是肿胀、麻木、生脓液、恶臭。创伤骨蚀，症状是创伤面不吸药而生脓液，或者伤口裂开而湿润。感染后伤口发红，接触时疼痛不能忍受，脓色灰白，新肌与痘疮丛生，伤口周围如同铁锈，此症并无危险。

（三）治法

治疗的主要措施是消肿、防止感染、育新肌。注意饮食起居，不适合的饮食起居皆禁忌。全部施治过程须搞清，首先对新的创伤，头三天要用酒糟调理罨敷。酒糟能抑制龙型疾病，干涸黄水；淡酒糟能医治创伤处的培根型疾病；水出物冷敷能扑息血赤巴型之热。创伤严重扩散后，新肌与睾丸粘合，脸面与手心、足心的筋腱糜烂，向内穿孔，热聚而糜烂。因此，运用酒糟施治，部位及时间必须搞清楚。其次，肿胀时采用抽吸法调理，凉抽或热抽需要视创伤的具体寒热情况来定夺。但是一般地说，大部分创伤皆属热性，由寒而产生的创伤几乎犹如白天的星辰一样，很少见到。用寒性药物注入、外敷、罨敷等方法医治，好似用水灭火一样，肿胀很快就会消失。筋络与赤巴依赖于血液，就靠近处脉道放血，降其血力，犹如避开了恶人，不会带来危险一样。要害处的防护是经常涂敷膏剂药。骨骼诸症诊断时须深达骨头，在要害处针刺探试时要将皮揪起再刺；黄水集中的患处采用充注或抽空的方法施治。充注液体时，须缓慢进行，其后用凉药化升压敷。或者用抽血器或刺针穿刺吸出黄水，抑制疼痛，防止化脓；但是此法不可过早地施用，肿胀扩散后亦不可使用此法。所有难消肿的诸症皆可用腹泻或脉泻施治。消除病根时，外治法有奇效。无痛肿硬是龙的成分大，以水栖动物的肉制剂药浴施治，疗效很好。肿胀坚硬微痛是龙、培根合并型，药物外敷后温烫，然后煎煮谷物制成膏剂除病。如果剧烈疼痛，用等量的胡麻与芝麻炒熟研末，与牛乳制剂外敷。又一方，药用侧柏、广木香、光明盐、胡麻、芝麻、酒曲、生面粉等，用酪浆煎煮制剂，外敷，能使一切难消的肿胀化脓。

防治感染：分总防治法与具体防治法两种。总防治法是用油渣药浴和骨头汤化瘀，或者用各种毒热药洗浴热敷，或者以土糊调理陈久的创伤。防治创伤感染时，药用大戟、巴豆、姜黄、小檗、山豆根、甘草、蒲公英、光明盐、芝麻制成膏剂外敷。或者药用广木香四味方，或者药用银灰六味方、铅药、酒糟除去死肌，长期难除的死肌用铁烧熨。

具体防治法：龙型感染须用清泻法施治。赤巴型与血类型及培根型感染，食物、饮料、烈日曝晒、冷风、睡眠、贪欲、惊恐等感染，皆可采用清泻法施治。嗔恚和劳损、曝晒等引起的扩散与骑马和食物，以及鬼魅作祟创伤扩散，皆可采用扩散疗养法施治。溃散至皮肤、肌肉、脂肪、脉道、骨骼、关节等处，可采用聚集收敛法医治。隐匿于肌肉和隐匿于骨、热性隐匿、寒性隐匿、肌肉暴发、伤口暴发、骨骼暴发、脓液暴发等症，均可采用断除法施治。残骨骨蚀与剧痛骨蚀、脓肌未出、创伤骨蚀等，皆可用排除法医治。这样医治创伤感染，即使是险症也容易治愈。末期要用药膏罨敷，控制蔓延，然后疗养，以断除后遗症。发病初期用黄丹八味方、接骨七味方、迭列黄堇五味方等施治；最后用胆汁方剂、草药方剂、肉类方剂、肉伤药、骨伤药、皮肤伤药、表皮伤药施治。创伤愈后要平复疤痕，平痕方剂外敷养荣，颜面皮肤膏涂擦后美如莲花开放，头上伤痕涂膏，使头发油黑光亮。

饮食起居对创伤有适宜与不适宜之区分，创伤初期，失血肿胀，水与糌粑应限量少食，不触及要害部位的创伤，可以食用酒类与酥油，使之慢慢自愈。创伤如果发热而身体又虚弱时，用新鲜有营养的饮食滋补身体。乳酪可以清热和帮助消化，然而化脓面大时，它有危害性。新鲜的驼羔肉虽然能生新肌，然而对胃弱与泄泻皆有危害。酥油能防止创伤感染、收敛脉口。酒虽然能使血和黄水及脓增剧，但对创伤隐匿、筋络僵硬有益处。水能清热、开胃，但对鬼魅肿胀症、胃病有危害。鱼肉、猪肉对所有的创伤起破穿作用，然而对箭镞伤及痈疽有益处。兔肉与禽肉能防止创伤溃散与生骨瘤。陈肉与陈酥油、内脏肉、生鸡蛋对所有的创伤有害处，应该禁忌。创伤肿消热退，脓出肌生，痊愈后，应进食有营养的食物营养。

皮肤剥裂的伤口要捏合；割裂伤要束扎；砍击的伤口须包扎；骨折须接骨施治；脱臼要还卯窍后静养；破碎伤包扎后及时排除黄水。

第八十三章　头部创治法

意生大仙接着又问道："善哉！明智仙长，第一身体头部受伤时，其症状及治法如何？恳求医药王赐予教诲。"

明智仙长答道："善哉！大仙请仔细听。五肢之中唯头部最重要。对它从生理形态及致伤的情况、诊断方法、治法、抑制后遗症等几个方面讲述。

（一）人头部的生理形态

人类的头部分形态、肉、骨、脑髓、脉络的生理和龙、赤巴、培根的和合等七项。

人头的形状分为：长型与后脑突出型、肩胛骨型（三角形）、四方型、圆型、横卧型、头顶平型等七类。它们的脑髓、骨骼的形态种类和脉络同样，也是多样的。

脑髓的生理形态亦分为肉状脑髓与酥油状脑髓、蜂窝状脑髓、稀酪状脑髓、酪状脑髓、乳状脑髓、水状脑髓等七种。人头的形状和脑髓的形状互相适应而相连。脑髓依次前者优、后者劣。脑髓表面紫红色，光滑明净，好似熟了的獐子皮一样，被网状脉络包裹着。但是头形圆、眼珠色黑、鼻翼扁凹、鼻涕与口涎少者为好。致伤时的情况：被击伤时未跌倒，不昏迷，不呕吐，不哑，不痴，不胡言乱语者，是吉祥的预兆。否则会出现酪状、乳状、水状脑髓。

天灵盖系由阳骨与阴骨和中性骨三者组成，依次构成顶盖、肋际、边围。阳骨梁厚、骨槽小、坚韧；阴骨槽梁均匀、薄而柔软；中性骨骨槽大而脆，后脑骨中心宽窄约四指，弓起、厚实、坚硬、骨槽大，由此左右两边四指处之骨称为辐，比较薄而且软，骨质匀称，其边缘及耳朵后边的其他骨胛的骨槽小而且薄，称为遮蔽物。

头部肌肉的生理形状：顶部肌肉的形状如内脏肌盘旋，是险要处。后脑肌肉的形状似鱼跃，也是险要处。囟门肌肉的形状犹如弓迹，也是险要处。两颊肌肉的形状如重叠的羊肾，是险要处。其他肌肉不是险要部位，其形状似覆盖的泥皮。

头部脉络的生理形态：头部有脑脉、骨脉、肉脉三种。脑脉分维持生理功能的动脉和内外相连的水脉两种。险要脉有四条：内外相连状若梵线者，是梵线脉。四条险要脉是在耳朵前后由黑顶脉和酣睡脉分枝派生的，犹如叶脉，经枕骨突出部分至面颊，复又回转至脑部，交于三合处；梵线脉与肌肉脉、骨脉、脑脉三者汇集于百会。与其他相连结的水脉，分内外两种。内水脉的十三条支脉状如绢丝，皆由脑底直下，途经颈项，连接五脏、六腑、精囊、卵巢。外水脉在后颈分出两条管状水脉，在后颈侧毛旋处分出两条虹状水脉，在耳垂下端分出两条珍宝水脉，共计六条，连接四肢、骨节、筋腱。面颊部有齿脉和嚼脉两条水脉。上腭中间有条总脉，称为三交纹脉。如是水脉共二十二条。骨脉有枪脉、横卧脉、漫游脉三种。枪脉连接百会、囟门、亚门三门，在亚门处分成左右两条，连接印堂、眉间、面颊五门皆有之，其他皆无固定的部位，附于骨，多脉结；横卧脉多在耳后上方四指处，称为本僧颅的骨槽脉。漫游脉有暗伏脉、狗卧脉、雀爪脉三条，无固定的部位，在骨槽缝隙间，刮骨时须事先要探查清楚。肉脉分为有固定部位的与无固定部位的两种。有固定部位的肉脉有后颈侧角脉和黑色颈脉两条，耳后一指节处有外树脉两条，耳前有内树脉两条，颧部侧面有颈脉和闪脉两条，额部中间有金枪脉与银枪脉两条，鼻侧有黑色鼻脉两条，太阳穴有视脉两条，面颊部有齿动脉两条，头顶有线脉四条。如是，有固定部位的肉脉共二十处。五脏六腑与器官四门的肉脉，皆无固定部位，诊断时须要谨慎从事。致伤的情况分危险、不危险和一般三种。亚门四周是致命处，不论伤势严重与否，均有危险；击伤横卧脉缝隙与眼腔、面颊颧部，其危险程度一般；肉脉破裂，其伤势虽轻，亦是危险；击伤肉脉、骨脉、脑脉，从外愈向内愈危险；击伤额部与角边，不论病势严重与否都不危险。此处未提及的部位，皆属于一般部位，均不危险。

（二）诊断方法

分为利器伤、创伤、外境伤三种。利器伤又分箭伤、石头击伤、刀伤三类。箭伤亦分为箭射穿伤、肌肉表面箭擦伤、箭头埋于体内等三种。刀伤也分为切削伤、戳伤、砍断伤三种。石头击伤亦分为破裂伤、破碎伤、击穿伤三种。破裂伤又将伤处裂纹分为粗、细、长、短四种。破碎伤又分表碎、里碎、表里破碎三种。表里破碎又分为凹陷、粉碎、塌碎、穿透等四种。穿透伤又分大、中、小三种。诊断上述伤势时，又要注意到是锐器致伤还是钝器致伤，从近处击伤还是从远处击伤，有力还是无力，外击还是内击，伤势轻还是伤势重等情况。内击致伤、近击致伤、有力击伤，均伤势严重；钝器击伤虽未及骨，但一般伤势严重。揣捏诊断伤情时，须注意有无内伤。无外伤，有内伤者，又分内伤与骨折两种。所谓内伤，症状是头部骨缝破裂，行走困难，眼下闭合，呕吐、头晕，尿液呈现热象，眼呈红色，鼻衄，食欲不振，昏迷痴呆，声哑无语或胡言乱语。无外伤而骨折者，用手揣捏时有凹凸不平感，疼痛难忍，拖延三四天后，骨肉便见分离。有外伤时，须诊断肌肉是否断裂。肌肉未断裂者，用布堵塞伤口，三五天后，肌肉皮肤颜色不变，肤色红且坚硬，捏揣时，有肉噤感者，病情不严重。如果肤色灰紫、青黑、糜烂者，是骨破碎的征兆，肌肉断裂，视线未阻时，可用针头扦子将碎骨片取出，骨汁枯竭、骨质粗糙者，病情严重。裂缝表面色泽浑浊，软骨穿孔或者头部伤势严重者，捏揣时有响声，眼看时骨破碎的征象非常明显。软骨破穿，症状是软骨渗血，三五天后，皮肤表面出现斑点，似牛皮癣，其色是青、红、黑、黄、灰、紫等。青黑干枯者，是软骨破穿。里碎者，肤色似铅色或白如鼻涕，最后色白如海螺。呈现出指甲颜色者，骨碎的病情不严重。如果有怀疑，就用药物诊断，药用磁石、天然碱、种山羊的尿制剂试探，伤口湿润、浮肿、外翻，小腿拖曳、萎缩等，是骨破碎的征兆。每日清晨用手指按伤处，凡是骨肉分离，按压后留有按痕。各种骨破裂、骨破碎等，捏揣时，都疼痛难忍。肌脉未约束时病无定型，先用药面糊外敷、药浴施治，肿胀疼痛减退，病情没有大的危险。从脉、尿情况来看，脉象紧、数、强，或者隐匿深沉，尿色红，有沉淀物，蒸汽大，尿频，或者闭塞。头发竖立蓬乱，感觉迟钝，眉毛纷乱，眼睛闭合、睁时大小不一、眼睛充血，鼻衄，鼻腔干燥，印堂出汗，舌苔黄而干燥，声音低微，喜软食或者贪食不厌，饥饿或饱食皆疼痛，进食后呕吐，睡眠时呻吟，醒时疼痛，行走颤抖，卧倒时昏迷，寒战，欠伸，麻木，头部沉重，食欲不振，咳嗽等等，都是头部患病的征象。

（三）治法

分总治法与具体治法两种。总治法又分药养治疗与切割引流治疗、火灸治疗等三种。

所谓使用药养治疗，是受伤后剃去头发，药用醇酒、生面粉、乳酪、各类热药、菜子油煎煮成浓汤，熏疗施治。棱子芹籽、花椒、小茴香、盐、酒曲、无水酒糟等制剂，温敷咂吸施治，吸出恶血与黄水、制伏龙的溃散。槟榔叶、香附子、甘松、菜子油煎煮后，用布包裹，在肿胀、闪痛、出疹处罨熨施治。溃散严重时，用各种动物的脑髓、酥油、酒、盐煎煮涂敷；罨熨熏疗，医治肉脉溃散。初期恶疮，用溶酥与酒制剂外敷，三天以后可以将创伤向外引出，内服外托药物，进食外拓饮食。如果不是龙型疾病，三天内进食凉性食物，然后逐渐进食新鲜有营养的食物，三类饮食依次进食。最后，有把握不再复发时，进食酒肉类饮食，这是滋补精气、增长肌肉的良方。内服药用赭石、雪花石、金矿石、红花、人胆、熊胆、雪山贝母、旋覆花、亚大黄、蔗糖制剂。病情特别严重者，药用赭石、雪花石、寒水石、磁石、龙骨、海金砂、草莓、贯众、人胆、熊胆、红花、旋覆花、无病的精血、蔗糖散剂，用酒冲服。向外引出创伤时，药用石药方剂、草药方剂、甘露方剂。石药方剂是赭石、雪花石、寒水石、磁石、芒硝、红花、熊胆、白糖散剂，外敷；或者用大剂石药药油方；或者用赭石、雪花石、竹黄、红花、熊胆、白糖制剂令服。诸类石药的消汁壮药疗效最好。甘露方剂有树脂与散剂、膏剂三种。马尾松脂、油松脂、柏脂能愈合软骨、骨破碎。粉冰片、竹黄、红花、熊胆、藏黄连、银朱、白糖散剂，外敷。如果伤情严重，在此方剂上再加用多刺绿绒蒿、南芥菜，制成散剂外敷。膏剂，采用山川独一味、矮紫堇、南芥菜，三味药适时摘采，去土除水，未枯之前切碎，煎汤熬膏，外敷。或者药用硇砂、草皮灰、雄黄、银朱、硼砂、黄砂、黄矾、天然碱、蜂蜜，制成膏剂，外敷。或者药用冰片、竹黄、硇砂、熊胆、白糖膏剂，外敷。草药方剂用多刺绿绒蒿、独一味、雪山贝母、矮紫堇、亚大黄、熊胆、白糖散剂，贴敷。三合方剂用代赭石、银朱、冰片、红花、熊胆、松香、独一味、杜仲、白糖制剂令服。如果引出少量的黄水时，再加硇砂、斑蝥、生蜂蜜。头部创伤，用温热鲜酒糟罨敷，是良方。或者药用水银、紫铜灰、珍珠、代赭石、熊胆、硼砂、雪山贝母、硇砂、斑蝥、瓦苇制剂令服，外敷能安脉、止血、愈合伤口，矫正凹陷。糊伤口药用酒糟、白酥油、过滤的酸乳酪。如此内发外引，依次进服，胃口安适，身无疼痛，体爽心怡，创口色良，脓排伤愈。伤肌坏死或骨肉分离，症状是发热脓稀，胃口呆闭，神志昏沉，精神萎靡，身困不能站立。病根移动时，可割治根除。病患除后，外敷愈伤药；伤口干燥，不易生新肌时，外敷滋润膏；伤口湿润，不易生新肌时，外敷收敛药；伤口肌肉感染，不易生新肌时，外敷止泻药；创伤隐匿，不生新肌时，应该养伤。这些都是药养治疗的上乘良方。

　　所谓火灸治疗法，受伤后两天之内不聚拢收敛黄水，七天蔓延以后，火灸亦难医治。所以受伤后的三五天内应该火灸施治。方法是破裂的伤口要捏合束缚，裂缝处要充塞，窜散收束；裂伤塌陷时，要促其复原；软骨肿和血肿，其上火灸；粘连破碎，在伤口灸三次，火灸程度是三次，均以渗出黄水为限。无伤口内伤破碎，在痛点施灸。所有诸症都要每七天火灸一次，以便干涸黄水。脑漏及脑脉断裂者，用金质烙器在脉头微灸；肉脉断裂用铁热熨；骨脉断裂用酥油熨灸。肌散，在头顶与亚门和囟门，以及四条线脉火灸。后颈破裂，在后颈脉、内树脉、外树脉火灸抑制。脉散症，何处有脉痘，就在此处火灸。肌散，在大顶门、亚门与囟门火灸；严重者，在以上三处和两个水脉源穴，第一脊椎、耳前后穴、耳垂下方、两处毛旋穴等十四处穴位，火灸抑制。内脉散时，在第六脊椎及头顶、心口、脐、无名指尖、黑白际处金针灸。鼻衄不止，在两眉之间火灸。呕逆不止，火灸下颌及百会。眼斜，火灸足跟昆仑穴。脊强反张，火灸黑脉与脖筋。身体麻木，烦躁多梦，火灸肚脐。噎气、食欲不振，火灸十二脊椎。记忆力衰退和腿足拖曳，按照白脉火灸。残肌残屑，哪里发白，即在哪里火灸。以上这些都是火灸治疗法。

　　切割引流治法，新伤，三五天内切割施治，陈旧伤和复发伤，看时间结合治疗。切割的方法是用枕头将受伤的部位垫起，用羊毛作成适合创面大小的垫圈缠裹后，置于创伤处，手指用力按压后使肌肉麻木变色，以便割治时疼痛小、流血少。手术刀具要薄坚而锐利。破裂伤近于要害处者，要从中割切，四裂犹如兔唇，割治的伤面要小；严重的头部创伤，危及生命时，割治的伤面可稍大些，用手术小斧转割肉垫施治，出血时用艾绒或者独活根的碎粉堵塞止血。脑门积脓时，不可拖延时间，要即刻穿孔排脓。头部新伤要将鲜肌、脑髓纳入伤口内，次日再察验骨伤在什么地方。脉和骨伤不清楚，有疑惑时，可用药和体察，将骨伤、脉血分清。创伤面愈合不平时，可在皮下刮骨医治，刮治触及软骨时会出血。脓稀、青黄色、热片大时，须治脓、收敛施治。无论何创伤，刮治能除病根，刮除不留病根，搁置则留病根。有时软骨不出血，有时软骨出血，骨血眼若不堵住，容易引起增生骨牙、骨质带粉末。如果不刮治而搁置起来，骨血会逐渐干枯，骨质变得空虚松软，脓液稀而多、色黑、热气大，置之则如蝙蝠之背而湿散。因此，需要用羊毛扦子擦拭干净，轻微均匀地刮骨施治。骨如生蔓菁，经常湿润，骨血色红有光泽带油，刮到无病的活骨时，停止刮治。黄水渗入脑颅时会危及生命，要象刮蜂翅一样地轻微刮治。头部裂缝用布带严密包扎。脑疼而骨好者，不必像刮蜂翅一样地刮治；头骨受损而肌肉完好，仍系伤势隐匿；肌肉受损不化脓者，不必擦拭而包湿布，化脓而皮肤不燥者，湿物覆伤处。头部破裂化脓时，在创伤处开一个像雀食大小的小孔，探查脑部，排除脓血黄水；然后，置入桦皮等药物，用软骨末和乳酪制剂填入骨血眼，或药用髓头与酥油制剂填入骨血眼。又一方，酒糟与乳酪制剂填入伤口，酒糟、酵母外敷。二日以内，软骨伤愈。此时，软骨不会受损，创伤复发。骨病未确诊时，外敷松树脂，创口只用酒糟和酪汁。骨病已确诊时，外敷松树脂、散剂、膏剂三药，或者药用冰片、竹黄、红花、银朱、人胆、熊胆、杉叶藻、白糖制剂外敷。或者药用矮紫堇、广木香、竹黄、红花、小豆蔻、熊胆、白银朱、白糖制剂外敷，调理治疗时的药膏也可配合使用。或用敷伤油脂、白酥油制剂外敷，或者亚大黄、生面粉、乳酪、酥油、白糖制剂外敷；浓酒糟、羊脑、酒糟、甘松、草河车制剂，热时凉服，寒时热服。治疗三四天后，脑壁愈合平整，骨色白而红紫，软骨油润，脓色发白，创伤面突起，坚硬、均匀、色红，身体清爽，食欲旺盛，无疼痛感等，皆是吉祥之兆。此时，三种肌芽新生续合，创伤不再复发。药用酒糟、菜子油、生面粉制剂外敷。伤口闭合时，藏贯众用酥油煎煮后填入创口。如果出现肉瘤伤口不愈合时，用火针灸。有时，还可以用熊胆、白糖制剂洗涤。如果肌肉猝跳，热熨，用羊脑外涂内服。以上是切割引流治疗法，系民间疗法。

具体治法 分肌肉与骨骼、脑部、脉道四种医治方法。肌肉医治法又分表面擦伤医治法与利器砍伤医治法、锐器断伤医治法、打伤医治法、戳伤医治法等五种。皮肤擦伤时，药用制硼砂、熊胆制剂外敷伤口，用獐皮或毡片包扎。砍伤用药线缝合，乳酪与浓酒糟调，糊伤口，毡片包扎。打伤，轻者热敷可痊愈；严重者，挑刺穿漏后用药面团热熨，然后再用涂油的毡片罨熨；有时候外敷胆汁、牛乳制剂。挫伤，外敷酒糟，吸后再敷止腐剂。生了黄水时火灸封闭，伤口外敷止腐育肌的药物。伤口僵硬者，用酥油煮山羊羔毛，填入软坚。骨病的治法，又分有伤口与无伤口两种。无伤口、骨碎者，剃光头发，擦抹酥油、脂肪制剂；同用药物熏熨，再用带脂山羊毛包扎伤处，或者用涂药白布包扎，并外用箍环，内服杜仲酒和石药方剂。如果黄水积聚，火灸干涸黄水，不可穿刺引流施治。骨折位移时，切肌正骨。头骨裂缝，箍环医治，火灸头骨缝隙，内服石药方剂。伤口裂缝大者，在中心见软骨，火灸裂缝之端；裂缝小时，则取穴上骨；如果肿胀时，在下骨开小孔；破骨三裂、四裂者，在其正中刮骨施治；上边骨折，取其上骨刮治，见骨血而止；下边骨折，扩大受损面，从边沿刮治。头骨边沿破裂者，开孔施治。中心骨与脑脉相连，不能强行刮骨，要用药物治疗，使骨渣自出。凹陷时，上边对直，下边刮骨。如果伤面下陷，边缘和中心都要全面均匀地薄刮施治。骨穿孔，要使周围齐整，填补药物育新骨，新骨育成时，要注意塌陷与突起，防止窜动。续接后出现塌陷或突起时，须在伤口缝隙填入药物医治。塌陷吞没软骨时，上取施治；软骨塌陷严重时，上顶施治。无肌光骨，要接通骨血施治。削伤和箭伤穿孔，亦可接通骨血。挖取箭头的治法与医治裂缝相同。戳伤可按破损伤医治。箭头留在骨上时，切开肌肉，箭头周围的骨头，削去颗粒宽的一圈，开沟成孔，取出箭头和碎骨。脑伤治法有脑震荡与脑刺伤、脑膜破裂、脑膜穿孔、脑膜脱落等五种。脑震荡，外用箍环，内服石药方剂；动物脑髓、山柰与蔗糖制剂令服；火灸后颈、囟门、头顶三处后，同时内服药油。骨刺脑刺伤，外敷红花散；如果有瘀血时，药用硇砂散化瘀；色青腐烂化脓者，外敷防腐药剂、独行菜或红花，或冰片、竹黄、红花、熊胆膏剂外敷。脑水肿胀，须针刺排除黄水。如果在脑上膜下瘀集脓液，用金针引脓后，外敷收敛药剂。脑膜破裂，同样以此法医治，或用冰片、熊胆、乳汁、接骨木制剂外敷或塞入伤口。又一方，赭石、兔子的口水、鹏雏的口水、藏贯众、毛诃子核、绵羊胛骨灰制剂施治，此方亦能治脑漏。或者药用鸡冠血、珍珠、男精、女血、驴乳、铜镜的锈制剂外敷。脑膜穿孔，无箭头时，坏脑流脑汁，好脑在原处不流脑汁，要从中间分开清浊，除去脑汁。手术前必须诊断清楚损伤部位的深浅程度，用标准的铅刺滴管分开清浊，送入封闭药物，药烫伤口，内服封闭药，其后伤口敷止漏药。无轻微地嚓嚓之声时，便是封闭药物生效的征象。如果留有箭头，用钳子从两侧烤干，用铁锈之热封闭脑浆，最后开孔，内敷导引药物，及时取出箭头后，凭借两侧有孔的铅制滴管排出其毒，生死关头要及时送入补剂。骨头与滴管之间填置桦树皮，管枕、管身、管尾都要固定，注入冰片、珍珠、熊胆、接骨木、白糖、乳汁制剂，用绸绞覆盖滴管，伤口糊伤药。脓液少，新肌育成时，内部产生疼痛，此时仍用滴管，每日清晨斟酌注药，妥善护理。重症，发热、食欲不振，乃是深部仍有黄水，应继续使用滴管排出黄水。如果产生脑瘤，凭借滴管注入断除药剂，或者用青铜针火灸，产生清淡的脓液时取出滴管。新肌充满胸部，不舒适时，深部仍然有脓液，须火灸除脓。脑膜穿孔和脑膜脱落的治法，与脑膜破裂的治法相同。脑伤诸症，药用密陀僧、龙骨、代赭石、灵母石、猪头骨等，用水磨研细，再加红糖制剂令服。又一方，将旋覆花、松香、杜仲、羽叶点地梅、独一味、毛瓣绿绒蒿研细，加蜂蜜令服。禁忌房事，劳累过度，禁食酸腐饮食及蔬菜、粗劣食物等。伤口药糊，药用胆汁、鸡蛋、酥油制剂。新生肌肉难以生长时，色如松耳石、玛瑙、珊瑚，脑浆凝粒分大、中、小三种，均用凉性药物施治。肌色青红，三角口开，在脉道针刺放血。血液与黄水在脑部渗漏，昏迷不醒、胡言乱语、五官㖞斜、发热、口渴、食欲不振、脉失殆尽者，无法医治，定会死亡。滴漏止后，肌色发红，穿孔后流出亚大黄水一样的脑汁，身体舒适、疼痛轻微、食欲尚佳者，能够医治。新肌育成，伤口结痂后，仍须继续施治，巩固疗效。脉伤的治法，包括肉脉疗法与骨脉疗法，以及脑脉疗法，共计三种。肉脉断裂，火灸上下脉端，药用狼毒、糖芥、羌活、乳酪制剂堵塞伤口，另用羌活与乳酪膏剂外敷；在闪痛脉疹处用药罨熨，针刺放血或火灸施治，须视病情而定。骨脉被枪刺断裂，药用白芝麻、麝香、熊胆、乳酪皮制剂外敷脉头。肌腱僵硬时，用铜烙头火灸。或者用五味子、葡萄、酒糟制剂外敷后，火灸施治。横卧脉散失，用二十一个毛诃子核、牛黄、没食子、熊胆、大蒜制剂外敷。诸症药用熊胆、丁香、独行菜、鸡冠血、子宫血、银朱制成丸剂贴伤口。红花酥油煎后按敷创伤。或者药用冰片、竹黄、红花、牛黄、毛诃子核、熊胆、贝壳灰、羌活、珠芽蓼、马勃、黑穗、贯众、乳汁、蜂蜜制剂，按敷创伤。结如花状时，乃是脉道收束征象。此时，禁忌闭气、高声呐喊、猛力排便。创伤内陷时，药用代赭石、藏贯众、瓦苇、蜂蜜制剂罨敷，金器灸。或者药用硇砂、斑蝥、熊胆制剂贴敷。温润脉道时，药用白芝麻、高山龙胆、飞燕草、乳酪皮制剂外敷脉头，火灸青筋处。脑主脉断裂，无法医治。支脉断裂，药用冰片、红花、人胆、熊胆、红糖制剂贴敷，金针火灸。动脉分散，针刺放血与火灸，清泻鼻腔，使其出血施治。内外水脉断裂，其治法参看白脉症的治法，赭石、炉甘石、寒水石、磁石、人胆、熊胆、鸳胆、鱼胆、冰片、竹黄、红花、紫檀香、独行菜、白花棘豆、杉叶藻、翼首草等制成的丸剂或膏剂，并加乳酪内服，其疗效犹如服了甘露一样。红花、熊胆、独活、白花棘豆、淫羊藿、杜仲制剂内服，收敛脉口。如此医治后，仍然感觉疼痛、神志昏迷、血流不止，或者鼻孔发干者，一定要死亡。流血被止，脉道收束，结如花状者，有医治的希望。抑制后遗症：由于偏放过度，械治过度，再加饮食起居失调之故，肌肉疾病发生隐匿、肿胀、溃散等三种疾病；骨骼疾病发生了干溃散与湿溃散两种疾病；脉道疾病亦产生了溃散和抽搐两种疾病；脑部也会引起隐匿、肿胀、麻木、痴呆等四种疾病。疾病复发的症状首先是由龙诱发的，症状是打寒战、欠伸、麻木、恶寒、身体沉重、头昏、多汗、食欲不振、口渴、容易发怒等。肌肉发生隐匿症时，疮面发干，其色灰白，疮肌已坏死。对此，用药面团热熨，进食饮食酒糟、里脊肉、脂肪，各种热药、酒煎煮后贴敷，肌肉暴发、疮面色黄紫、突起、出血，用冰片水洗涤后外敷白糖，内服、外敷凉性药物医治。溃散症又分溃散至皮肤与溃散至肌肉两种。溃散至皮肤，症状是皮肤与肌肉分离，流黄水，用天然碱。水洗涤后，用无火三烟、亚大黄、白酥油、乳酪皮制剂外敷。溃散至肌，症状首先是在疮面周围肿胀，接着在骨缝隙间的脉道肿胀变硬，最后全部肿胀，骨肉分离，不及时医治，会向内部继续溃散。此症须用穿刺排脓，药面团热熨；药用各种动物的脑髓，加盐和佐料捣烂，加热外敷；或者用川芎、臭当归、独活、当归研成粗粉，加酒曲、童便煎汤，熏浴；或火灸脉络，外敷兔毛、头骨，缝隙用毡片包扎，外加箍器。骨干溃散症有爬藤断裂状与火花迸裂状两种。由于培根属于凉性，溃散犹如爬藤断裂，此症刮骨施治和服药固骨血，内服高山棘根菜与独一味接骨，进食鲜肉、新酒，使软骨产生热量。火花迸裂状溃散属于热症，外敷冰片君臣四味方与檀香七味方，内服冰片君臣三味方，在小端穴针刺放血，进食凉性饮食。如果不能治愈，会引起瘀血，须刮骨施治后在软骨处敷收敛干窜八味方，或用羊蹄骨、羊髋骨、羊膝盖骨加酥油、脂肪研细，敷在伤口；内服子宫血、绵羊鲜血、牦牛鲜血、陈旧红糖制剂调养骨血。湿溃散症有黄牛口水状糜烂与梅花状糜烂两种。新肌过快地愈合会产生紫血，稍微放松医治，犹如蝙蝠的背部一样。黄牛口水状糜烂的溃散症，用乌龟心、黑猫脑、蜥蜴脑制剂罨敷，外用药熨，内服收敛药剂。如果不能治愈，继续敷引露药，向外引出创伤的毒剂，内服蜂蜜、酒，头敷药膏。仍然不能治愈时，刮骨施治后敷以蛙血。梅花状糜烂的溃散症，内服热药后，用药面团热熨；有效果时，用九味膏施治，或者两种方法并用，以活骨血，收敛湿溃散，药用硇砂、藏红盐、红花、熊胆、雪山贝、蜂蜜、珠芽蓼制剂敷在软骨部位；再用脂肪与佐料制剂擦拭伤部，火灸开口穴，在总脉针刺放血，多食各种食物和饮料。斑剥扩散时，用收敛药物外敷，内服九石三露五草方，可收敛软骨扩散症。软骨溃散，骨血不至时，有三点原因，要认真分析，区别对待。软骨穴充斥了脓液时，骨色发青，骨质松软，无论怎样刮骨施治，骨枯无血，如果出现体力衰弱、打寒战、食欲不振等现象时，无法医治。若出现湿润征象、生新肌、伤面呈现红色、有抵抗力者，是能够医治的征兆。如果骨伤脱位日久，肌肉与骨之间生出新肌，疮面骡驹腿状的肉条，需切开肌肉，刮去骨病后，外敷胎盘血、黄堇、熊胆制剂。手术有后遗症时，用洼面铲刮骨，脉络溃散分肉脉溃散与骨脉溃散和脑脉溃散等三种。肉脉溃散时，颈项僵硬，转动困难，肌肉颤动肿胀，剧烈疼痛。对此症，火灸脉络，三种药浴药熏熨。骨脉溃散是软骨血逸散，用药物与酥油内服，金针火灸施治。脑脉溃散是黄水滴至脑膜，要从伤口、鼻孔和尿道引出黄水，无效时，切肉见骨，排出脓水。脓液扩散时，难于医治，脓液聚积时，可治愈，穿刺脑膜排脓后，外敷生新肌的药物。出现脑膜有黄水的征象而无创伤，且经常疼痛，此时剃去有疑惑地方的头发，用沾水法息其热气，寻找疼痛处，切肌刮骨，揉筋找脓，排除脓液。抑制后遗症时不可胆怯，软骨溃散，危及生命，脑骨的脓液须尽量排净。脑脉抽搐症分内外两种。外抽搐症，其症状是里脊肉抽搐，尾部肿胀发育，四肢拖拽麻木，感觉微弱，周身发热。此症可药浴施治，内外脉泻，内服冰片二十五味方。内抽搐症的症状是上半身沉重，发热，身体沉重，寒战，呼吸不畅。药用冰片二十五味方加珍珠、蛤蜊、人胆、熊胆散剂，用三果汤冲服；火灸脊椎第十三节。如果此症患于心脏时，药用肉豆蔻五味方；患于肺时，药用竹黄五味方；患于肝时，药用红花四味方；患于脾时，药用丁香五味方；患于肾时，药用三果药油丸。散剂药物也可视其病情定夺。隐匿症患于脑部时，药用阿魏三味方，用酒擦肌肉，药面团热敷。如果是热性肿胀，内服冰片君臣方。若效果不明显，冰片君臣方加黄连，在患处边缘用铅片按压，开取小端穴针刺放血，药及饮食皆用凉性。寒性肿胀隐匿症，用酥油煎煮生丝，按摸创伤，脓肿须穿刺探查，洗涤施治。脑刺和水脉刺，不可断除，金针火灸施治。脑麻木症，火灸百会，第六节、第七节脊椎，胸口，内服磕藤子七味方，进食营养物医治。呆痴症分脑呆痴和骨呆痴与脉呆痴等三种。脑呆痴，药用冰片、竹黄、红花、檀香、珍珠、蛤蜊、熊胆、白糖制剂令服，在后颈脉针刺放血，火灸施治；出现鼻衄，在舌下脉穴针刺放血，用水洗后仰卧，四肢伸展，足心轻击。如果仍然不能止血时，用鼻泻与脉泻施治。骨呆痴，手术医治。脉呆痴，按白脉症医治。"

第八十四章　颈部创伤治法

接着，意生大仙又问道："善哉！明智仙长，不包括四肢和体腔，仅是颈部的创伤，如何医治？恳求医药王赐予教诲。"

明智仙长回答道："善哉！大仙请仔细听。颈部不包括头部，体腔、四肢更不包括在内。颈项是骨骼之城，血脉之隘，肌肉、水脉、筋腱汇集之处。骨骼要害，软骨逸散，如头部；脉络要害，脉精，如胸腔；肌肉水脉筋腱要害，如四肢。因此，从肌肉与骨骼和脉道来论述颈项创伤的治法。

颈项有四种骨轮：后颈、骨节、骨节间隙、骨檐等。后颈和骨节间隙是骨髓的要害处。骨髓受损时颈项僵直，头晕，口干舌燥，小便闭塞，视力衰退，上半身疼痛，行走时两腿碰撞，四肢萎缩，对它无医治的方法，在七日至九日内要死亡。骨节与骨檐的脉道受损亦难医治，药用硇砂、斑蝥、广木香制成药锭施治。化脓时须刮骨施治；用酥油、脂肪、鸡蛋制剂涂敷伤口，用面粉涂在毡片上，煨热包扎，药用藏黄连、香附子、生等汤剂，或者杜仲甘草汤内服。

颈项的脉道有内外两种，外脉又分血脉与水脉，以及气血运行的动脉等三种。动脉在喉管和食道之间上行，与肺、心金钱脉相通，如果断裂，犹如小山羊牙啃心一样，十一天内一定死亡。喉部左右两侧的上方有心脉、酣睡脉与如端脉两条脉道，只要在此脉一击，会应声倒地，如果断裂，便会立刻死亡。由此向后再量半指，有心脉与黑尖脉二脉，此脉如果没有断裂，尚有医治的机会。由此再向后量半指，有与肺和心相伴的大小血脉，如果断裂，则立即死亡。这些脉道痛击塌陷断裂时，要立刻在断了的脉道上下火灸，如果不能止血时，封闭创伤，药用人胆、黄牛胆、黑狗胆、鱼胆、熊胆、白糖制剂令服；风烈天气寒冷时，药用浓酒糟、融酥、热药、面粉、驴毛制剂罨敷；各种胆汁乳酪制剂外敷伤口。天热时用煎煮过的乳酥、面粉、甘草膏剂在伤口外敷。脖筋左右下方有管状水脉，在此向后量一指处又有扭结水脉，如果这两条水脉断裂，便互相交错，会引起颈项僵直、下肢拖曳、二便闭塞而死亡。耳垂下方有条珍宝水脉，断裂时双手麻木拖曳，失去功能。对此要在断了的脉道上下火灸，药面团油煎熨敷伤口；下体拖曳时，煎煮麝粪，熏浴治疗；颈项僵直，手臂失去功能者，药用侧柏、杜鹃花、藏麻黄、蒿、水柏枝水煎，药浴施治；大小便闭塞时，药用白硇、毛蕊花、蝎子、冬苋菜制成猛烈导剂，灌肠泻出疾病。十三条内脉断裂，症状是大小便闭塞，四肢有捆束感，不能活动，口苦，舌燥，面部油腻，眼现黄色，头晕，进食后呕吐。医术高明的医生也无法医治此症。

前颈肌肉断裂，药用药面团、糌粑、酥油、脂肪制剂热敷；肿硬时，用药面团与紫草茸制剂药浴；只肿不硬者，按照上面讲过的，根据天气冷热的治法施治。喉管与食道从中断裂，这是死亡的绝症。破裂时，外敷熊胆，用腱线缝合，再用皮膜、胶水、面粉制剂涂于毡片上，包扎伤口，饮食须进食凉性的流质食物。喉风肿胀时，在黑白际与青脉、百会穴金针火灸。后颈扁筋断裂时一定要死亡，手术治疗亦无效。只要割划即前伏，身体有被捆束不能活动的感觉时，药用各种胆、阳起石、藏菖蒲、诃子灰、蒲公英汁、乳汁制成膏剂，涂在患处，用皮膜胶水包扎，内服收敛黄水的药物，不能睡，不能翻滚，坐着疗养。

总之，颈部骨折的治疗可按头部骨折的方法施治。脉道断裂须要按照治疗体腔脉道的方法施治。肌肉与筋腱断裂，按照治疗四肢的方法施治。用凉性收敛药剂过量时，大小便要闭塞。热罨熏浴过度时，脉口开。火灸过度时，水脉筋腱要萎缩。因此，须要冷热适量地施治。"

第八十五章　上下体腔创伤治法

意生大仙接着又问道："善哉！明智仙长。上下体腔受伤时，它的症状与治法又如何？恳求医药王赐予教诲。"

明智仙长回答道："善哉！大仙请仔细听。关于人的上下体腔，现在从它的生理和受伤后的症状以及治疗方法和抑制后遗症等四个方面讲述。"

（一）体腔的生理

分六部分：能依恃的骨骼，覆盖的肌肉，脏腑要害处，分区部位，脉络，穴道。

能依恃的骨骼　是指脊椎骨、胸椎骨、肋骨、软骨尖、锁骨、髋骨、肩胛骨、椎尾等八个部分。脊椎骨又包括脊椎节及脊椎节间隙和骨檐等三个部分。它们是身体的支柱。犹如帐篷的支柱。

覆盖的肌肉　依附在脊椎上面的肌肉又分内外里脊肌肉、胸部乳房肌、臀部斜肌，腋部肌分黑白二肌、肩窝颈肌、颈项转动肌、肩胛骨走行肌。如是，肌肉有九种，是肿胀与疾病溃散的要害处。

脏腑要害处　心脏犹如君王，主司人的生命。五叶子肺是太子，五叶母肺是大臣。在肺叶的怀抱里，心脏犹如怀抱里的孩子。白色的横膈膜好似白绸幕。肝脏好象悬崖峭壁，挺拔站立。脾脏外缘厚、中心薄，好似颧部。肾脏分别置于左右两边，好似力士举着梁柱。胃的食囊犹如有四条皱纹的萝卜，胆囊好似肝旁边悬挂的金皮囊，大肠弯曲金蛇缠鞭杖，小肠上下似流水的小沟，直肠连结大肠如福禄脯，肠上腊肠似纵驰的黑白铁蛇，膀胱口向下似水囊，精囊卵巢犹如脉结肉瘤。这些都是与生死攸关的要害处。

分区部位　横膈膜将体腔分为上下两部分。在鸠尾骨连结处的第十三节脊椎降水线上是黑色横膈膜的区域。从脊椎第八节至肋骨上方一寸处是肝下白色横膈膜的区域。在横膈膜弯曲处，脊椎第八节和十三节间，肋上黑白界花膈膜处是五脏六腑区域的分线；在平坦垫上盘腿端坐，前后肩窝打上天线，在脊椎第一节至椎尾间、空嗓至生殖器间、在肋部平分前后打上中线，上方是母子肺和心脏，母肺在后面，心脏和子肺在前方。从第四节脊椎向上斜量四指处，从第八节脊椎间向下斜量一指处，打上一个四方形，对角线将它分为四部分，量出中点、中线的三分之二线段的中心点是虎首穴和肋端穴、五漏穴、五叶母肺的区域。在两个乳房以上、空嗓四指以下，用线段打一个三角形，中间是君王心脏，子肺牛鼻叶和子肺胛下叶、子肺心宫叶、子肺驹眼叶、子肺敌舌叶等围绕着心脏，这是肺的五叶子肺及心脏的区域，从两个乳房向外量两指，再划出空嗓和天突区，是五叶母肺的边缘。此区域的上下是空域。从乳房胸部中线鸠尾穴经胃侧至脐，纵八指、横十二指的范围，是胃的区域。从鸠尾骨与第八脊椎向右量一寸，此处是肝的区域。从左边浮肋至胃侧一指。宽五指的范围是脾脏区域。从胃俞中心向右量七指、纵六指、宽三指的范围，是胆的区域。从脐上下量一寸、纵向量八寸的范围是大肠的区域。血肠（升结肠）居右，虫肠（十二指肠）居左，横结肠

（糌巴肠）居中。从此再向下量二寸，是上下小肠的区域。再向下，膀胱在前，盘肠居后。在第十四脊椎左右量七指、高量五指，此处是肾脏的区域。精府在第十三脊椎下方。如是，以上是各个内脏器官的部位。

脉络 分内外两种。内脉，黑白命脉犹如一棵树，分布于脊椎内侧，好似青松，微型血管就像树枝遍周身。在第三脊椎有三条脉道向前伸，中间一条连心脏。三褶之中有五条脉，龙脉居中，龙血混合的四条脉道布于四周，左右脉连结两片子肺。肺内脉似禾束，被皮膜覆盖着，空虚而且容易患病，大部分又难于医治。两条命脉的分支连着手肢。黑端脉与醋睡脉伸延至头部。从第九节脊椎有两条脉与肝的把柄黑色横膈膜相连结。同样也与脾、肾、精府相连。在第十四脊椎命脉分两条，出自体腔下角，达于腿足。由此分出的脏腑诸内脉离合多变，数多如麻。外脉，在胸腔有心脉六条，分散至右胸骨和乳房前方二寸处。微型的心脉似刺入胸部的针，在锁子骨中间下方一寸处，心脉婉如钉住的银虫一样。乳房上下一寸处是子肺脉，母肺子肺的外脉有二十四条。母肺侧生出二脉，沿着脊椎左右一寸又半指处遍行脊椎诸节，直达第四节脊椎的要害处；由此分出四脉，两条脉道环绕胸部，两条脉道沿颈部边缘进入大脑部。此脉在横膈膜以上属肺脉，以下属肾脉。从第十四节脊椎直接与肾连结的脉道叫黑脉，由此分出四条脉，两条经髋上，经过大腿顶端与膀胱脉相连；另外两条脉经尾椎、经大腿外侧延伸。从母肺侧叶产生的遍行脉，居于第四节脊椎的左右一寸处。从母肺凸叶产生的两条内行脉，居于脊椎第六节五指处。从母肺虎首叶产生的两条蚁腰脉，位于第八脊椎七指处。从母肺漏端产生的双窗两条脉道居于第十脊椎四指处。从母肺侧叶产生的立行两条脉道，对直乳房，行于锁骨下。从子肺心宫叶产生的外行两条脉道，起自乳腋一寸处，行向锁骨。从子肺牛鼻叶产生的两条交错脉道，在锁骨与外行脉左右相交。从子肺胛下叶产生的两条钉头脉，位于腋窝内外上下四指处。从子肺敌舌叶产生的两条红铜脉道，从腋下向长肋骨伸延。从子肺驹眼叶产生的青脉两条脉道，位于肩胛骨正中下方，从母肺子肺间经由锁骨、肩角，在肩关节四指处与两臂上端的臂脉相连。在肺部荆丛脉道中，所生的肺脉两条吹螺脉，居于肩内侧四指处。夏如与门如两条肝脉产生于鸠尾，从乳房前方二寸处，向上伸延四指，分为两路，两条行于肩膀，两条经耳背部伸延。脾脉居于雀爪脉与髋上肌肉之间。胆脉居于泉水脉和肺部荆丛脉、金柱脉、肩肿之间。三条胃脉，即蛇眼脉与梁柱脉和驴后鞭脉等的部位：蛇眼脉位于鸠尾左右一寸处；梁柱脉位于胃左右二指处；驴后鞭脉位于脐上方一寸处。大肠脉位于脐左右一寸处。小肠脉接在大肠脉尾延伸；大小肠内脉在弯曲处相连。精府脉由髋骨向尖端延伸。膀胱水脉与命脉和依存脉等居于会阴中间和左右两侧。如是，以上诸脉道如果断裂，大部分是死亡；若遭强击，会成残废。

穴道 人体的穴道，如门如窗，分为天然窍、箭窍、伤口及手术窍等四种。所谓天然窍是气管和胃门、肛门、膀胱、大小肠、肾等，称为自然窍。所谓箭窍，上窍能穿进抽出，花膈弯处，脊椎柱左右侧，乳房下一寸处，深入四指不会触及脏器，向上各处深入三指不触及脏器，向下各处深入二指亦不触及腑器。另外，由于身体的姿势不同和击中的情况不同，无穴窍的地方也能穿进抽出，有穴窍处也会触及脏腑。伤口与手术窍，因受伤出血之故，不必再分窍。所谓手术窍在上半身胸部有六个心穴窍，母肺有四个穴窍，子肺有两个穴窍，母子穴窍双行，角俞六穴，共计十八个穴窍，犹如门窗开放。胸部的六个心窍是：由黑白界向上量一寸，再向左右量一寸又半指是吉祥穴，由此向上再量一寸是心宫穴，再由此处向上量一寸是鸦眼穴。背部母肺的四个穴窍是：脊椎第四节左右四指处是肺根气源穴，为切割肺腑排脓的部位；从脊椎第八节到第九节对直量一指，从胛骨量二指下方是背部长背窍，是排除肺腑脓液的部位。子肺穴窍是：从两个乳房至腋下四指，再从彼处向下量四指，再从乳房向外量一握，交点即子肺角俞穴的位置。母子穴窍双行，是从脊椎第十二节与第十三节之际，分别量一握、一手、一指之处。第十一、十二、十三肋骨间，第一穴窍和最后三个穴窍是子母二肺叶排脓的部位。下半身的手术窍是：在第十四节脊椎左右量六指，是肾脏排脓的孔窍；从肚脐至会阴画一直线，两髋骨尖间画一直线，十字形交点就是腹部的总窍；从肛门向里量四指处，是肛门窍为排脓液的部位。除此而外，还有一些排脓液的不固定的孔窍，视其情况，手术施治。

（二）伤后症状与诊断

需要诊断的症状有七种：诊断受伤部位；诊断器械伤道；诊断内部是否洞穿；诊断是否有了坏血；诊断是否伤及脏腑；分辨生死；概括地指点吉凶。

诊断受伤部位　要注意脊椎骨节、脊椎骨节间隙、椎尾骨等要害处。如果未伤及骨髓，也未留下箭头时，还有生机。如果伤及骨髓，则颈项僵直，膝部弯曲，下半身拖曳，大小便闭塞，七天之内一定会死亡。胸骨是人体的要害处，软骨溃散会形成塌陷。如果是骨檐，软骨尖、髋骨属中等；锁骨、肋骨等受伤时危险性不大，但疼痛剧烈。伤及外肌，会肿胀、身体佝偻；伤及黑白内肌，疼痛、溃散。这些都是人体的要害肌肉，外肌则属中等。所有的内脉及子肺脉和心脉皆是要害处，母肺脉和肾脉次之，其他脉道更次之。如果伤及心脏与子肺、肝脏、肾脏、小肠等部位，都属于危险范围。伤及母肺、脾脏、胃腑、大肠、膀胱等部位时，属中等范围。未击中脏腑，而是击中空俞，此类伤势属于一般范围。要害与否，从受伤的部位就可分清，因此首先要诊断清楚受伤的部位。

器械伤道　要诊断清楚。这是因为受伤的部位没有一定，何处受伤都可能触及要害部位。因此要诊断清楚器械伤道，是否危及要害处及发展情况，这是非常重要的。肉裂、骨穿、脉道断，而且又触及到脏腑时，此类伤势依然是危险的，危险程度依次增大，如果四伤俱全，很可能会死亡。如果伤及母肺，伤口上下对直，此时生死要依伤口深浅而定。肺上部伤口深而触及内脉，立刻出血者，还有生路；如果伤及脉窍，则周身肿胀，犹如吹胀一样，血液又充斥了体腔时，此症一定要死亡。因此，要注意禁忌能使脉口冲开的饮食起居。伤势轻，又未伤及脉窍，黄水没有下降，医术高明时，还有生机。肺下部，伤势虽轻而黄水淤积，或者伤势严重而伤及脉道轻微、脏器积漏，此症难于医治。

诊断内部是否穿洞　其症状是刚开始说话就断了后语，行走摇晃，身体沉重，呼吸不畅，咳嗽，向受伤的方向弯曲，不思饮食，剧痛，发际出汗。这些症状俱全时，内部已经穿洞。击中空俞，箭伤虽然严重，但未伤及脏腑、未失血，轻微疼痛、呼吸顺畅、容颜正常、走动稳健，不发热、进食有味，语声洪亮，具备了这些症状，体内无穿洞。即使体内已经穿洞，也可以按没有穿洞施治。脉道要害处断裂，症状是面容油黑、身体沉重、口渴、食欲不振、白天瞌睡、剧痛、咳嗽、指脉滞，具备这些症状时，体内虽未穿洞，也须按穿洞一样施治。肌肉与骨骼的要害处受伤断裂、剧痛，虽未穿洞，然而容易错认为穿洞。腹胀、呕逆、大小便闭塞、阵痛等症状，是体腔下半部有穿洞的总症状。

诊断是否有坏血　有坏血的症状是脏腑绞痛，心窝下方剧痛，坐卧不宁，不知枕枕头，身体颤抖，发际出汗，牙齿积垢，寒冷时刺痛，温暖时稍安，过一昼夜后，舌唇牙龈皆失色泽，脉象紧，尿色红，腰弯背驼，体力衰弱，具备这些症状时，一定是有坏血。

诊断是否伤及脏腑　症状是神志不清，伤及何处该处穴道启开，按压时疼痛，气短，不能屈伸，大小便立刻呈现热象，这些都是伤及脏器的总症状。特别是伤及心脏，立刻会死亡；伤及心膜脂肪时，昏迷不醒、颤抖，容颜失去色泽，遗尿、号叫、淋水、滴热牛乳后清醒者，有医治的希望；伤及心脉会引起疯狂症及颤抖，如果脉象失散时，心脏淤积了脓液，命脉穿断立即会死亡。猛击之伤，剧痛打滚，双手抓地，不论严重与否，都有生机。肺穿洞症状是咳嗽，说话力气不足，喘气犹如暑天的狗，呕吐血泡痰液。伤及母肺虎首叶时，七天内一定死亡。伤及母肺凸叶，七八天就会死亡。伤及母肺侧叶，不超过九、十、十一天会死亡。伤及母肺下叶，十七或十九天要死亡。伤及子肺的任何部位立刻就要死亡，如果拖延也不过三天。伤及肺脉且断裂时，症状是吐痰带血、脉络抽搐、疼痛、发热、面容油腻、呼吸不畅、寒战。脉精失散时，肺脓液聚积，特别颈项僵直，下半身腰痛，腿足拖曳，阵痛，呕逆。伤及钉头脉道时，声音嘶哑，头部肿胀，不能入睡，肩胛骨疼痛。白色横膈膜破裂时，发不出声音，闭气、瞪目、四肢挥舞、剧痛，嗳气，进食后疼痛。伤势不严重时，高明的医生及时治疗还有生机。如果症状全部具备时，五天发病，七天死亡。膈膜穿洞时，上半身的血液流入下身，下半身的龙逆行反上，立刻危及生命。黑色横膈膜破裂时，症状是头重、眼睛不睁、呕吐紫血、呻吟、眼脉突起、眺望天空，如果坐不住时，九天内要死亡；若能说话和行走，神志清醒，愿意饮酒而胃口不开时，此症尽量医治，还有生机。肝脏津液枯竭者要死亡，严重时吐血、便血而死。受击后眼睛呈现红色、肤色发青、呻吟、面容油腻、活动时阵痛、病势转劲，及时医治，还有生机。肝脉受伤断裂，症状是头部与肩膀疼痛、面容油腻、眼睛呈现红色。脾脏受损，症状是心悸、恶寒、腹胀、便秘、疼痛等，可能死亡；伤及底部穿洞，症状是腹胀、腹泻或者长期便秘、愿伸懒腰、肢体麻木、嘴唇和牙龈呈现灰色、面容及眼睛呈现黑斑点，高明的医生医治时有生路。双肾津液枯竭会引起死亡，肾腺断裂时两足不能收拢、呻吟、身体麻木一昼夜之内死亡；伤及肾部脂肪，症状是身体沉重、四肢难收拢、遗尿、耳聋，高明的医生医治，大部分有生机。伤及肾脉，症状是两足拖曳、小便闭塞、脉筋抽搐疼痛。腑器穿洞，外部症状是肋骨刺肉体内，腹泻。胃穿洞时不胀，恶性渗漏时臌胀。伤在胃的中部时有生路；伤在胃部皱褶时要死亡。他们的症状是绞痛、小便闭塞、体力消失、进食后呕吐，虽然希望生路，但是在十四天、二十三天、二十五天等限期内一定要死亡。胆囊穿洞时，吐泻胆汁而死亡。伤及胆囊而未穿洞时，症状是眼、尿、皮肤皆变黄色，如果不及时医治，五天之内要死亡。伤及大肠顶部时，绞痛如痧、血腐、吐泻、九天内要死亡。伤及十二指肠时吐泻出虫、绞痛如痧、大肠肿胀、小便淋沥，此症，医术高明的医生医治时，大部分有生机。小肠穿洞，症状是身体直不起、剧痛、生殖器灼痛，不论穿洞几处，能支持一昼夜；如果没有穿洞而脱垂，及时施治有生机；如小肠受击或挤压，症状是口苦、发热、小肠刺痛、腹泻、目尿皆黄。盘肠穿洞，症状是寄生虫反逆倒行、哭泣、拍手，一天内死亡。伤及肛门时，大便恶臭或闭塞，黑色者难医治，白色者有生机。膀胱受伤穿洞时，小便淋沥，伤及膀胱口时要死亡，伤在中部时，有生路。伤了精府时，身体麻木、仰面翻倒、打滚，不严重者有生路。脾脏和大小肠、膀胱以及精府等的脉象、各自的症状没有区别。

分辨生死　击伤后立刻失去知觉、昏倒、颤抖，吐血、泻血者，要死亡；击伤后三至五日内无论怎样医治，发热不退、疼痛不减者，也要死亡。身体无力、发热、食欲不振、长期呕吐、腹泻、小便闭塞者，是死兆；容颜失色、眼睛不睁向上翻、口与鼻腔的气息发凉、面部出汗、体力丧失、卧床不起等，是死兆，三天以内一定死亡。以上是伤及脏腑后的死兆与死期。虽然受伤，但是筋脉未断裂、疼痛剧烈而且时间又长，医治后能见效果者，有生机。

概括地指点吉凶　内部虽然穿洞，然而出血量少，此症虽然危险，但仍能医治；出血量多，或者脏腑穿洞，三天内未出现死兆，三至五天内不便分辨生死，五天内又未出现死兆，此症，医术高明的医生用四种治术结合施治，有生机。如果出现死兆时，可指出噩耗。未伤及脏腑，亦未出恶血，虽内部穿洞，可以指出吉兆。主脉断裂或者出血量大，脏腑受伤面大，三天内未出现死兆，对此可指出逾越大山的喜讯。同样，结合人体要害处是否受伤、受伤严重与否，伤势发展的吉凶，皆可指点。如果还有怀疑时，亦可不指点吉凶。

（三）治法

医治的方法有三种：结合疼痛情况医治；结合受伤部位医治；结合体腔上下部位医治。

结合疼痛情况医治　被石块木棍击伤或者坠于深渊，或者被塌伤等，虽然无伤，然而体腔上下内外遍体青紫，疼痛剧烈，伸屈困难，大小便呈现热象，此症药物用汤剂与散剂、罨敷等法施治，根据症状，何种方法适宜则采用何法施治，诛灭热汽。方剂参看医治扩散症一章。一切刀伤或枪伤，不分砍削戳刺伤，首先用药面团、酒糟罨敷；其次，如果肿硬时，消肿化瘀、排脓外敷施治；溃散时，外敷药膏收敛。箭伤要诊断清楚箭头是否留在体内。如果箭头未留在体内，可用药面团罨敷，消除因出血引起的感染，可在伤口外敷，伤口发干时，黄水不易聚积；如果不清楚箭头是否留在体内时，需要诊断清楚。箭头停留的症状是轻微疼痛，能睡眠，对此需要卧床，在上半身按搽施治，不使箭头停留，必须取出。取出箭头分寻觅箭头与取出箭头两个步骤。寻觅箭头的部位又分内外两种，如果箭头在外部肉褶和骨上时，症状与四肢受伤的症状一样；如果箭头在脏腑里，它又须从内、外、密三种方法诊断。外法诊断是：如果箭头停留在心脏与命脉之间，症状是疼痛剧烈、不能仰卧、伸懒腰、腑卧感觉舒适；箭头停留在母肺隙间，症状是呼吸不畅、喷嚏不断、愿意行走、腋下疼痛、不能侧卧、坐着感觉舒适、颈脉突起、手臂不能伸屈；箭头停留在子肺叶时，症状是痰液带血、不见自己的肚脐、弯腰时疼痛、枕头低时不能睡卧、黑白际疼痛；箭头停留在命脉，症状是不能爬梯登高；箭头停留在膈膜，症状是身体沉重、面容油腻、腹泻、坐着感觉腋下胀痛、慢慢地立起时神志恍惚；箭头停留在肝脏，症状是肝脏剧痛、不能直腰行走、膝不相贴、身难转动；箭头停留在脾脏，症状是气短、腹鸣；箭头停留在胃与肝之间，症状是饮水后疼痛、手不能触摸、如痧绞痛；箭头停留在胃，症状是呕吐食物；箭头停留在胸部下方，症状是胸闷臟胀；箭头停留在肾脏，症状是遗尿、绞痛、不能蹼缩而卧；箭头停留在小肠部位，症状是进食后疼痛、不能触摸、行走无力、不能越过台阶，小便闭塞、剧痛、阵痛；箭头停留在大肠时，站立、饮食感觉舒适。内法诊断是：用黑色母鸡蛋、血、银朱、酒、水、牛乳制剂外敷，箭镞急促变位，铁镞横卧，角木镞立起，在鼻尖和胸部、拇指、心窝等处用艾灸之，灸至不会说话，以后慢慢地感觉疼痛者，内伤有箭头。密法诊断是：用白狗肉、黑猪肉、乌鸦肉、猫头鹰肉等和酒制剂，空腹进食，有箭头时，身上会出现豆子大小一样的铁锈色痘点。又一方：龟肉、野猪肉、雌雄蝙蝠肉等和酒制剂，早晨连服五天，第四天用磁石、种山羊尿制剂外敷后，覆盖上白纸或白绫出现铁垢者，体内有箭镞。滑石、海螺灰、虎的肋骨、乌鸦粪等用水炮制后令服，出现铁垢，逐渐活动者，体内有箭镞。取出箭头的方法有手术取箭头与药物取箭头两种。箭头停留的部位不是要害处，而且也不在深部埋藏，此时可用手术取出箭头。其方法与治疗四肢创伤的方法一样。箭头停留在要害处，而且又是较深的部位，手术难施治，可采用药物医治。药用蝙蝠肉、乌鸦肉、紫磁石、野猪的犬齿、鱼肉、酒制剂令服；又一方：鲜黑鸡肉掏出内脏后，将芝麻加一普量捣碎的厚皮大麦、雄黄、生姜、诃子研碎装入鸡腔，煮熟烤干煅灰，再加鱼肉制剂令服，一定能排出箭头；又一方，牛黄、蜥蜴肉、蛤蚧、羚羊角、白糖制剂令服，亦能排出箭头。又一方，犁铧尖、铁粉、禽蛋一个、酒半升制成膏剂内服，能排出箭头；再用磁石、蛇油、人脑制成药锭，置于伤口，向外引出箭头。又一方，蝙蝠肉和猪肉各一块，一升水，共煮沸，蒸汽熏伤口，能引出箭头。

结合受伤部位医治　肌肉受伤时采用吮吸、罨熨、浴洗、涂贴等方法施治。新创之伤，首先用药面团罨敷伤口，然后用酒糟外敷吸引；如果肿胀，可用冷浴与热浴结合施治；红肿发热严重时，针刺放血，效果良好；药用藏茵陈、藏黄连、秦艽、角茴香、亚大黄、石韦、酪浆制剂按捺施治。寒性肿胀，药用浓酒糟、姜、酒曲、荜茇、小茴香、花椒、峨参籽、酥油、脂肪煎煮制剂外敷，用皮条缠扎。无论何种肌肉肿胀溃散，皆可用兽类的脑髓、小鱼、青稞面粉、骨髓、各种佐料、酒煎煮，取其汁液擦拭；肿胀松软，按压疼痛者，药用酪浆、浓焦酒糟、面粉、胶、蛋、烟絮膏剂外敷。溃散严重时，用毡片、犀皮包扎。骨骼的要害部位用药膏罨敷，兼用火灸施治。软骨受伤严重者，药用红花、松香、旋覆花、熊胆，制成药锭置于伤口；捣碎的羊头、羊股骨髓、酪浆制剂，外敷伤口吮吸，此方可使软骨不溃散，并能吮吸黄水。伤口小时，火灸施治。锁骨与肋骨骨折时，火灸施治，严重者，用毡片包扎。陈旧的骨伤用金针或艾绒火灸。软骨溃散，按照头部伤的治法，用洼面铲刮骨，外敷药物医治。尾椎骨受伤，用火灸，侧柏、杜鹃花、藏麻黄、蒿、水柏枝制剂浴熨。或者用麝粪与刺柏热熨，在胫尾穴和大肠脉针刺放血，然后脉泻，在温泉浴洗施治。腰部骨折用毡片包扎固定后睡卧，进食凉性饮食，药用二两旋覆花或者二两木贼，分成四份：第一份与蜂蜜制成丸，第二份与酥油制成丸，第三份与牛乳制成丸，第四份与红白糖制丸，诸丸三三交替服用，能医治腰部骨折。腰部肌肉和里脊断裂，要干枯新旧伤口脓血。脉道要害处受伤时，可采用艾灸与针刺放血、药物等医治。火灸能使断裂的脉道接通，伤口大者在脉道上下火灸，伤口小者火灸伤处，何窍疼痛，即火灸该处。诸内脉受伤，在百会、亚门、足心、拇趾、生毛穴、无名指、心窍、胛中、脊椎第六节、第七节等处用金针火灸；同用各种胆汁、红花制剂速灸，封闭脉漏；药用青蒿、槟榔叶、紫草茸、茜草汤加红花、熊胆制剂，内服可接续断脉；将红花、银朱、熊胆、大株红景天、牛黄、桂皮、海金沙、矮紫堇、藏麻黄灰、焦翎、竹茹、山羊血等烤干，加独活籽制剂，内服外敷。何处脉断，在脏腑脉针刺放血，引出恶血，反复放血施治。脉断生黄水时，用散剂施治，药用红花、熊胆、尼泊尔红花、丁香、甘草、银朱、独行菜、白糖制剂，早晚空腹时服用。肺脉受伤，在前述方剂上加旋覆花、松香、杜仲、紫草茸、人胆等制剂令服；心脉受伤，加紫檀香、白檀香、广酸枣。胆脉受伤，加岩精、人胆、麝香。肾脉受伤时，加小豆蔻、广木香、三果。小肠脉受伤，加波棱瓜、川乌、止泻果。以上诸方能医治脉道断裂。脉中之王的命脉受损，在脐下四指处、赤目穴、黄水穴和锁骨窝以及脊椎第六节等处火灸施治。大肠脉受损，在大脉和腑脉以及小端穴等处针刺放血；药用丁香、白糖、牛乳制剂令服；君臣三味方连续服用。陈旧脉症用侧柏、杜鹃花、藏麻黄、蒿、水柏枝制剂熏熨，脉泻、药浴施治断除后遗症。

结合体腔上下部位医治　上半身疾病的治疗方法分两种，结合疾病蔓延的途径和发病的时间医治。结合疾病蔓延途径医治又分内部穿洞与出血和伤及脏器等三种。内部穿洞后虽然未出血，但是因为是器械致伤，创伤表面要出血，因此首先须用速灸止血；药用红花、紫草茸、各种胆汁制剂外敷，速灸。如果用热药外敷包扎伤口，血受热，出血量激增，伤面不易干燥收敛，所以须用凉药外敷，包扎伤口。若出现低热时，须用针刺放血法和药物散剂施治。饮食起居宜凉，禁忌用力过猛和劳累。内部穿洞，脉道断裂又失血时，采用火灸和药物外敷等方法施治；用红花、结血草煅灰、各种胆汁制剂外敷，速灸。血凉疼痛时，用药物熨敷，药用浓酒糟、花椒、盐、酒曲、菜籽油、面粉煎煮成浓淡适当的药糊熨敷，引血镇痛。将小石子炒热，喷洒少量白酒，用布袋包裹，何处疼痛即在何处烫熨；亦可用马粪和干牛粪炒热罨敷。用此方剂如果不能治愈时，还可用炒熟的谷物烫熨；药用沙棘木心、犀牛角、牛乳、胆矾、煎汤，加熊胆、白糖令服，化恶血、解热、镇痛。如果仍然不能治愈，煎煮牛乳，加熊胆令服、化凉血。又一方：诃子、生姜、光明盐、紫草茸煎汤，加熊胆令服，其效果同上。伤口大，内脉未断裂而击中了穴道，此时须用下引瘀血法医治，在腹上心窝下放一线球小棒，用绸子将膝与胸部包扎紧，加牵引板时，伤口向下，伤口小、出血少者，热针施治；如果喘气、出现血泡时，停止医治。此法功效止痛，易养血。未出现创伤口而渗血、便血时，用下泻法施治；药用白磠、广木香、诃子、天仙子、离娄、大黄煎汤令服，或者药用磠砂、熊胆、川乌、胎血、泽漆、童便制剂令服。血热症采用清血汤和清血散施治。汤剂配方是红花、熊胆、独行菜、紫草茸、茜草、黄秦艽、哇夏嘎、矮紫堇、藏黄连、藏茵陈、川乌、诃子煎汤温服，藏木香、木藤蓼、大株红景天、止泻果煎汤温服，是医治血症疼痛的良方。紫草茸、余甘子、哇夏嘎煎汤，加熊胆令服，医治恶血热症很有效。散剂清血效同汤剂，能干涸瘀血、清血热。用针刺放血外引时，须注意起居，进食凉性食物。内部穿洞伤及脏器当时未死亡者，首先速灸，封闭脏器受伤处，其次药用人胆、熊胆、鱼肥、红花、木贼、旋覆花、黄丹制剂速煎内服。或者，金色诃子、熊胆、独行菜、金斑马的脾脏、鹿角煅灰、蜂蜜制成散剂，速煎内服。如果不能治愈，药用熊胆、黄丹、贝壳灰、白糖配方，速煎内服。脏器剧痛而脉道未断裂，脏器受伤以通血液施治。脏器受伤，不能俯仰，用浸浴、针刺放血、手术施治是良策。子肺、心脏受损，在大脉，由上至下针刺放血。母肺受损，在细脉，由下向上针刺放血。脏器热象严重时，用凉药散剂医治。肺热药用冰片、竹黄、丁香、红花、肉豆蔻、小豆蔻、白檀、紫檀、甘草、葡萄、沙参、高山龙胆、犀牛角、鹿角、白糖制剂令服；又一方：冰片、竹黄、肉豆蔻、丁香、毛瓣绿绒蒿、桂皮、乳白香、青木香、木棉花、藏黄连、没食子、卷柏、诃子、白糖制剂，内服。心脏受损，药用肉豆蔻、丁香、诃子、广酸枣、榼藤子、白刀豆制剂，凉水冲服。昏迷惊厥时，用鹭心、丁香、广酸枣、榼藤子、白刀豆翠雀煎汤令服，并在第七脊椎黑白界、膝弯、大拇指、拇趾毛穴等处火灸，饮食起居按血症进食。

结合发病时间医治，患病的第一个七天是病入血液的时间，像婆罗门一样注意清洁医治；第二个七天病情扩展是黄水的时间，要像比丘一样注意举止行动医治；最后第三个七天是疾病成型脓液的时间，要像国王一样注意饮食医治。疾病处在血液时期，主要是镇痛、封闭脉口、清除腐热坏血，患病的脉窍生表热时，用沾水疗法施治。刺痛、血痛、脉痛与脏器疼痛，用罨敷、火灸、针刺放血等方法止痛。封闭脉口可采用速灸和艾灸两种方法。速灸是在洁白的绸子上擦拭红花、人胆、熊胆、旋覆花制剂，伤处放置一卡长的竹片，用线包扎后，再用山涧溪水润湿伤口，使其变色。如此施治六至七次，即可封闭脉口。清血是为了干涸黄水，愈合伤口，在第十四脊椎以上速灸要保持干燥。由于伤及脏器，内脉断裂流血，恶血激增，赤巴紊乱失调，产生了高热。症状是尿色发红、脉象紧、面容油腻、气喘、昼夜失眠、口干舌燥、牙齿生黑垢、不思饮食、剧渴、蹲坐不痛、低枕难睡、肩头与胛骨肿胀、疼痛。血热增盛时，要注意食行，用药物散剂施治。饮食方面，进食麦片粥和黄牛乳酪、山羊乳酪、牦牛乳酪、鲜酪浆、白酥油、凉水等，禁忌食盐、饮酒和肉类等温性营养物。起居方面要在凉处安闲地修养，禁忌劳累。药物散剂配方是冰片、白檀香、竹黄、红花、丁香制剂，凉血之蒸热；人胆、熊胆、鱼胆、猪胆、黑狗胆、黑牦牛胆、锦缎灰、贝壳灰制剂封闭脉口；犀牛角、鹿角、狍角、哇夏嘎、羚羊血、矮紫堇、黄丹制剂，干涸恶血；或者用白糖四份五份调服。或者与九味冰片散交替服用，即冰片、竹黄、红花、毛瓣绿绒蒿、银朱、麝香、小豆蔻、峨参、穆坪马兜铃、白糖制剂，早晨空腹令服；犀牛角、鹿角、檀香、沉香、肉豆蔻、贝壳灰、诃子、黄丹、羚羊角、白糖制剂，黄昏时令服。如果交替使用，其效果同上。或者交替服用七味散剂，即鹿右角（用白犏牛奶的酪浸泡三日，刺柴火上煮，然后用人奶浸泡三日，煮，然后再用羚羊乳浸泡三日，煮，然后阴干，此药尊如君王）、冰片、肉豆蔻、三凉药、藏黄连、白糖制剂，清晨内服。或者，羚羊角、白檀香、木棉花、多刺绿绒蒿、肉豆蔻、白糖制剂，日暮内服。患病的恶血须引入脉道，不必等到疾病成型和溃散，早晚血力比较低，可连续降血力，成型之时，犹如虎面撒土无威力。小端脉和臂脉是断除黄水蒸热灼脉；六首脉和短角脉是镇痛的脉；腑脉和正长脉是开胃口的脉；露顶脉和汇总脉是根除黄水的脉；背胛、肩缝及露顶脉、六首脉、乳房、颈项、胸肋等疼痛，从腑脉和短角脉外引恶血。由上至下或由下至上放血，要依照发热情况而定。脓液色如铁锈时，针刺放血，向外引恶血；放血收效大时，可多刺，少放血；其色黑红有纹者，不宜外引恶血，应该结合体质情况适量放血。血不凝结或转成水血时，要掌握放血量。否则，放血过多时，在脓血期间伤了身体的精气，会出现箭尽敌临的困境。所谓外部蒸热，用沾水法医治，是五天以后，犹如太阳容易晒干露水一样，是使溃散至体表的蒸热随沾水化汽，自行热熄汽散，如此施治，热可顿减，很快会痊愈。如果医治无效，七天以后，疾病处于中期，是黄水的时期。它分内因与疾病种类、症状、干涸等四个内容。内因又有功能中断、功能消失、点滴、紫露等四种。所谓功能中断，是由于受伤失血或出血之故，放血未能导通和药物未起调养作用；所谓功能消失，是外脉要害处断裂，未能及时火灸封闭脉口，早期失去了功能后未生补，因而生寒之故。所谓点滴，分脉点、脏器点和箭头点三种。内脉点又有开口与聚汇两类，微血管开口犹如禾杆漏水滴，大脉受猛击形成血和黄水，二症虽经药物调治，但无济于事，脏器受伤开始，血液未得接续流通，伤处有血滴与黄水滴聚汇之故。所谓箭头点，是未找到箭头停留之部位，加之施治不稳妥，箭头频转为患，血与黄水聚集混滴。血热势盛，药物与针刺放血施治未收到效果，热气萦回，在伤口内凝如露水，如此生变而导致热生，热增则热性黄水生、寒性黄水生、血黄水混生、单纯黄水生。热性黄水的症状是脉、尿俱热，面容油腻，不思饮食，剧渴欲饮，口干舌燥，身体发热，出现痘疹，干咳，气短，白天不能入睡，夜晚失眠，剧痛，言语纷乱，穴位开窍，痰液带脓，干而不渴，泻出物如茜草渣。寒性黄水的症状是脉、尿无力，面色苍白，胃口安适，舌润少渴，肌肤微热，不颤抖，无寒战，呼吸平稳，白天睡眠轻，夜晚熟睡，轻微疼痛，不胡言乱语，穴位不开窍，咳嗽少，痰液稀而少，身体轻爽。对此不必开窍施治，以涸法干之。症状不严重时，虽是黄水期，但血相随，因此针刺放血，干涸黄水，比较容易。血黄水的症状是伤及脏器，如果血期不同时医治黄水，七天过后则成为单纯黄水。单纯黄水，若不针刺放血，向外引出疾病，干涸黄水比较困难。因此，轻症三个时期分别施治，而重症则是血液时期要同时医治黄水。干涸黄水的方法有饮食、起居、药物、手术施治四种。饮食方面，在血液时期进食新鲜的岩羊肉、黄羊肉、黄牛肉。如果体质衰弱，用三甜膏滋补身体。起居方面，定时起床，睡觉；劳动用力不要过猛，不要高声呐喊和咳嗽，大便不要用力挤压等等，皆要严格遵守，过猛会使脉口裂口。

药物干涸黄水有总方剂与具体方剂两种。总方剂又分散剂和膏剂、丸剂等三种。疾病处在血液时期适用散剂，黄水时期采用膏剂干涸黄水，化脓时使用丸剂效果显著。散剂配方有三种。

五天散剂方：白犀牛角、鹿角、白檀香、紫檀香、金色诃子、竹黄、红花、肉豆蔻、白安息香、草决明、冬葵籽、黄丹、石胆、锦缎灰、贝灰、结血蒿灰等研成细末，加白糖制剂，用生等和五灵脂浸泡的清水冲服，五天之内，像干涸大海一样地干涸恶血与黄水。

君臣散： 即硫黄、水银（制）、沙棘等混合所为细末，加犀牛角、鹿角、狍角、羚羊角、白檀香、沉香、红花、竹黄、藏茵陈、穆坪马兜铃、人胆、熊胆、狗胆、藏黄连、哇夏嘎、陈旧的人头盖骨、贝壳灰、白糖等研为细末，用黄牛溲、羌活汤冲服，一日内能干涸脓血与黄水。

特效散： 即硫黄（其色如金的优质硫黄，去土后置于铁器中熔化，取其精华，加入诃子煎汤后浓缩）一掬、犀牛角、鹿茸、白檀香、紫檀香、沉香、冰片、竹黄、红花、熊胆、人胆、鱼胆、凶死人骨煅灰、贝壳粉、鹿角灰、海螺灰、金石、黄精、大门冬、诃子、木贼、旋覆花、矮紫堇、结血蒿灰、锦缎灰、白糖等制剂，用生等水冲服。

硫黄粉单服亦能干涸恶血及黄水。禁忌受潮湿、晒太阳与烤火。如果肿硬可服药饮开水消散；因耽延流散时，内服牛蹄灰、小茴香、荜茇汤。其次是配制膏剂，干涸黄水，黄牛或犏牛乳的酥油去除毛渣，上等蜂蜜去水后两者混合，再加特效散搅拌制成膏，如同髓羹，能滋补身体，干涸脓液。牦牛乳的鲜酥油去除毛渣、硫黄所为细末，两者混合，搅拌煎煮，呈现出红、黄、绿、黑等色，并待硫黄气味消失后，再加前方的散剂搅拌令服，是干涸脓液的良方。硫与菜籽油混合后搅拌煎熬，加绵羊脑汁，待硫黄气味消失后，加前方散剂令服，犹如吃肉一样，一昼夜能干涸脓液。

又一方： 生等在酒里浸泡五昼夜，再与黄精、天门冬煎汤，加绵羊乳酪，去水蜂蜜，混合后与半掬硫黄、犀牛角、羚羊角、鹿角、人胆、熊胆、鱼胆、猪胆、鹫胆、旱獭胆、猴子胆、狗胆、檀香、沉香、穆坪马兜铃、芸香、草决明、黄秋葵、木棉花萼、木棉花蕾、红花等制成药油令服。此方能医治诸药剂未能干涸的脓血黄水症。

配方剂时，应该懂得脓液的时间。特别是儿童的培根成分大，用骨灰渣方剂干涸黄水脓血。药用凶死人骨、墓出颅骨、鹿角、贝壳、三辛、结血蒿、彩缎等烧灰，再与芸香、草决明、黄秋葵、白糖制成散剂，开水冲服。壮年人赤巴成分大，用珍宝露剂干涸黄水脓血，药用铜灰、珊瑚、珍珠、银朱、冰片、红花、竹黄、丁香、白檀香、紫檀香、冬种胆，制成散剂，用白糖、雪水冲服。老年人龙成分大，用各种兽角配方干涸黄水，药用黑白犀角、羚羊角、鹿角、狍角、岩羊角、黄羊角、藏羚羊角、野牦牛角、牦牛角、黄牛角、种山羊角、种绵羊角等。火烧微黄，再与苹果、竹黄、丁香、红花、肉豆蔻、小豆蔻、大胆、熊胆、鱼胆、白糖，制成散剂令服。手术医治分为针刺放血与清泻法两种。针刺放血少了，不能根除黄水热。多了又会损伤身体的精气，因此针刺放血要适量。如果药物和针刺放血医治不能减轻热象时，药用离娄、硼砂、石斛制剂清泻。如此施治，能减轻热象，消除黄水聚积的症状。如果仍然不能治愈，在暂停医治十四天，让脓液成型。再予医治。

脓是否成型？如何诊断？它有诊断与治法两方面。诊断的方法又分三种：从外部症状分辨有无脓液；从内部症状诊断脓液的位置；从密象诊断分辨真伪。所谓从外部症状分辨有无脓液，症状是上半身弯曲，意志消沉，眼现黄色，身体扭曲，臂膀下曳，脉、尿皆有热象，尿色混浊，头痛，面部出汗，身体沉重，轻微咳嗽，心肺上悬，声音微弱，有时轻微腹泻，肤色发青，舌与牙龈和手指皆呈白色，具备以上症状者，一定有脓液。所谓从内部症状诊断脓液的位置，症状是有怒容，上半身胀满，有时疼痛，嗜睡，言语纷乱，眼肿，手背与脚背皆肿，自己和他人都能感觉到口臭，有时痰中带脓，具备以上症状者，气管里一定有脓液；有时肺脉疼痛，有时因寒而颤抖、呻吟，脓液部位的表面出痘疹，按之特别疼痛，具备了气管有脓液的症状，这是皮膜积脓的征象；扣诊，看汗毛，打侧线，听震动声以及用花诊等六种症征具备者，一定有脓液。对身体的左右、前后、上下一些怀疑的部位用扣诊分辨，发出空洞声者，无脓液；发出挤压声者，有黄水，发出颤音者，脓液已经成熟。所谓看汗毛诊断脓液，是在太阳光下，患者不穿衣服，医生用口向患者身上喷上星光照射过的水，湿润汗毛以后，再用口喷上酒，在阳光下汗毛竖起者，体内无脓液，只有黄水。如汗毛像牛舔过一样地不竖起者，则体内积有脓液。打侧线以分辨有无脓液。在患者身体的前后打上中线与天线，两侧再打两次半身侧线，从第十三脊椎节经肚脐打横线，再找出中点，从第十六脊椎打十六条引线及七条横线，打完后观察，何处萎缩，该处即有脓液。听震动的声音以诊断有无脓液。在无人声、狗声、水声的安静处，患者盘膝端坐，收拾起身上的装饰品，扎起头发，两手抱顶，然后医生扶着患者两肩，慢慢地摇晃，逐渐加快，最后猛摇三次，仔细听之，嘈杂声是龙，犹如共命鸟的声音，是有黄水的征象；声音沉浊，是有脓液的征兆；上半身声音高，下半身声音小。如果这样作了以后还听不清晰，可让患者侧卧，将一只手枕在头下，另一只手放在髂骨上，医生握住患者的髂骨与肩头，像上面讲过的那样摇荡，震荡的声音经穴道传至手心犹如牛犊在活动，这是有脓液的征象。花诊是在穴道诊断有无脓液。穴道经常刺痛，肌肉的颜色好看，肋部肉嗦难忍，虚肿，不能按摸，大小不等的裂纹，这是穴道有脓现花的征兆。如果有怀疑时，可进一步试探，药用鼠粪炒热研粉、乳汁调敷，用鼠皮包扎，穴位处出现脓液。或者用血、肉、盐、刺柏等与半普量的黄牛溲、小叶杜鹃制剂，作为食物常常食用，另用红景天罨敷，三天以内穴窍上出现脓液，特别是横膈膜与腹壁皮下有脓时，用此法能诊断出来。具备以上六种症状时，不必怀疑，予以穿刺施治。皮肤呈现红色，外表肿胀，汗毛脱落，好似年老人的皮肤皱纹绽裂一样，横膈膜糜烂，如出现此种症状，则为死兆。从密象分辨真伪，它分为似有而无、似无而有两种容易混淆的症状。所谓似有而无，为肋际瘀血，肋骨间隙疼痛，麻木，发热，出现颤音，好似有脓液，然而不存在有脓液的症状。针刺出水，此疾病治愈时，以上症状即便消失。风乱入胸腔，摇动则有剥剥之声，虽然似有脓液，然而脉象虚，尿色清，心肺颤动，眼现白色，耳鸣，面白，肠鸣；对于此症，若以酒肉试探，则症状消失。其次是似无而有，寒脓虽少而长期潜存，身体消瘦，有脓的部位肌噪音小，好似没有一样，震荡或揪皮试之皆无声响，好似无脓液，然而具有脓液的其他症状。因此，分清两者很重要。

确诊后的医治方法分为药物、手术、饮食及起居等四种。肺部脓液须加引流；皮膜脓液要将脓包刺破；穴道脓液要排除；如果气管里有脓液，首先使脓液上行吐出，其次以药物和饮食滋补施治。药用沙棘、广木香、余甘子、甘草、蓝石草、天然碱、荜茇、蜂蜜制剂，空腹令服，向外引流脓液。又方：大戟、葡萄、诃子、沙参、甘草炒存性，再加沙棘、木香、荜茇、白糖、驴奶，内服缓引。引流困难时，药用硇砂、光明盐、天然碱、娑罗子、驮马咽喉、白胸雕脑、沙蜥血、童便制剂令服，向外引流脓液；或用铜灰方剂开脉口。又方：驴奶、沙棘、诃子、狐肺为剂，发酵三昼夜，再加三种尾翎灰、二禽脑、芒硝制剂，内服猛引。或者，药用生蜂蜜、白硇、冰片、竹黄、草莓苗、酸酒制剂、煎煮侧柏、杜鹃花、藏麻黄、蒿、水柏枝，在患者身体前后熏疗；如果仍然引流不出脓液时，可将白芥子、硫黄、安息香、菜籽油等浸泡棉布，再将浸透油腻的布装入筒内，烟熏口鼻施治。或者药用雄黄、安息香、娑罗子、石花、广木香、火漆制剂焚烟熏疗。又一方，尖嘴诃子、雄黄、姜黄、阿魏、紫草茸、铜矿石、荜茇、甘草、安息香、麝香、娑罗子、人的脂肪制剂吸收脓液，脓囊出现时，是脓液出净的征兆。医治过分时，脓液虽然吸收干净，但是却又伤了脉血，要束脉，闭塞脉口止脓迹，因此，需妥善地处理。首先药用紫草茸、黄牛乳、水制剂，加熊胆、红花、豆花煎服。或用枭鸟脑、狐脑、竹黄、沙参、甘草、黄牛乳、蜂蜜制剂内服。或药用桂皮、小豆蔻、荜茇、鲜姜、紫草茸、熊胆、紫铆、白糖制剂令服。紫草茸、火漆煎汤去渣存汁，藏紫草、黄牛乳，酥油煎后，去渣留汁，驴乳三份，三药等量各两捧，胡芦巴苗一把煎煮，再加丁香、白糖制剂，每天早晨服一勺，是医治肺脉断裂，肺热蔓延，咳血和干涸肺脓液的良药。排脓后药用茜草、槟榔叶、紫草茸药油，加草果、竹黄、丁香、红花、肉豆蔻、小豆蔻、铜灰、蜂蜜制剂，空腹令服。能医治肺创伤和止脓，断除后遗症。饮食进食良性食物，黄牛乳酪及酪浆、牛肉、麦酒、过滤的红景天汁、新鲜的绵羊肉等以阻塞龙的去路；常年禁忌酸腐里脊肉和过度劳累。中期刺穿皮膜脓包，药用山沟脑的雪蛙肉、沟口的骆驼肉、谷中的野兽肉、蛇肉等，研细制剂，炖为热汤，分作三份，三日内服用。同时，用茵陈蒿煎汤浴熨施治。此方可将皮膜内外一切脓包刺穿。如果不能刺穿，乃是前孽所定，生命已尽，应该放弃医治。

从穴道排除脓液，须掌握启穴时间、穴位、启穴方法、排脓量、外敷药、导管洗涤、药物、饮食、起居及止脓的时间等十一种。启穴时间是：五、七、九日启穴是血如茜草汁的时间；十一、十三、十五日是启穴放黄水的时间；十七、十九、二十一日是启穴排脓的时间；扩散症与脉道失势不分时间。穴位不变，具备上述六种症状时，可启穴施治。启穴的方法是在吉日良辰，平舒座上，患者盘腿端坐，同年龄的好友护理，双耳不闻外事，用燕嘴状的空心管针对准穴位直刺，在皮肤与肌肉骨骼之间内穿，用手摸察穿刺情况，手握管针，紧贴皮肤，慢慢抖动，屏住呼吸，寻找无筋腱处，脓液从管针排出。开始排脓量为三分之二，再用半普量的酒润湿伤口周围，最后挤出脓液；脓水带泡时，停止排脓。开始时每餐一次排一次脓，其后一日排一次脓。脓液色白无臭味时，容易医治；脓液淡黄且稠、无臭味者，立即医治，容易收效。脓液颜色淡红或青白无臭味者，可以医治。如果脓液像小蘖汁和紫草茸汁者，须长时间地排脓；肌腐如烟，脓液恶臭带血丝、色如靛汁或如涮洗肉腔的水、犹如野驴尿被太阳晒干一样时，是死亡的征兆。引流管与外敷药须依次更换，用空心管针排脓后，用尼泊尔红花填塞，伤口用药面团罨敷数次。在脓液未净之前，须用毡片贴，中间要更换填塞物；外敷酒糟，蕨麻叶和獐子皮包扎；最后更换铅制引流导管，煎煮牦牛犊的脂肪，外敷包扎。洗涤，热脓用冰片君臣方剂洗涤，寒脓用淡酒、天然碱水洗涤，一般用竹黄、熊胆、白糖水洗涤。伤口结痂时，可以取出引流导管，没有余疾，是伤愈的征象。如果洗涤过度，会伤肺，温失而寒象蔓延；洗涤不够时，腐坏的脓液排除不净。因此，在夏天，每三天洗涤一次，在冬季，每七天洗涤一次，比较适宜。饮食方面，疾病初期，在脓液未减的情况下，进食黄牛与山羊乳酪和酪浆、野性肉、青稞粥、炒熟的谷物粥等凉性食物。疾病中期，在脓液减少、退烧的情况下，进食新鲜酥油、新鲜的绵羊肉和白糖、新鲜的三甜膏等。最后在脓液难除尽、新肌难长成的情况下，进食红糖酥油、淡酒、羊杂碎等有营养的食物滋补。药物方面，在整个有脓的时期，药用制水银、制硫黄、铜灰、三果、草果、竹黄、丁香、红花、肉豆蔻、小豆蔻、冰片、牛黄、白檀香、紫檀香、犀角、羚羊角、鹿角、各种胆、黄精、天门冬、甘草、白糖、蜂蜜制成膏剂，作为零食食用，每次三匙，至脓液干涸为度。或者用制硫黄调如血汁令服，干涸脓液。脓液排尽，发热减退时，令服药油剂，三果。黄精、天门冬诸药煎汁，加入牛奶、酥油，烘去水分，再加特技散、蜂蜜，制成药泊剂内服，一切脓液，不论在身体上下和内外，均能在一日内干涸。诃子、毛诃子各二十粒，在黄牛溲里泡五天，再入牛奶、酥油煎汁澄清，加制水银、沙棘、牛尿、童便、制硫黄一把、冰片、草果、竹黄、丁香、红花、肉豆蔻、小豆蔻、檀香、牛黄、犀角、生等、杜仲、冬葵子、油松、铜灰、贝齿灰、黄精、大门冬、矮紫堇、雪山贝、独行菜、木贼、岩大黄叶、棘豆、蜂蜜为丸，每三天服用大拇指大小的一丸，干涸脓液犹如露水遇到了太阳。药消化后，轻微发汗施治；如果不消化时，开水、雕粪灰、白硇砂制剂内服。头晕脸肿者，进食酒肉；关节疼痛欲裂者，服用荜茇、硇砂、光明盐、沙棘煎汤内服。最后是脓液将尽、寒象蔓延的时期，用铁上熔化水银和诃子、铜上熔化白矾、硫黄灰，再加犀角、鹿角、狍角、羚羊角、红花、竹黄、肉豆蔻、两种檀香、肉桂、三辛、铁线莲、制水银、沙棘、火漆、青铜，诸药研细，再与用酒浸渍了五天的金色诃子、胶乳、牦牛奶酥油制成药油，再加蜂蜜，放在青稞中，三天服一次，是干涸寒性脓液的良方。起居方面，禁忌劳累、房事、骑乘、负重、打击、手臂活动等。如此医治后，脉、尿的表热减退，身体轻爽，胃口平顺，增强体质。断脓时期有四个阶段，植物的苞芽需要雨水，干旱饮水、寒冷袭击都是危害。因此，脓液未净，必然蔓延，应该懂得断除后遗症的危害。

体腔下部即腹腔创伤的治法，分总治法与具体治法两种。总治法又包括九个内容：以饮食滋养升体温；以罨敷镇痛；贴敷施治增强体质；疏导化瘀；药物消除脏腑热；针刺放血治恶血；催泻医治除胆热；火灸封闭脉道要隘，抑制肿胀；启开脓穴，排除脓血。所谓以饮食滋养升体温，因为体腔下部主要是腑的区域，饮食调理非常重要，煎煮单一的大米和炒麦粥，加新鲜酥油和牛乳、切细的干姜等适量进食；凉开水适量饮用；要有限制地进食乳食，过量进食会引起创伤疼痛、呕吐、伤口不愈合。犹如下泻施治后那样，要注意饮食，对肉食和乳食，以及冰水，皆要适量，禁忌一切凉性和极热性的饮食。所谓罨敷镇痛，是肝受损用马粪罨敷，脾受伤用旱獭洞土罨敷，伤及肾用干酒糟镐敷，胃损伤用食盐罨敷，大肠受伤用水底石冷熨，小肠受伤用陶器罨敷。发热时多次罨敷可镇痛。所谓贴敷施治，增强体质，受伤初期用药面团罨敷，然后酥油煎煮羊毛外敷；如果伤口扩散时，用薄料包扎；伤势严重时，用酒糟贴敷；外敷干燥药物，一定要湿润，酒糟等物禁用温软剂。所谓疏导化瘀，是受伤引起腹胀、小便闭塞时，药用离娄、大黄、各种胆、天然碱、酒醋、烟絮、盐、黄牛溲制剂，由肛门向外引流粪便、废血、清腹腔热。如果热象减退、瘀血已除，可连续施治。所谓以药物清除脏腑热，清除体腔下部脏器发热，重要的是封闭脉窍，干涸黄水，首先药用檀香、牛黄、竹黄、红花、小豆蔻、毛瓣绿绒蒿等制剂内服。清除脏器热，用熊胆、甘草、木贼等封闭脉窍；用犀角、鹿角、贝壳灰、结血蒿灰等干涸黄水脓液。配方主要是根据病情变化掌握增减药味，提高疗效，控制病情。肝受伤时，在上方的基础上加岩精、唐古特青蓝、藏茵陈、银朱；脾受伤时，加波棱瓜、诃子、荜茇；肾受伤时，加小豆蔻、麝香、蝇蟹、小蜀葵籽、白糖。同样，清除腑热、滋补虚弱、增强体质时，用牛黄、竹黄、红花、小豆蔻、毛辨绿绒蒿清除腑热；用熊胆、黄秦艽、茜草滋补虚弱；用石榴、荜茇增强胃温；胃受损时，加减木香、广木香；小肠受伤时，加上泻果；又分蓼；大肠受伤时，加藏茵陈、广木香；胆受伤时，加波棱瓜、止泻木；膀胱受伤时，加螃蟹、白糖；难消化时，用开水冲服；剂数、剂量，根据发热的情况而定。胃不舒适，加三辛灰、诃子、白糖制剂。用针刺放血排除恶血，发热疼痛，被热所苦时，在肚脐以上的腑脉与短角脉穿针刺放血，脐以下的大脉和踝脉针刺放血；肾受伤时，在胫尾穴针刺放血收效大，要视血色施治；腑受伤，针刺放血过量时会损耗热力。所谓催泻医治，胆热是药物和针刺结合施治后，发热仍不能减退，尿呈黄色，阵痛、口苦、食欲不振等，药用大黄、离娄、尖嘴诃子汤，温服清泻，清除腑热。所谓火灸，抑制肿胀、封闭脉道要隘，受伤后脉道断裂、腑器穿洞、脉络抽搐、肿胀，对此除火灸外，再无良策。脉道断裂时，在伤口艾灸五七次；腑穿洞，无缺损时，火灸伤口，如果穿洞有缺损，在箭穿的伤处火灸，脉络何处抽搐、疼痛时，即在该处火灸；腹胀、阵痛时，火灸身体前后的本位穴。所谓启开脓穴，排除脓液，它分从上窍和下窍，以及手术窍等三窍排除脓液。头痛、口苦，食欲不振，胃部壅塞，呕逆欲吐时，从不消化的部位催吐，向外引出疾病，药用丝瓜络、腊肠果、荜茇、婆罗子、刺参制剂引吐；或者竹黄、红花、小豆蔻、山豆根、白芥子、草毒苗、牛尾蒿、奇林翠雀等，煎汤令服，均可催吐脓血。小便闭塞和大小肠疼痛，发热、阵痛，下半身沉重，从消化的部位清泻施治，药用巴豆、腊肠果、刺芒龙胆、诃子、离娄、大黄、天然碱、荜茇、水、黄牛溲，薄荷为药引，向下坠腹腔脓血、清泻。脉、尿呈现热象，口渴，食欲不振，阵痛，尿闭，高热，肉噤，不能触摸，化脓部位柔软，脓液在何穴，即从该穴排除脓液。启穴排脓的医治过程与上半身体腔的手术医治一样。脓液在腑外时，用食指探肛门诊断，疼痛难忍时，在柔软处穿刺施治。

体腔下半部脏腑受伤的具体治法：黑白横膈膜受伤时，首先用熊胆、山羊乳制剂令服；禁忌针刺放血，火灸第八脊椎和鸠尾穴；进食猪肉（烧焦，大小如雄鸡头）；骆驼羔肉、犏牛乳酪和酪浆；蛋清与马血、小茴香制剂外敷；花椒、小茴香、各种佐料、茜草、枇杷叶、紫草茸制剂外敷；禁忌妇女作护理。黑色膈膜受伤时，诸胆制剂令服，在耳尖穴和胫骨、肚脐下针刺放血，火灸膝窝穴，进食大米粥和炒熟的谷物粥；在顶门和足心涂油，进食凉性饮食，温性饮食宜少不宜多。肝受伤时，在短角脉和四处踝脉针刺放血，火灸第八节脊椎和第九节脊椎、囟门、大拇指等处；药用红花、石灰华、穆坪马兜铃、哇夏嘎、五灵脂、石榴、银朱、诃子、白糖制剂令服；各种花膏剂内服；饮食与起居要寒热适中。脾受伤时，针刺胫脉和四个短角脉放血；药用小茴香、木藤蓼、止泻果煎汤令服；火灸脊椎第九节和第十一节，在肛门里放置莱菔和盐制成的药锭；大蒜、白酥油煎汤，加小米辣、小茴香、灰条菜令服；进食温性饮食，有时也可擦拭陈酥油。如果医治不愈时，亦可用温性药清泻施治。肾受伤时，火灸脊椎第十四节和黑脉，在踝骨内侧脉、胫尾脉等处针刺放血，进食温性食物，内服凉性药物。如果出现尿闭时，药用硇砂、麝香、螃蟹、葵花、牛乳制剂令服。伤及肾壁脂肪时，药用红花七味方内服；冰片水纳入伤口，凉物贴敷；化脓时，药用檀藤子、白刀豆、广酸枣药油内服。胃受伤时，火灸脊椎第十二节、胃俞、中脘；如果呕吐，在米汤里加炒米、石斛、蜂蜜等令服；用石榴、诃子、白酥油、白糖、蜂蜜制剂清胃；如果发热，在左右短角脉针刺放血；如疗效不明显时，用牙皂温泻施治。胃破穿，用马筋或野驴筋缝后，敷生肌药物，用绸子覆盖伤口，然后用纯酥油煮毡片包扎。腹壁脂肪下坠时，趁热纳入腹腔，用马尾、丝线缝合，外敷肉桂和白硇消溶脂肪；如果见效，按上述方法继续施治；如发热时，药用汤剂、散剂、微量放血施治。胆受伤时，用熊胆、牛乳、酥油配方内服；火灸脊椎第九节，在正长脉、短翅脉针刺放血，药用藏茵陈、熊胆、波棱瓜、广木香、藏黄连、鹅不食、川乌、小蘖汁、白糖制成散剂令服。若伤及大肠时，火灸脊椎第十六节；若是虫症时，药用阿魏、麝香、酸藤果、天仙子、田螺、紫铆、大蒜、牛乳、红糖制剂令服；如果发热在两踝脉，针刺放血，药用腊肠果、刺芒龙胆、泽漆、大黄、油松、小蘖皮、诃子、毛诃子、干姜、红糖煎汤令服，温泻施治。小肠受伤时，熊胆和牛乳制剂下泻；如果发热在小肠穴，针刺放血。小肠下坠，用水和酒制剂洗涤，然后再用过滤了的三辛水洗涤，保温，趁热将腹壁脂肪纳入其腹中；用水击面部，在一惊之下引之入内；或者用羽毛刺激喉头，使其呕吐；皮肤绽裂，用马筋或野驴筋缝补，用伤药、绸和酥油毡片包扎，然后脱去衣服，慢慢地摇动身体，小肠便回到本位；如果扭结或盘绕，是死亡的征兆。七天之内仰卧休息，小便就地排便，进食少量的稠粥，温和地施治。盘肠受伤的治疗方法，与大肠受伤的治法一样。膀胱受伤，火灸脊椎第十八节；小便闭塞时，药用硇砂等治尿药方；如果发热，在大肠俞针刺放血。伤及肛门，火灸脊椎第十九节，肿胀时罨熨，高热针刺放血施治，大便困难时，肛门内置入药锭医治。精府诸脉受损，针刺启开脉位，在臀部和足心与百会罨敷，火灸脊椎第十三节。开始用凉药，最后用温性药物施治。

最后断除后遗症。它分疾病蔓延的原因、蔓延的症状，以及断除后遗症等三个内容。疾病扩散的原因有两种热扩散和两种寒扩散。首先是脏器创伤发痒，脉口开裂，腐烂，疮面突起。其次是凉剂过量，饮食粗粝。由于这六种原因，创伤蔓延不止。创伤发痒的症状是食欲不振，肌肉颜色青而且燥，上半身刺痛、脉、尿皆有热象，脓液带血，有时有腐肉，其味恶臭。这是创伤已经滴漏的征象。脉口开裂的症状是脏腑里有血泡，体力衰弱，脓液时增时减，腐烂恶臭，脓如汤汁，眼睛发黄，食欲减退，这是启开洗涤不及时，脓包未出之故。疮面突起的症状是填塞物过高、涤水潴留过甚。凉剂过甚，脉象迟，尿色青，体力衰弱，肝胃不宁，肠鸣，脓液颜色发青，臭味和蒸汽小。饮食粗糙的症状是脉象虚，胃口平顺，脓液稀薄，体力衰弱。断除的方法：脏器创伤发痒，禁忌热性饮食，进食凉性食物，药用黄丹、木贼、黄秦艽、鸽子髓、熊胆制剂洗涤伤口，针刺微血管放血，服用养肺药物。脉口开裂，清泻施治，各种胆用水泡制后外洗内服，近处的脉道针刺放血，火灸封闭脉道要隘，进食凉性饮食。起居方面，禁忌劳累和用力过猛。腐烂，药用天然碱、硼砂、广木香、诃子制剂洗涤伤口，用猪鬃刷子清除脓液腐肌，其后用冰片、檀香洗涤；硫黄药油和各种兽角煅灰，制膏罨敷。疮面突起，三天连续潴积脓液，在肋间穿刺施治。凉剂过甚，用热性药石榴方提升体温，饮食进食新鲜绵羊肉、雪鸡肉、各种盐类膏剂、新鲜酥油、三甜膏、绵羊杂碎汤；饮食粗粝，可进食马肉、驴肉、旱獭肉、人肉、红糖、薄酒、五根药油。"

第八十六章　四肢创伤治法

接着意生大仙继续问道："善哉！明智仙长，人体的四肢受了伤，它的症状与治法又如何学习？恳求医药王赐予教诲。"

明智仙长回答道："善哉！大仙仔细听。对你的提问，从四肢受伤的要害部位、总症状和医法、抑制要害处受损的后遗症等四个方面讲述。

要害部位　分腓胫肌和腺体、脉络、骨、韧带等五个部分。首先讲腓胫肌的要害部位，肩头上的黑色鱼形肌是要害，肩胛骨上肩胛肌是要害。肩胛骨边缘斜方肌是要害，劈膊鱼形肌有七处皱褶肌，从肩关节量四指是腋窝要害，前臂鱼形肌似筋腱，有九条皱纹肌与两条大膊肌，在手腕关节与肘肌量一手另六指是鱼形肌的中心要害。手端手指之间拇指肌是要害。盆腔髂骨肌肉呈十字形状，是肌肉的要害。大腿有十三条皱裙肌，犹如绸缎束于一处，从大腿量两指处是股二头肌的要害，再量四指是半腱肌要害。小腿肚无皱纹似竹子聚集在一起，小腿肚中间有三条腓肌，在踝骨量一手是腓肌的要害，从此再量入指是胫肌要害。如是，以上二十二处是肿胀的要害。其次是腺体的要害，分述如下：从肩骨柄节缝量四指是青头腺的要害；从犬忿臂部脉向上量五指是臂紫腺的要害；从膝外侧关节向上方量一扎是淋巴腺的要害；从此再量二指是蛇头举腺的要害；由此再量八指是痈疽夺命腺的要害。脉络的要害有龙脉与血脉、总脉之分。龙脉是气息运行的白脉，白脉共十条。臂下外腋窝是水脉的要害；隙间是龙脉珍宝脉的要害；膝盖险要处是骨脉三足的要害；内踝骨与外踝间是脊髓脉的要害；大拇指生毛穴是韧带笔头脉的要害处。如是，上述十处是龙运行功能衰弱的要害。血脉的要害处，肩胛骨下的青脉与两臂上端的脉络、膊内吹螺脉等六脉；肺脉是汇聚各点的要害处、胛骨缝隙是金柱脉的要害处、臀部紫肌的长纹脉和胆脉、明相脉是要害处，此四种胆脉是主胆热的要害处；腑脉、短角脉、大腿内大脉、肝下部的两道脉、胆脉下三脉等八脉是失血的要害处；髓骨斜面的肾脉黑穗脉、大腿面上的肾脉贴骨脉和大腿外侧的肾脉举足脉等六条脉道，以及大腿外侧的两条脾经黑脉，此八条脉道是主寒性培根的要害处。如是，上述二十六处是血脉的要害处。气血运行的心脉的要害处：足心盘陀纹的庶脉是要害处，脚背的黑色动脉是要害处，踝骨内侧的铁豆脉是要害处，胫骨下方的金柱脉是要害处、膝窝内部的黑膝脉是要害处，大腿内侧的心膝赤目脉是要害处，手掌无名指下方的迅脉是要害处，小指下端的动脉末梢是要害处，骨突之上的视脉是要害处，下角韧带间的命脉是要害处，肘内窝的臂肘脉是要害处，腋窝内的心脉聚汗脉是要害处。如是，四条脉道贯穿于曲弯处，向外突起，故称为要害处，其处受伤，是热力散失、危及生命的要害处。骨骼的要害处，分为关节与小骨两部分。十二大关节是胯关节、肩关节、膝关节、肘关节、手腕关节、脚腕关节等。关节上下宽约四指的软骨，包括在关节内，皆是要害处。小骨是：髋骨、肩胛骨、膝盖骨、踝骨、踵骨、腕骨、手指骨、脚趾骨等二十六处是病痛和行动的要害处。筋腱的要害处是，膝窝筋和肘关节筋、手腕筋、后踵筋、蛙头筋等十处筋腱；筋腱位于身后，韧带位于身前，是主瘸跛与僵化的要害。在要害里，脉络与腺属最重要的要害，关节属中等要害，筋腱韧带属末等要害。脉络要害里心脉是最重要的要害，胆脉与龙脉运行的脉道属次之，其他脉道属末等要害。诸肌的要害，胫心黑蛙肌是最重要的要害，大腿肌属中等，其他肌肉属末等要害。关节要害里，膝关节与臂关节为最重要的要害，胯关节与肘关节属中等，其他关节属末等要害。小骨要害里，踝骨是最重要的要害，胯骨、肩胛骨中等，其他属末等要害。筋腱韧带要害里，膝关节的韧带为最重要的要害，肘部韧带中等，其他韧带属末等要害。关节和韧带、水脉等是龙的要害，心、肺和胆脉是赤巴的要害，大脉与肝脉是血的要害。如是，知道了要害部位的道理，进行抢救时，可以判断吉凶，心中有数，给予正确诊断。

总症状 立即肿胀似痈疽，或者剧痛，或者犹如被石头击中一样，发热似火燎、寒冷似冰浇。总之，身体的要害部位被击伤时难医治，也有死亡的可能。尤其是腓肠肌的要害部位受伤，立即发热肿胀，肤色呈现出紫黑、青花或红花似火焰，剧痛，坚硬如石，触时疼痛难忍，脓色红且有脓兆，声音微弱。腺体的八处要害部位受伤，无法医治。猛击致伤则立即肿胀，剧痛，发热，说话气短，腓肠肌流滴黄水，气味恶臭。诸龙脉受伤，症状是心悸抖颤，跟脉暴胀，呵欠不断，呕逆，失眠，口眼㖞斜，全身肿胀。特别是腋窝水脉受伤断裂，手臂麻木拖曳，功能衰退。龙脉珍宝脉受伤，症状是早晚疼痛，恐惧，呵欠不断，连续呕逆。骨脉膝脉受伤，症状是产生恐惧，膝盖肿胀如疽，状如吹胀的皮囊，头痛，语无伦次。脊髓脉受伤，症状是脖颈后仰，牙关紧闭，小便闭塞。拇指端脉受伤，会产生恐惧，颤抖，剧痛，有恶梦。肺脉受伤，症状是青黑，呕逆，颤抖，恐惧，咳嗽，发热。肺脉折处受伤，症状是锁骨与肩膀疼痛，头痛，臂膀拖曳，颈僵直。吹螺脉受伤，症状是刺痛，肿胀如次。手足上的四条胆脉任何一条受伤，症状是头痛，目、尿和疮面，以及面容皆发黄，口苦，食欲不振，口渴，身体沉重，无法进行热敷医治。大腿内侧大脉受伤断裂，症状是流血不止，剧渴欲饮，下半身拖曳，肠鸣。肝脉受伤断裂，症状是流血难上，下半身沉重，嗳气，呕吐，腐血恶臭。腑脉与短角脉受伤，难以止住流血。肾脉受伤，无法进行冷敷医治，下半身麻木拖曳，胯骨眼疼痛，小便闭塞，耳聋，寒战。脾脉受伤，肿胀，呕逆，无法进行湿敷医治，腐血淋沥，下半身拖曳，肠鸣，头痛，身体沉重，面黑，发热。心动脉受伤断裂，症状是流血难上，面黄，呵欠，昏迷。猛烈击伤，红肿，本脉抽搐疼痛，疮面突起，散于他处，任意传经，三日后热传至上半身，头痛，寒战，眼球突起，鼻腔干燥，舌根发育，牙垢厚，气短，心、肺皆不舒适，口渴。特别是夺庶脉要害处受伤，恶心，头痛，恐惧，颤抖，剧痛，心窝刺痛。视脉与命脉受伤，症状同上，失眠，沉重。臂肘脉受伤，症状是聚汗，头痛，心肺颤抖，胃不舒适，呕吐，语无伦次。心脉受伤，症状是目赤心悸，足部颤抖。心脏黑脉受伤，症状是失血，肿胀。柱脉受伤，症状是从第九脊椎失血、嗳气。颈脉受伤，症状是胫僵、呕吐，手指弯。脚关节要害受伤，箭头不固定，容易粘着，三天以内水从伤口注入关节，不能屈伸、剧痛、口干舌燥，头痛，全身懈怠，恶心。踝骨受伤，第十五天与第十九天颜色油腻，身体颤抖，发汗，精神错乱，剧痛时，良医亦无法医治。脚关节受伤，脊椎僵硬，颈项后仰，身体僵直，牙关紧闭，脏腑绞痛，患病七至九日寿命已尽，定要死亡。胯骨和锁骨、膝盖骨、手指等受伤，症状是剧痛肿胀，脓液源远而流长。伤入骨髓，疼痛日剧，难于医治。软骨受伤，症状是骨热麻木。韧带断裂，肢体僵硬，疮向下蚀，穿洞者脓液成块，穿透臀部。

治法 有六种：结合三灾时期施治；结合创伤的部位施治；结合创伤的次第及病势施治；结合三个时期及病例施治；结合要害处施治；结合治病的要诀施治。

结合三灾时期施治。患病初期是血液的时期，壮年人血的成分大，需要饥饿五天；儿童培根的成分大，需饥饿三天；老年人或龙型体质者，需饥饿一天。如此医治，肿胀不蔓延扩大，血液不激增，疼痛轻微，不会危及要害部位，血流通畅。外用药用酒糟熏烤后，喷洒酪浆，再行包扎。如果伤及脉道或关节处，加紫草茸，或者用甜酒糟与香蒿制剂熏烤，再以蜀葵籽、酒釉、花椒灰制剂撒在患处后，喷洒酪浆包扎。如果此方适宜时，一直用到治愈为止。假若此方不能治愈，患处发生肿胀，药用红方，即茜草叶、五灵脂、青黛、紫草茸、红色百花制剂抑制。中期疾病扩散，是黄水的时期，如果肌肉肿胀，药用浓酒糟、生面粉、植物油、辅料制成药面团罨敷。如果不能治愈时，改三黄五味散施治，即姜黄、小檗、耳大黄、槟榔叶、生面粉、乳酪调剂外敷消肿。或者，药用姜黄、小檗、亚大黄、山矾叶、石黄、雄黄膏剂外敷。如果施治不愈，采用花方剂施治，即姜黄、小檗、亚大黄、茜草叶、岩精、胡椒、青黛、鹭鹚粪、猪粪、狐狸粪、狼粪、松鸡粪、鼠粪、兔粪等为膏外敷。又一方，狐狸粪、狼粪、松鸡粪、苔藓灰、铁落、蚁穴土、观音土、茜草、青黛、槟榔叶、紫草茸、姜黄、小檗、亚大黄、酒糟、生面粉等，调糊煮熟，外敷消肿。如果仍然不能治愈，采用黑方剂药浴施治，即狗粪、瑞香狼毒、刺参、三毒药、四粪、紫草茸、安息香、生面粉、菜子油煎煮熏浴罨敷。扩散至何处即在该处脉道针刺放血，内服药物清泻。施治有效的征兆是肿胀处的颜色呈现灰白，疼痛减轻，褶痕小，已经化脓。无脓液肿胀，肤色呈现青灰、剧烈疼痛时，药用腐败脑髓，加盐调制涂抹；用青蒿、酒糟、蜀葵籽、花椒、酒曲等制剂，外敷吮吸。又一方，紫草茸、茜草、槟榔叶、三辛、浓酒糟制剂，趁热涂抹。若发高热，肿胀者，用凉药施治。后期疾病成型是脓液的时期，化脓的象征是肿胀而肤色不变，不增不减，稳固坚实，其后化脓浮肿、色红，犹如吹胀的皮囊无边无际地肿胀，烧时闪痛如裂，不能忍受触摸，身体懒动，失眠，口涩，食欲不振，待脓液成熟时，眼呈黄色，尿稠味浓，脉颤而短，从肿胀的边缘变软，向中间聚集，有时阵痛，汗毛倒伏，按摸肿胀处，似耗牛闭目，孔窍空虚！用手指按压肿胀处的上下，犹如皮囊盛水，风水五行。脓液溃散，传至骨上时，皱纹亦位移，肿盘小，疼痛剧烈，身体沉重，食欲不振，成熟的征兆不明显，对此症，收敛施治为宜。药用干姜、陈酥油、人脂制剂外敷患处，药面团罨敷，从边沿用水浴聚拢法施治。或者，在患处涂上盐、酒曲、脑浆制剂，再用鼠粪、干酒糟熏治。或者，药用鼠粪、乳汁制剂外敷。收敛成熟的征兆具备时，在穿刺前用半普量的酒擦拭患处；然后从边束起，结合逃逸之肌肉，用手测量之后，进行穿刺；伤口翻开，结合脓液施治；没有筋腱之处，已经粘连的地方要用扦子分离。如果脉道断裂失血，用白亮独活与白草堵塞，然后再填入尼泊尔红花绸卷。脓液出现的预兆，好似烟汁，色带腐腥、稀薄，有零散的小泡沫，是为恶兆；小臭、色白、浓稠为吉兆。三天之内，用酒糟摺敷，吸收脓液，同时，药用大黄蜂、麻黄汁、浓酒糟、鸡蛋、黄牛乳酪、面粉、菜子油制膏剂，外敷疮面消毒。又一方，大黄蜂煅灰、大黄、姜黄、亚大黄、雄黄、面粉、浓酒糟制剂外敷，用毡片包扎紧。在皱裙骨节之孔隙包扎的毡片要重叠，再用茅草从边缘扎绑。肿硬疼痛时，释缚以药浴疗法施治。粘连疼痛时，用软具垫之。

结合创伤的部位施治。肌肉要害部位受伤，采用吮吸、外敷、糊药等方法施治。脉道要害部位受伤时，采用火灸、针刺放血、药物等方法施治。关节要害处受伤时，采用敷糊、系缚、勒束等方法施治。但是九种施治方法不能脱离总治法。吮吸法能将创伤的黄水向外吸引出来；外敷疗法能将肿胀的患处消除；糊药方法能将肿胀溃散，在本位消除；火灸法能去经脉疼痛，封闭要隘；针刺放血法能将患处的恶血与黄水向外排除；药物治疗法能医治内外创伤；敷糊法能使溃散的脓液排除尽。系缚法是包扎与罨敷两者结合，使创伤在本位消除，不致蔓延或扩散；勒束法能使关节紧束。吮吸法又分热吸、凉吸、平吸等三种。外敷法须结合受伤部位与体质、时间、要害等调治。结合受伤部位调治，是调治肌肉、肌腱、腺体、脉道、骨骼、韧带、四肢等。结合体质调治龙、赤巴、培根、血液及合并症。结合患病时间调治，血期采用红方剂、黄水期采用黄方剂和化脓期采用黑方剂等外敷法。医治零星疾病有五种外敷法，即三种脓液要在本位医治；脉症要用收敛法治疗，防止溃散；时疫要消肿；创伤陈旧时，须挑烂调治；金木刺要取出。摊糊法是医治大关节僵硬、关节脱臼、骨折、肌肉肿胀。骨缝用裹缚法施治。骨折用接法施治。肌散用消肿法施治。角脓要敷药外排。腐烂要去腐使涸。散表要糊敷施治。恶性腺肿要消肿。时疫炭疽要调敷。对患者年龄、病体、气候、药引、寒热、糊药厚薄等，皆要深知。火灸用于接通断脉、封闭逃遁的要隘、调治血热等，脉道溃散肿胀时，应该收敛在中区；镇痛后骨腐时，收敛医治较适宜。针刺放血能消肿清热，镇痛后失血者，应该疏通水道；骨腐症，刀刮治疗为宜。药物医治，脉断用愈合药。失血要藏于体血。脉道溃散要向内聚。黄水和脓要收敛干涸。大创要内养。腐肌要除去，接着要育新肌。缚糊法有皮糊、草糊、毛绒糊、纸糊、木糊、毡片糊等六神，总称为阴糊、阳糊与重糊。系缚法分裂缚与活缚、驱缚、箭条子缚、裹条子缚等。具体系缚法有下列七种：肩胛受伤用轮子展翅缚；臂膀受伤用三枷虎纹缚；肘部受伤用交叉缚；腕部受伤用蓬帐缚；胯骨受伤用角架网状缚；膝部受伤用六缚；踝关节受伤用圈缚。系缚之材料应该用绸子或细布，宽度按创伤面的大小而定，分三指宽、二指宽、一指宽。系缚过紧要疼痛，过松要不起作用；系缚的薄厚不匀时，敷糊之药敷不住；内紧外松地包扎比较适宜。勒束法有材料、束水分类、勒束方法、勒束部位、勒束时间、释勒时间、勒束松的弊病、勒束紧的弊病、内垫勒束度、内垫勒束法、过度勒束之害、善束之功效等十二点，须加注意。材料要选用直而无节疤、质轻干燥、薄厚粗细均匀、无锯削刨痕、光滑平正、内柔力均、合乎标准的松木或杨木以及柳木等。束木分类有木质之分与制造之分两类。勒束方法有骨节栓勒法与骨髓花勒法和部位不定秃冠法三种。栓勒法又分匣束、网束和凉束三种；花勒法又有骨折接骨花勒法和肌肉上悬在本位的花勒法、腓肠肌缝隙脓液汇集排挤花勒法三种；秃冠法也分截割接续秃冠法、失血施治秃冠法与手术镇痛秃冠法等三种。勒束时，要区别凉束与热束、干束、湿束、外束、内束、约束、释束等八种情况。勒束的部位，分关节脱出、骨髓断裂、韧带外张、失血境空、关节周围有脓液。勒束时间，应在创伤肿胀消散、发热息退时勒束。脓腐既止，需要六束，除骨髓断裂与失血外，诸伤溃烂处要随时留空为宜。撕裂、脱臼，要还归原位；骨断裂要接骨，关节周围勒束紧；韧带结要舒平；脉道要接通；肌肉要贴接好；脓液要断除；恢复四肢功能。勒束过紧的弊病是会影响创伤面，症状是上下肿胀、剧渴、失眠、恶心、食欲不振、头痛、耳鸣等。这些症状出现时，可将木缠具略微放松。勒束过松的弊病是受损的关节不复位，脓血不断，疼痛不止，韧带受害，断裂处错开，长短不齐，此时应该将木制夹板略微绑紧。内垫物以药制细毛布为宜，矫正弯曲歪斜全赖此布勒束，束度要避免过紧过松的缺点。勒束法是边沿束紧、中间较松。若有疏忽，断裂处错缝不平整。木料疏密不均匀，疼痛不停止。如果是开始勒束的过失，会使伤处僵化弯曲；如果木夹间无空隙，会生腐热。与此相反，便是好的征象，疾病治疗容易，营养复原也比较迅速。

所谓结合创伤的次第与病势施治。这是说疾病属血势，须调治血热，养育创伤；疾病属于赤巴型者，首先应该清热施治；疾病属于黄水型者，须消肿、消炎、排除黄水；如果疾病属于脓疡，要穿刺引脓；如果疾病无定型，须要对症施治；疾病属于龙型者，外敷内服营养剂；疾病属于培根型者，首先应该清泻。这些要诀，随时都要记清楚。

所谓结合三个时期病例施治。这是说重伤初期肿胀严重时，首先要化瘀调治；其次脓液已成熟的，要穿刺排脓；最后营养新肌，平复疮疤。用外敷施治新伤与肿胀，首先对新伤施行吮吸医治，用挤过的甜酒糟、狐狸粪、狼粪、狗粪制剂外敷，平息龙吮吸黄水。以后若出现肿胀现象时，糊贴、熏浴施治，其方剂有红色方与白色方、黄色方、黑色方、花色方共计五种，总的区别还是寒热两类。运用何种方剂，须仔细考虑，趁其软化时先烤热，再外敷绵羊乳酪、纸糊与毛绒糊之后，再用茅草包扎。配制肿胀涂药方剂，须研细，煎煮至熟，像热乳粥一样涂拭患处后，覆盖薄皮子，再进行包扎。配制浸浴方剂时，捣成碎末，煎煮成汤，再用薄皮子包裹好热熨。或者用冷浴法。如此医治的功效是镇龙，吮吸黄水，消痈肿，清除血、赤巴和脉的热症。如若不慎失误，则诸粪堵塞脉道，使诸脉失去联系。热药使血、赤巴与骨脉生热症，油疗使肌肉滑润，然而能诱发培根、赤巴疾病。因此，采用何方剂都要对症适当施治。所谓中期排脓、后期下泻，是用吮吸、洗涤法排脓，养育新肌。结合龙、赤巴、培根、血液具体的病情，或结合脓液的红、青、棕、烟汁等颜色，或者视其有无肿胀现象、是否敷用糊药膏和毡片包扎。肌角处用的毡片要适应患者的体形，骨节和关节处用的毡片也要适合骨节和关节的形状，关节鳞阳缚双层，脓液汇集处重缚，后用绑带扎束。粘连法的功能是排脓、收敛肿胀，溃散在本位时抑制，接通脉窍，愈合断裂，还原脱臼，医治韧带。如若过早地粘连，会使肌肉肿胀溃散，堵塞脓液出口，疼痛腐烂，脓液溃散入缝隙，皮肤破裂，如不修补，难以愈合。因此要善于结合时间施治。后期营养，平复伤疤，药用牛乳、生面粉、白酥油制成药糊罨敷患处。各种热药酥油涂于毡片，趁热敷于患处后包扎。创伤初期要清热，用花椒吸收黄水，清除培根，否则初期龙一旦溃散则难于医治。

所谓结合要害处施治，这是说如果伤及腓肠肌的诸要害处时，用药面团罨熨，或者用热吸法施治。如果不能治愈，药用浓酒糟、野艾、肾叶山蓼、干姜、荜茇、菜籽油、生面粉制成膏剂涂治。仍然不能治愈时，用各种动物的肌肉煎煮浴洗，经过如此施治仍然不能治愈者，须分清寒热两种病情。热性，药用姜黄、小檗、大黄、雄黄、面粉、酪浆制剂在患处按敷，或者药用白花秦艽、角茴香、银瑞、黄牛乳酪、山羊乳酪配伍制膏外敷患处；寒性，药将狼等食肉野兽肉、猫头鹰肉、鹫肉、热性肉等用酒煎煮后，与面粉、酥油汁、酒釉、调料配伍制膏外敷。特别是伤及两腋窝肌时药用青蒿、酒糟、干姜、调料、乳酪、酥油、生面粉配伍制膏外敷。又一方：浓酒糟、脑浆、生面粉、蚌壳、盐等煎煮糊贴施治。伤及前肘肌时，药用浓酒糟、青蒿、峨参籽、山羊乳酪、麻黄汁制剂外敷。伤及大腿时，药用浓酒糟、青蒿、脑浆、面粉、亚大黄制剂外敷。黑蛙肌要害处受伤时，药用含酒的酒糟、独活、烟絮、盐、酒曲制剂调治。腓肠肌受伤时，药用犏牛粪、酒糟、白松鸡粪制剂烤热，涂于患处。心肺不舒适，火灸脊椎第六节。头痛时，在阿索穴与短角穴针刺放血。启下肌与连结肌受伤时，药用鸡蛋、山羊血、猪血、小便、山羊乳酪、兔毛配伍按擦。颈部肌肉受伤时，按照吸收总治法施治。腺体的八处要害受伤时，药用沉香、蓝花秦光、铁落、藏黄连、哇夏嘎、藏茵陈、山羊乳酪制剂，涂毡片敷治。又一方：沉香、秦艽、铁落、育熊、槟榔叶、面粉、植物油等煎煮外敷。或者药用烟絮、水菖蒲、秦艽、甘松、酒糟制剂外敷。如果不能治愈，采用各种腺体药浴施治，内服冰片、麝香、沉香汤。诸龙脉受损时，火灸保护本脉与风窍，药用油渣、药面团、酒曲、调料、青蒿，酒糟配制，反复熏熨患处。如果不能治愈，药用肉豆蔻、阿魏、荜茇、干姜、光明盐、小茴香、青蒿、酒曲、蔗糖、酒糟配伍，烤至温热，熏熨患处，内服三营、三甜、羊杂碎、阿魏散。口眼㖞斜时，火灸毛漩里侧。龙与血型疾病并发时，凉法针刺放血施治。尤其是肝脏龙脉、珍宝脉受损时，药用含酒的酒糟、青蒿、三辛、峨参籽、菜籽油、热脂油搅拌制成药浆，或者用药面团、油面、油渣配伍罨敷，从伤口量一指节上下，火灸。如果疯狂乱语，火灸脊椎第一节。身体颤抖时，火灸脊椎第六节。臂部水脉受损，药用药面团烫疗或用红色方剂药浴；在本脉上下和腋窝里侧、锁骨低洼处、臂关节、手心等处艾灸五次。膝弯骨脉受损，用油毡片罨敷；如果不能治愈，按照小腿肌脉的治法涂敷施治。多言杂语时，火灸端脉与百会。心、肺不宁时，火灸脊椎第七节。里脊僵硬时，火灸脊椎脉。大拇指端主动脉受损，药用酒糟、青蒿、酒糊、焦青稞、乳酪配伍吮吸，脊骨僵硬、角弓反张，火灸脊椎静脉本源穴。如果头痛时，火灸黑颈脉。牙关紧闭，火灸里踝、迎面脉。身体颤抖时，火灸膝中动脉。心脉诸伤症，用金灸法施治，火灸赤目、臂肘脉、手足四掌、百会，内服汤剂药物和冰片七味方、冰片九味方；同用紫草茸、藏茵陈、角茴香、松塔、山羊乳酪配伍，烤热外敷吮吸，约束脉口、清除蒸汽、化瘀活血。疾病扩散至何处，彼处脉道针刺放血。如果不能治愈，在本脉上下针刺放血及火灸。特别是夺跖要害处二脉受伤，用酥油、脂肪擦涂头发，用水中卵石罨敷；在跖掌周围用油毡片包裹；用马粪与酪浆配伍，敷于患处吮吸施治；药用青蒿、酒糟、脑髓、小茴香、三辛、乳酪膏剂，敷于背部吮吸。特别是夺跖要害处受伤，火里踝与跖脉。小肠疼痛，火灸胫尾脉与小肠脉。腰部扭挫时，火灸膝窝黑脉；头痛时，火灸拇指端脉；心肺不宁又胡言乱语者，一定要死亡。急症火灸视脉与命脉；如果肿胀时，药用茜草、山矾叶、青焦、紫草茸、各种调料、花椒、天葵籽、浓酒糟、面粉、乳酪、植物油等煎煮至熟，罨敷。颈脉受伤呕吐时，火灸脊椎第一节；腓肠肌僵硬，火灸拇指端脉与胫骨韧带。手指萎缩弯曲，用浓酒糟、药面团罨熨。髋脉、金柱脉、柱栋脉要害处受伤时，火灸膝窝脉。小指受伤时，火灸心脉、视脉与命脉，内服冰片七味方，加肉豆蔻、各种胆。对隐热症，清凉施治，同用绒毛糊敷治；对视脉与命脉交替火灸，进行护围；药用浓酒糟、面粉、乳酪、调料、酥油配伍按敷。臂膊黄水脉受伤时，用哇夏嘎、沉香、藏黄连、藏茵陈、秦艽、角茴香、翼首草、面粉、囊吾、甘草等制糊，敷于患处；身体颤抖时，火灸聚汗脉；呕吐时，火灸脊椎第十三节。加聚汗脉断裂，火灸锁骨动脉；头痛心烦，在细顶脉与臂脉针刺放血；目赤时，各种胆汁配伍内服；眼脉突起多语时，火灸胸主动脉。一切心脉症，火灸本脉上下，内服清热药剂，创伤内外封闭脉口很重要。一切血脉失血时，用凉水施治，伤口填塞薪艾，用盐围护伤口，药用紫草茸、藏黄连、香附子、诃子、甘松、浓酒糟配伍，胜似甘露；或用酒糟、紫草茸灰浸润伤处；或者用过滤的乳酪或凉药吮吸施治；充血时，在脉尾针刺放血，用冰片九味方内服，调治脏腑。特别是诸肺脉受损时，火灸本脉上下，在夏季药用汤剂须加乳酪，冬季药用花椒、天葵籽，调料、面粉、植物油配伍，外敷包扎。如果不能治愈，药用沉香、铁落、紫草茸、茜草、青黛、藏茵陈、穆坪马兜铃、黄牛肉、山羊乳酪配伍外敷。如果肿硬时，用药面糊罨敷，内服药物以冰片为主药，加理肺药物。诸胆脉受损时，药用藏茵陈、山羊乳酪、酒糟、藏黄连配伍，贴敷患处。或者药用藏茵陈、藏黄连、蓝布裙、茜草、止泻木、白糖、乳酪配伍，摊糊施治；在前额脉与短角脉和踝脉等处针刺放血；药用波棱瓜七味方或藏茵陈汤内服。如果伤口呈现黄色时，采用黄色方剂施治。胆脉、黎明脉受损时，疼痛如瘫，火灸腓肠肌里侧与腓肠肌缝隙脉。脊柱要害受伤，火灸膊上与蓝首。头痛时，火灸腋窝外侧脉。肾脉受伤，药用干酒糟、油渣煮水洗浴施治；如果不能治愈者，热药摊糊和温浴施治；进食新鲜粥和鲜的绵羊肉。腿足拖曳时，火灸腿外洼足举穴。胯眼疼痛时，火灸脊椎第十四节。耳聋时，火灸肾黑脉。小便禁闭时，火灸脊柱肾脉。失血，肾区疼痛时，火灸胯眼。活动困难而且疼痛者，火灸脊椎第十四节。脓液不能断除时，火灸水脉。脾脉受损时，药用酒糟、脑髓、青蒿配伍调治，上下火灸围护，在脾脉和短角穴针刺放血。如果不能治愈者，药用泥皮、苔藓、亚大黄、蕲艾、铁落、面粉、浓酒糟、乳酪等配伍外敷。胃痛者，火灸脊椎第十节。如果失眠、大声哀号者，在短翅脉针刺放血。肠胃肿胀，药用青木香四味汤内服，火灸大腿里侧大脉上下；药用藏黄连、瓦苇、熊胆、鸡蛋、面粉等配伍外敷，并用毡片、术片包扎；伤口用凉性药物吮吸施治。肠鸣时，用热药施治。翻痧绞痛，针刺腔部脾脉放血，火灸脊椎第六节。项强，灸百会。大肠胀满时，导剂灌肠施治。大便秘结，火灸胯眼川、便闭塞，火灸尖端脉。肝下三脉受损时，用凉性药物，冷熨施治。失血时，火灸膝窝脉，内服胆剂汤。短角脉与腑脉等受损时，按总治法施治。关节处留下箭镞，已拖延数日时，必须取出；如果伤口深长时，用钳子烤取之。关节滑液与血混合时，比较容易施治，伤口内纳入熊胆、绿绒蒿、旋覆花、石灰华、红花、松香、藏黄连制剂，以吸收黄水，封闭关节滑液；鸡蛋、面粉、浓酒糟、乳酪配伍外敷；如果不能治愈，药用苗草叶、面粉、紫草茸配伍外敷；如果发热时，用过滤的乳酪施治，药用雪芒、藏黄连、岩精、乳酪配伍外敷，内服凉性药剂；疾病扩散至何处，即在该处针刺放血，三天以内应该以沾水疗法施治。如果仍然不能治愈，药用浓酒糟、麻黄汁、面粉、乳酪、红色公鸡的鸡冠血、猪鼻血、青黑山羊的颈血、驴尾血配伍，外敷包扎，一般能干涸黄水，收敛伤口。软骨受伤时，按照上述方法医治。如果骨血溃散时，按照头部创伤施治。手指骨受伤，以吸、涂、粘三种方法调治，药用酒糟渣、乳酪、蓝布裙配伍，外敷吮吸；脂肪、白酥油、牛粗毛垢配伍吮吸。中期伤面肿胀，药用铁落、泥皮、小茴香、黄花杜鹃、面粉、乳酪等配伍涂治；

剧烈疼痛时，药用焦青稞、兔粪煅炭、藏茵陈、植物油溶化炮制后，与马粪、乳酪配伍涂治；或者用车前草、蓝布裙叶配伍涂治。后期脓液时期，用黏合法调治，药用泥皮、乳酪、面粉配制，或者用亚木黄、乳酪、面粉配制外敷。脚掌受伤时，用马粪汁、面粉、植物油、西藏紫草配伍外敷，用毡片包扎。四掌脂肪要害和手掌骨要害处受伤时，按照脂肪和骨头要害处受伤的治法混合施治。韧带诸要害处受损，温湿缠裹施治。韧带断裂，用马筋和驴筋缝补，药用三石筋、马胆、驴胆配伍涂于患处；又一方，阳起石、水菖蒲、石韦、诃子、香附子煎煮，加乳酪、胶水、面粉外敷，或者香附子煅灰存性、二百筋、熊胆、面粉、浓酒糟、甜酒配制，与捣碎的筋混合外敷；断裂处上下用毡片包扎，其上再用薄竹片活缚，外边再用水制夹板包扎；内服煎煮过的山羊脑髓。如果发热，药用猪胆、牛黄、白糖配制成膏，涂敷患处。伤口干糊之料，要带湿而贴。细韧带断裂用不带油的薄皮、胶水粘连后，涂上糊粥，再用毡片包扎后，用药面团罨敷；伤口外敷三百筋与熊胆。韧带成疮，药用天然碱、盐粉、各种谷物、各种动物的筋捣烂，调制涂抹。韧带腐烂，犹如被咬嚼的筋时，药用冰片、熊胆、石韦、诃子、阳起石、竹黄、白糖配伍施治。又一方，五筋捣烂、乳酪、面粉、石灰华配伍，浸润之后干糊施治。

所谓结合治病要诀施治，需要从取出箭头、止血、清热、干黄水、消肿、断除脓液、医治刺骨伤、脱纳接骨等八个方面讲述。

取出箭头要诀：第一，从诊断法、寻觅法和排除法来讲述有无箭镞的情况。体内有箭镞的症状是箭镞有锈、无血痕，伤势四方形，伤口无损缺，按摸时疼痛不能忍受且有声响，犹如扎进刺后按摸时疼痛难忍一样，或者肌肉深处有酸麻感。创伤日久，尿呈红铁锈色，脉象滑，声音低微，涂物干得快，汗毛倒伏，肌肉、皮肤呈青红色或黑紫色。药用硫黄、雌黄、姜黄、乳酪配伍，涂于患处后，肤色有变化，汗毛竖起，伤口向外翻，剧痛，肿胀，脓色呈现蓝红色而且有脓壁。在伤口置入诃子、亚大黄药锭，伤口内好象有蚌在壳内向外挤，铁锈清浊分明，伤口留有箭头。寻觅法是结合初伤的情况，用适合伤口的器械寻觅，在无伤势、坚硬剧痛处用手摸察，再用针刺探查。筋腱韧带色、骨色、箭头色、铁声、木声、箭头声等要诊断清楚，探查有困难时用磁石吸取，药用大戟、羚羊角、熊胆、蜂蜜制成丸剂，涂于患处，何处有箭头，便在该处产生刺痛。排除办法是击中受伤之日就应该排除箭头，如果未来得及排除，以后若不排除，则会肿胀化脓，此时应该排除箭头。它分用药物排除与手术排除两种。药物排除时，药用磁石、赤石脂、菩萨石、石黄、生蜂蜜、向东的鼠穴土、蛇油等制成膏剂外敷；用乌鸦肉、蝙蝠肉、鹫肉、磁石、旱獭粪、黄精、酒等煎汤令服，能从伤口排除箭头。或者药用蛇肉、磁石配伍外敷，排除箭头。又一方，毛茛、溪畔银莲花、大戟、紫檀香制成膏剂，敷于伤口，再用吸角吸引。经过施治，不能吸出箭镞时，用药物化之。手术排除箭镞时，要用探针探察伤势明显与否，松紧、深度、摇角长短或中等、软骨断裂、骨碎裂等都要探清；医疗器械如狮子口钳、鹤嘴钳、机关钳、簇座、镊子、钻子等，需要何种器械，均要仔细考虑；还要注意脉道失血，有断裂与腐烂两种情况。

止血要诀：断裂失血，需要接连脉络，用垫阶疗法、火灸按捺、开辟道路、疏通血脉、体内藏护等方法施治。

第一，药用紫草茸、青蒿、小蘖、麻黄膏、三种胆、独活籽、糖芥制成糊状，敷于伤口；或者独活药锭置于伤口，鱼胆、熊胆、红花、独活虫制膏，外敷患处；或者药用川黄连、白草、独行菜、熊胆制成药锭，置于伤口内；或者药用贝齿灰、竹茹煅灰存性、黄花杜鹃、胎血、三种肥、紫草茸、肉桂、红糖为剂，置于伤口，覆盖绸子，再敷凉性药物吮吸。第二，是在伤口上下六指处按压石子，用布条包扎，再用毡片、木制夹板缠紧，其上再用木板分量脉道左右，用布条包扎，留出空隙，将息创伤。第三，文火按搽创伤的上下。第四，在本脉上下针刺放血。诊断箭镞是否藏于体内的方法是上述膏剂加红花、丁香、三种胆令服。或者药用藏紫草、槟榔叶、青蒿、紫草茸配伍煎汤，再加熊胆、红花、肉桂、冰片令服。体内有箭镞，伤口腐烂失血，药用熊胆、石膏、乳汁配伍，洗涤伤口；冰片、熊胆、竹黄、白糖配伍外敷，薄铁片按捺患处，此时防止体内热力逃逸很重要。如果脉症不从内部医治，尽管压物充足，但是，血匿病产生后，难于医治。

清热要诀：四肢创伤发热，从病因、病缘、疾病分析、症状、治法等四个方面讲述。

发热的原因是赤巴与血皆来自骨脉之故。发热又分总发热与具体发热两种。总发热又分失热与热潴聚、单一性的发热、并发症发热、时疫发热等五种。具体发热亦分血液引起发热、黄水引起发热、化脓发热、脉热、骨热、剧疼发热等六神。症状，热失于上半身，症状是因寒而颤抖，头部与关节皆疼痛，食欲不振，气息壅塞，心、肺颤抖，嗜睡，身体沉重，口苦，眼里黄色，舌根发青，口干舌燥，牙垢聚集，脉象紧，尿色红，伤口发热而且呈黄色。黄水热气潴聚于脉道，脉颤，尿液黄色，身体一侧忽轻忽重，肩膀不适，背脊疼痛。创伤肿胀、发热是单一性的症状。此外，如果大小便呈现热象者，便是合并症。体表疼痛兼有热象者，便是三合症。时疫热症，大小便呈现寒象，伤口发热或者伤口呈现寒象而大小便皆呈现热象。具体的血热症，症状是眼睛肿胀、眼睛发胀、尿赤、厌寒冷、喜暖热、夜间失眠、梦多纷纭。黄水发热，症状是怪痛、跟肿、尿黄、发热、闪跳、脓塞，脉象颤抖而短，食欲不振、睡眠轻，阵痛，信口乱说，语无伦次，肿胀难于忍受。脉热，症状是发热迅速，三五日猛增。骨热，症状是在七日至九日之间暗中形成。剧痛发热，症状是在劳累之后产生，骤然疼痛，伤口出血，饮食起居缓慢、平静之时感觉舒适。治法：分为总治法与具体治法两种。总治法又分医治法与扑灭法两种。医治法是按君臣庶民医治。脉与关节的要害处受损，按照君王一样去医治，创伤药需凉性，上下温热施治，内热凉治使其不能化脓，热症温凉医治，使热量聚拢不四散，无有危险是有生机，这是君王医治法。腓肠肌与腺体的要害处损伤时，按照大臣医治，防护要隘处，从伤口控制，从内部清消，化脓时清泻施治，才不危及生命。所谓从伤口控制、从内部清消，是说生缘死因皆按庶民一般医治。消热的方法又分上引、下导两种。热势小时，温和地下引扑灭，药用檀香、牛黄、石灰华、红花、小豆蔻、穆坪马兜铃、藏黄连、藏茵陈、毛瓣绿绒蒿、哇夏嘎、白糖配伍令服；在静脉由下至上地针刺放血。热失于上半身而且热势大者，上引霹雳式的扑灭，药用冰片君臣七味方与九味方合并使用，大脉何处粗胀，即在该处下导施治，使血力下降。熟潴聚时，药用三凉、穆坪马兜铃、牛黄、熊胆、生等、哇夏嘎、冬葵子、白糖配伍令服，何处疼痛即在该处针刺放血。单一性热症，伤口用凉药糊涂敷，多饮水，药用藏茵陈、翼首草、毛瓣绿绒蒿、穆坪马兜铃、白糖散剂，间歇一昼夜，凉水冲服。合并症发热，用凉性药物摊糊施治，药用檀香、石灰华、红花、小豆蔻、牛黄、草河车、毛瓣绿绒蒿、白糖配伍令服；在踝脉与黄水脉针刺放血。聚热发热，药用冰片、甘草、哇夏嘎、穆坪马兜铃等，再加前方剂令服；在小端穴与腑脉、六首脉等处针刺放血。时疫热，伤科的内服药物寒热交替使用，特别是血热，用红方汤剂施治。黄水引起的发热，药用黄方汤剂调治。化脓性发热，用穿刺和干涸脓液方剂医治脉热症，用汤剂和针刺放血，以及火灸、清热等方法施治。骨热症，用凉敷、水淋法和凉药调理。剧痛发热，用药物和针刺放血，饮食等调理。血液时期热失于上半身时，用针刺放血收敛。黄水时期用凉性营养物调理。脓液时期按照君王治疗法医治。创伤陈旧发热不退，肿硬坚实，药物、饮食结合施治；药用冰片二十五味方，近处针刺放血，热罨患处。

干黄水要诀：诸热症的病因是黄水及血液致病，因此医治时主要采取针刺放血法，像口渴饮水一样地服药，可阻止脉口。

药用藏黄连、川黄连、接骨木、天葵籽等浸水，犹如饮料一样地渴时随饮，或者药用紫草茸、茜草、姜黄、小檗、杜仲、翼首草、檀香、滑石等，制成汤剂，作饮料一样地常服。在血液时期、黄水时期、脓液时期要分别用药施治。血液时期，药用木贼、藏黄连、旋覆花、绿绒蒿煎汤令服；或者白檀香、茶蕉子、杜仲、藏贯众等浸泡取水令服。黄水时期，药用杜仲、接骨木、松香、旋覆花、川芎、蔗糖为剂，用紫草茸水冲服；特别用牛黄、草果、竹黄、丁香、红花、肉豆蔻、小豆蔻、各种胆制成丸剂内服，干涸脉道黄水；糖芥、全缘叶绿绒蒿、车前草、翠雀、蔗糖制成丸剂内服，能干涸肌肉黄水；杜仲、全缘叶绿绒蒿、川黄连、旋覆花、藏贯众，制成丸剂内服，能干涸骨黄水；膜边獐牙菜、伞梗虎耳草、蒲公英根煎汤令服，干涸腱与韧带的黄水；鹿角、麋角、犀牛角、红糖制成丸剂令服，能干涸关节与皮肤的黄水；杏子煅灰、车前草、瓦苇、白糖制成丸剂令服，能干涸黄水；滑石、自然铜、独行菜、红糖制成丸剂令服，能消除黄水时期的肿胀。脓液时期，药用犀牛角、石韦、寒水石、硫黄、乳酪配伍涂在红铜上，然后再熔为粉末，能干涸脓液。藏木香、硫黄、独一味、矮紫堇制剂内服，制膏外敷，消除肿胀。自然铜、黄蘑菇、铁落、鸡蛋、紫草茸为剂，外敷内服，能消除肿胀。草果、竹黄、丁香、红花、肉豆蔻、小豆蔻、接骨木制剂内服，能消除上半身发热。荜茇、木贼、水柏枝制剂内服，能治疗腑器失热和腹泻。水的功效是清热，开胃，增强体质，但是中魔及憔悴、腹泻时禁忌。

消除肿胀的要诀：肿胀分邪魔肿胀与功能性肿胀和部位肿胀等三种。

邪魔肿胀，症状是伤色反变、寒战，腓肠肌生水泡，肿胀蔓延，脓血淋漓，肌腐恶臭。药用野葱、棘豆、硫黄、秦艽、水菖蒲、狼粪、焦角、童便制剂外敷；或者药用苔藓、狐狸粪、狼粪、兔粪、狗毛、山羊毛、焦角、狗粪、大蒜、童便制剂外敷。又一方：四种灰药、棘豆、黄牛粪、碱性水制剂涂敷后，狗毛按捺。或者黑色九味方与黑色四味合并方施治。功能性肿胀分龙、赤巴、培根三种类型。龙型肿胀，症状是空虚如皮囊，不化脓，忽肿忽消，关节肿胀。脉道要隘肿胀时，火灸消肿；药用小茴香、峨参籽、秦艽籽、三辛、灰条菜、难尔徐、荨麻根、含酒的酒糟制剂，外敷吮吸；或者药用峨参籽、青蒿、木藤萝、松塔、胡芦巴苗、小蜀葵、三辛、当归、菜籽油、酒糟制剂按敷施治；或用红色九味方与黄色三味方合并方施治是良方。浮肿严重时，用药面团熨敷，或用油渣、人肉、青蒿、羌活等，用酒煎煮后熨敷施治。培根型肿胀严重时，难消散。腓肠肌肿胀不发热，药用天门冬、大黄、三辛、小茴香、盐、酒曲、浓酒糟、生面粉制剂罨敷；或者，药用溪岸银莲花、铁线莲、三辛、藏木香、野冬苋菜、酒糟制剂罨敷；或药用瑞香狼毒、当归、侧柏、青蒿、鸽子粪制剂熏浴。又一方：黄色七味方施治，效果良好。赤巴型肿胀，皮肤呈现红色，脉象壮热，不敢忍受触摸。药用紫草茸、茜草、黄丹、赭石、银朱、马血、驴血、浓酒糟、乳酪滤汁制剂糊敷；黄色九味方与红色七味方合并方施治。部位肿胀分为腓肠肌肿胀、腺体肿胀、脉道肿胀、关节肿胀等四种。脉道肿胀，症状是呈现红色而且坚硬，发高热，药用红色方剂和加味红色方剂及中型红色方剂降血力；浓酒糟、鸡蛋、面粉、乳酪做基础药，加绵羊乳酪烤热后敷；或加紫草茸、茜草、青黛、赭石、植物油调治；若不能治愈，加紫草茸、茜草、槟榔叶、蛋黄、马血、驴血、植物油制剂内服；仍然不能治愈时，加子宫血、紫草茸、茜草、银朱、甘松、大株红景天、蛋黄、植物油制剂施治。腓肠肌肿胀时，肤色灰白、坚硬，不发热，肿如结，用白色方剂与加味白色方剂和中型白色方剂镇痛，消肿；或用醪糟、绵羊乳酪、鸡蛋、面粉制剂，烤软热敷。关节肿胀，症状是呈现黑色，发热，身体弯曲，用大、中、小黑色三方剂清骨热。药用浓酒糟、乳酪、鸡蛋、面粉、焦青稞等为基础，加绵羊乳酪配伍外敷。脓肿，用粪药医治，会漏入脉口；骨病用热药施治会使热气产生；腓肠肌肿胀，用油疗医治会滑脱。因此，这些治法皆要禁忌。

总而言之，肿胀症分为热性肿胀与寒性肿胀两种。热性肿胀用干糊药物施治时，蒸汽大而发热红肿，须在近处脉穴针刺放血，穿刺和沾水疗法施治；或者用天然碱水洗涤，角制吸器吮吸引流；肿胀突起处穿刺排黄水，然后药用竹黄、藏黄连、亚大黄、姜黄、龙胆、雪水配伍外敷，其上面再覆盖秦艽、黄牛乳酪、酒糟制剂；如果不能治愈，药用蛋黄、蕨麻叶子、绿绒蒿、豆花贝母、瓦苇、星光照射过的水等配伍，涂于肿胀处，再用热酒糟吮吸施治。如果仍然不能治愈，用酒洗涤患处后，药用斑蝥、硫黄、硇砂、天然碱、生等、陈酥油、猪油制剂外敷，再用含酒的热酒糟吮吸施治；然后为了防护，用凉药摊糊施治。如果仍然不能治愈，同时进行脉泻与腹泻；仍不能治愈时，用花方剂与黑方剂施治。寒性肿胀，症状是肤色灰白而且空虚，不发热，按压肿处后复又肿起。药用红花棱子芹、独活、小茴香、干姜、侧柏、酥油、蜂蜜配制热敷；或者药用麻黄、青蒿、热酒糟配制吮吸施治。如果不能治愈，药用菊花、毛茛、银莲花、黄蘑菇、鱼胆、蜀葵子、蛋黄、黄牛尿、铜镜上的锈等配制罨敷吮吸施治。如果仍然不能治愈，药用白硇砂、干姜、大油配制涂敷，再用酒煎煮干酒糟与鼠粪熏蒸疗法施治，同用鱼鹤焦毛、乌鸦粪、喜鹊粪、鹤子粪、胡麻油配制涂抹；再用花方剂药浴化脓，甘露灰药、黄牛腐脑、三辛、焦面粉、浓酒糟、植物油配制涂抹，能使一切脓病化脓。

　　断除脓液的要诀。从化脓病因、脓源、部位、种类、断除的方法等五个方面讲述。

　　伤及关节肌肉时，肌肉受损传至经脉，伤热著骨，过早地药浴施治或针刺放血过迟等，都是化脓的原因。脉口失散、肌肉腐烂、糜烂著骨等皆是化脓的根源。化脓的部位是肌肉缝隙、骨骼、关节等。其种类分为热性蔓延与凉性蔓延两种。断除的方法又分为总断除法与具体断除法两种。总断除法包括药物、手术、饮食、起居断除四个内容。药物断除，药用硫黄、犀角、熊胆、竹黄、接骨木、旋覆花、诃子、白糖，制成散剂内服，干涸脓液；或者冰片、苹果、竹黄、丁香、红花、肉豆蔻、小豆蔻、三角、毛瓣绿绒蒿制成散剂，黄牛溲与白糖水冲服；或者药用硫黄、熊胆、竹黄、犀角、杜仲、唐古特青兰、蜂蜜、酥油为剂。断除手部脓液，加三果与兽类脂肪；断除足部脓液，加五根药、六妙药、各种角、各种胆。手术断除脓液，有敷糊、系缚、洗涤、针刺放血等方法。敷糊法又分阳糊与阴糊及重糊三种。系缚法，结合肌肉缝隙与关节生脓的部位，从其边缘系缚施治。洗涤时，首先用天然碱水洗涤，其次再用竹黄、熊胆、白糖配制洗涤，最后用红花、熊胆水洗涤；如果呈现红色或烟汁色、灰白色等，宜针刺放血，但要结合发热与脓液的颜色施治。饮食断除脓液，首先要进食新鲜营养物，最后要按照君王一样地施治。起居方面要禁忌劳累与房事。特别是脉口失散时，以火灸、针刺放血、药物、外部包扎等方法调治。糜烂化脓，以洗涤和药物断除脓液。骨骼奇痒症，须刮骨和药物及火灸医治。腓肠肌缝隙化脓，内服外敷药物和系缚包扎施治。中部化脓，药物洗涤与系缚包扎法断除脓液。关节化脓，用缚糊法断除脓液。

热性蔓延与寒性蔓延，皆以药物与饮食医治。依附于龙的脓液从内部施治，依附于脓液的龙型疾病要从创伤施治。

医治刺骨伤要诀：伤及骨的医治法，它分由外部刺入与从内部刺入两种。

从外部刺入是脓液腐蚀骨头，其颜色发青或发紫，或者是黑色犹如断藤、光泽失色。软骨萎缩或脓液不黏着深部时，可用艾灸施治；骨血大而脓着于下垫肌肉时，以铁烫贯；若带脉络，用融酥、金针火灸施治；肌肉少而骨血多时，用洼面铲刮骨、吮吸、填塞药物，与头部创伤的医治法相同。内部刺伤是骨髓积了黄水，症状是剧痛、肌肉萎缩、肤色发青、酸痛，须穿骨，吮吸黄水，注入杜仲汁、熊胆、白糖制剂，用丝绸、酥油、脂肪交替填塞，伤口外敷野牛髓、杜仲、熊胆膏剂，再用酒糟罨敷吮吸黄水。如果呈现肿胀时，用药面团、油渣罨熨，外部敷糊系缚，内服药物将息。肿胀扩散，脓液腐蚀肌肉，骨脉软骨断裂，关节滑液滴漏，病痛轻微、胃口平顺者，容易医治，药物、饮食、火灸、截治等方法皆可采用，断除脓液。

脱纳要诀：分为脱离处、脱离症状和收纳的方法三个内容。

脱离处，身体的左右上下有四处可脱离，臂膊膝盖等处不可能上脱，大关节和腕关节不会右脱，肘部和踝关节不会后脱，唯独胯骨内外两脱。脱离的症状是微有刺痛、立刻肿胀、屈伸功能衰退。何处脱位，该处就高低不平、长短不齐。胯骨关节的粘连、韧带断裂和胛骨软筋断裂，纳而脱出就会出现行走艰难。收纳的方法，是新伤未肿之前立即纳入复位。陈旧之后，要药浴施治，调理肌肉与韧带后再纳入复位。如果关节脱离，需要牵引施治，将脱出骨头复入原位。如果关节脱离，就会还复原位；如果关节没有脱离，牵引会使关节破裂离散；如果脱位，无论如何牵引，务必使脱位复原，或者用绳子牵引，或用小木棒捶打，出现声响，突起面消失，屈伸功能有恢复，疼痛减轻，是复原的征象，再用敷糊系缚法巩固疗效。疼痛不减轻，须坚定信心，分阶段营养医治。陈旧疾病要用火灸和系缚的方法施治，使其脱位复原。

接骨要诀：它分骨折的类型、骨折的症状、包扎的方法、抑制后遗症等四个内容。

骨折类型又有母抱子型骨折与竹裂型骨裂、骨断裂、粉碎性骨折四种类型。也可概括为有伤口与无伤口两种。骨折的症状是肿胀、有声响、不能活动。龙型骨折身体枯瘦，骨头折为两截或粉碎成片状。有伤口骨折，若不纳饮食，医治很困难。治疗方法有包扎、内服药物、勒束等三种。首先是用牵引法使断骨面平整地连接好，然后用马、驴、山羊、绵羊的乳汁洗涤，脂肪温罨；药用冰片、檀香、红花、牛乳配伍外敷，过一昼夜后内服麦酒，外用臭当归罨敷。用这种温治法施治容易接骨。强力牵引会使断头内接，无论怎样施治，断头不接连时，用锯子截断施治。结合季节气候，药用乳酪或浓酒糟、鸡蛋、山羊血、黄精、麻黄汁、胶水、面粉、绵羊乳酪配制外敷，大关节涂一卡宽，小骨节涂一指宽，足部全部外敷。或者药用鸡蛋、山羊血、面粉、藏黄连、各种胆、浓酒糟配制外敷，用薄毡片绒毛糊药包扎，再用布条系缚。如果包扎松了，容易错位，包扎过紧，则上下肿胀。严重者，用水制夹板包扎。内服杜仲酒；鲜酥油、牛乳、三甜、紫草茸、木贼、旋覆花、蜂蜜配制令服。有伤口骨折包扎时，留出空位注入松香、冰片、熊胆、红花、白檀香、杜仲、白糖等配剂清骨。如果此法医治有效，直至治愈为止，不对症时，三至五天内用另方施治。接骨后，要抑制歪斜和长短不齐的后遗症。如有逆反，会出现长短歪斜，要截后缚扎。脓液不尽，会腐蚀骨头时，须用刮骨、火灸及药物施治。

抑制要害处受损的后遗症　肌肉要害处受损时，肌肉会发生隐匿、暴发、腐肿、腐烂等四种病情。脉道要害处受损时，会发生脉道溃散、脉道抽搐、脉道亢盛、脉内失散等疾病。关节要害处受损时，会发生关节溃肿和关节扭转等情况。韧带要害处受损时，会发生韧带僵硬与萎缩。

肌肉隐匿又分热性隐匿与寒性隐匿两种。热性隐匿，表面顶软，深部坚实，虚热，肿胀时，滴漏出像尿液一般的水液。对此须内服药物，干涸黄水，用花色方剂与黑色方剂医治疮面，在疮面禁忌针刺，扩展至何处，即在该处边缘针刺放血。若有疼痛，脓液多，肿胀，发热时，须诱发后施治。寒性隐匿，发热，脓液与黄水量少，食欲不振，面容灰白，疼痛无定处。对此内部脉泻，服用石榴五味方，进食新鲜有营养的食物；用花色方剂药浴洗伤口；火灸风俞、肌角；如果不能诱发时，服用酒、肉、蔗糖。诱发以后就按照总医治法施治。暴发，分石肿与疔痈两种。石肿又有热性石肿与寒性石肿两种。热性石肿，症状是红肿坚硬，疼痛不能忍受，发高热，脉、尿皆呈现热象。对此首先用脑浆与酒糟配制罨敷；然后采用黄色方剂糊治，临近处针刺放血。如果不能治愈，仍然肿胀者，药用亚大黄、岩精、腐脑浆、山羊乳酪、面粉配制外敷，毡片浸水包扎。或者根据肿象穿刺放水、雪水冷罨、凉性药物外敷。如果仍然不能治愈，采用花色方剂与黑色方剂收敛。寒性石肿，症状是肿胀坚硬，呈现灰白色，不发热，剧痛，穿刺时无脓液，犹如生蔓青一样。对此，用酒煎煮各种肉热浴熏熨，或者用草药五根药摊糊医治。如果不能治愈者，采用花色方剂与黑色方剂施治。如果仍然不能治愈时，按照热性石肿施治。疔痈，症状是肤色红紫，肿胀严重，腓肠肌上呈现黑白水泡，发热，汗毛倒伏。对此用铁粉方消散或以腺方浴治；如果不能治愈，采用黑色方剂涂糊施治；出现水泡时，外敷对治干涸方，其后再用花色方剂或黑色方剂涂治。若结痂后又逃匿时，外敷药施治之后，用纸和兔毛摊糊医治；如果不能治愈，用红黄黑方剂涂治；仍然不能治愈时，用清泻方抑制逆反。肌肉要害处腐肿，分热性腐肿与寒性腐肿两种。热性腐肿，症状是呈现黑紫色，蒸汽大，腐烂恶臭，流桃红色脓液，麻木、疼痛。对此，药用诃子、岩精、藏黄连、乳酪配制膏剂涂抹，用麦杆茅草糊敷；或用酒糟、乳酪罨敷，薄布包扎；有时用松塔水罨与泥皮涂抹，就近在肿胀部位下方针刺放血。如果不能治愈，可清泻施治，抑制后遗症。寒性腐肿，症状是肿象严重、微热，肤色灰白且空虚，脓液少，轻微疼痛。对此，用药面团罨敷，青蒿煮水洗涤；进食三鲜营养物，将息养伤。肌肉腐烂，分溃疡和痒疮、滴漏三种。溃疡，症状是残肌犹如嚼烂的韧带一样，伤面蔓延，脓液多。腐烂，恶臭。对此首先用酒糟、乳酪止腐烂，天然碱水洗涤伤面后，再用胆液洗伤口；药用骨炭、诃子、五灵脂、藏黄连、乳酪配伍制膏剂涂在伤口周围，再用水鸟毛摊糊；焦青稞、胆、瓦苇、亚大黄、植物油配制，敷在伤口后用酸模叶覆盖，再用薄节片松松地绑束。或者蛋黄、乳酪配制令服；或者外敷灰方硫黄干涸膏，兼用伤药内服，注意饮食，防治腐烂。痒疮是一种糜烂的陈旧创伤，症状是腐血滴沥，犹如剩余的鼠食一样，气味恶臭，一夜之间病情反转蔓延。对此药用靛青叶、独活、乳酪配伍糊束，临近脉处针刺放血，创伤血止后，药用各种胆、亚大黄、焦瓦苇、乳汁、植物油配伍涂治。创伤滴漏，症状是开孔多，肿胀腐烂。药用烟絮、锅底黑、白酥油配制外敷；或者外敷干涸剂灰；天气温暖时，如果疮面生虫，药用藏香薷、草木樨煎汁或粉外敷。

脉道要害处溃散，分近溃散与远溃散两种。近溃散，脉象实，疼痛发热，创面未肿胀者，药用青蒿、焦酒糟、脑浆制剂外敷，收敛溃散。如果不能治愈，内服脉泻方收敛。远溃散是龙脉的疾病，肌肉皱褶脉与关节等处左右上下交错肿胀，也可分为寒热二症，在溃散的创面直接火灸，在肿胀顶端金针艾灸，用独行菜膏攻黄花杜鹃膏收敛溃散，封闭脉口，藏血于体内。如果不能治愈，脉泻与腹泻合并施治。特别是热溃散要采用吮吸与浸浴、针刺放血、药物等方法收敛。寒性溃散用涂治与浸浴和饮食医治收敛。脉道要害抽搐，分为外抽搐与内抽搐两种。外抽搐是脉如流星，向外抽搐，内脉虽然不肿胀，但是食欲不振，肝胃疼痛或者头痛，上半身刺痛，发热，或者像龙型疾病，犹如恶魔作祟一般地阵痛。如果对这类疾病一一查清，需要在上下左右到处探查，或是肿胀，或是发热，或是痛风，或生疹疥，何处生疾就在该处药浴施治，内服收敛脉道溃散的药物，出现脓液时，穿刺施治是生路。如错诊为内科，贻误疾病，定是死症。内抽搐是黄水积于脏器，症状是头昏，身体沉重，上半身刺痛，食欲不振，咳嗽多，肺脉与肺俞穴疼痛，患处不发热。内服适合创伤的干涸剂。不论哪种抽搐，皆可火灸手指关节穴位；如果不能治愈，两者下泻施治是上策。脉道亢盛亦分热性亢盛与寒性亢盛两种。热性亢盛的症状是红肿严重，脉道呈现肿象。何处疼痛即在何处肿硬，扩散至何处即在该处针刺放血，内服凉药，伤口冷吮。如果不能治愈，用花方剂收敛脓液。寒性亢盛肿胀如蔓菁，又如吹鼓的皮囊，微热，轻微疼痛。对此，火灸肌缝、脉道要隘与肿胀边缘，内服阿魏散，进食新鲜有营养的食物，患处药用干姜、人的脂肪、花方剂收敛施治。不能化脓又不发热者，禁用此方。失温用围灸、温吮施治，回温化脓者，有生机。出现水泡者，外敷干涸收敛剂。脉内失散，分龙失与血失两种，也叫胸腔失散和腹腔失散。胸腔龙失，症状是心情烦躁、气息壅塞、呵欠、呕逆、多杂语、失眠、空呕。对此外用药物罨敷，内服红白糖骨汁营养汤。如果不能治愈时，火灸风俞。上半身热力逃遁，因寒而颤抖，上半身刺痛，气短，口干，牙齿生垢，咳嗽多，身体沉重，食欲不振，头痛，脉象紧，尿色红，伤口塌陷而不肿胀。对此根据病情，药用冰片、檀香、牛黄散剂冲服；在小端穴针刺放血；禁忌用凉药施治，热料外敷吮吸、收敛脓液。腹腔失散生腺瘿，不论是表层腺瘿或者是深部腺瘿，都是由于龙逃遁而产生的，漩聚而动，有绵缎、鸽子颈般的花纹。如果穿刺施治，由于龙散失而流血不止，因而不可穿刺；药用侧柏、杜鹃花、藏麻黄、青蒿、水柏枝五种甘露罨敷；内服疏通脉道的汤散剂药物。血逃遁的腺瘿其色青红，不能忍受按摸，不扩散，内服药物，外敷凉剂。诸脉症皆属于热扩散与不扩散两种。

关节要害处受伤，要注意脉口是否开而突出，胸腔失散则伤口混，脉道要害处断裂，失散于胸部，所以要从内部根治，从患处收尾。关节溃肿分热性溃肿与寒性溃肿两种。热性溃肿的症状是关节头溃红肿，发热，身体沉重，活动困难，食欲不振。对此要根据热势施治，药用冰片、檀香、牛黄散；用凉剂药物清骨热，扩散至何处即在该处针刺放血；关节处黄水激增时，穿刺施治后火灸，患处用凉剂药物吮吸。如果不能治愈时，以花方剂促其化脓。寒性溃肿是由龙所致，关节生黄水，有时发热，有时寒冷，有时疼痛，有时舒适，肿胀，睡眠轻，面容灰白色，活动时疼痛。对此要进食新鲜有营养的食物，内服药物伤口要暖敷。着骨要针沾油脂针刺，花方剂施治效果良好。关节扭转也分干扭转与湿扭转两种。干扭转是关节滑液被龙催干，关节松弛、肿胀疼痛、关节腔干滞、活动困难、无脓液、睡眠轻、杂语多、身体和面容呈现青灰色，有时恐惧。对此内服营养药物，油疗熏浴施治。如果不能治愈者，再用穿刺施治后火灸，药用白色方剂调料油脂摊糊勒束后，内服药油丸。湿扭转是器械致伤，关节滑液受损，产生骨热，诱发了关节滑液腐烂生脓，于是脓液充斥了关节腔，它又分生液、死液和断液等三种。首先须用津液药物与敷料封闭关节滑液，内服药物清除疾病，洗涤后涂药包扎，如此医治关节腔内不生脓液。如若脓液不能断除，用生液药可断除，药用各种胆、紫草茸、鸡蛋、面粉、蜂蜜、乳酪等配制外敷，用毡片摊糊包扎。总之，关节滑液有寒热两种。红黄色者有毒，腐烂恶臭属于热性滑液；颜色青绿犹如乳水者，属于寒性滑液。内外对治，药物温凉兼用。如果不能治愈，关节扭转分为内外两种。外扭转，症状是头痛，鼻衄，失眠，发热，杂语多，食欲不振，恐惧，身体颤抖，恶心、牙酸、鱼形肌黏着，指趾活动屈伸困难，关节肿胀僵化。对此应该内服杜仲八味方清热；脓液聚处，水疗法施治，然后用血或胆膏摊糊敷贴，再用毡片系缚，用木质夹板扎紧。内扭转，症状是轻微活动也不能，胯骨等关节高高凸起，有似鼓声和小磨转动的响声，无法站立，失眠，耳鸣，呻吟，口干舌燥，流脓恶臭，伤面肿大。对此，内服的药物同上，进食凉性饮食，饮食配合得当，有益于医治零星四散的龙病。此外，用竹黄、乳香、白糖配制洗涤伤口；鸡蛋、胆、麻黄汁、黄精、面粉、浓酒糟、乳酪为膏均匀地涂抹，再覆盖薄毡片，使关节复原部位后用薄绫包扎；伤口穿孔时，每天清晨要换药包扎，根据气候的冷热涂抹膏剂，用水制夹板包扎，禁忌营养食物。按时更换水垫、毛垫、粮食垫，卧床要适宜，调养身体，将息之后，饮食限制逐步放宽。断除脓液困难时，体力逐渐衰弱，四肢容易僵硬，应该采用药油丸将息身体。由于黄水之故，韧带僵硬或萎缩，不能屈伸，对此无法医治。如果医治稍有效果，首先用热水浸浴，然后用各种花配制、药浴施治；或者用干酒糟、马粪、野驴粪、绵羊粪熏爽施治；或者用酒煎煮牛尾蒿、紫檀香、水柏枝药浴施治；晚间药浴，白天按摩，进食肉与酥油、红糖、酒等有营养的食物。然后用羊毛脂方剂卷搓，饮酒至醉、助舒展，略见效时，须练习屈伸，用洗涤、涂抹、热疗、按摩等方法施治。如果疾病蔓延，临近处针刺放血，药浴施治。总之，凉药医治无效时，改用热药抑制；热药医治无效时，改用凉药抑制。懂得抑制的道理、方剂、时间是要诀的关键，否则是庸医。"

《藏医药选编》

清·罗桑却佩著 李多美译

第八十九章 创 伤

总 论

创伤是指人身突然遭受意外打击，致使机体的头部、颈部、躯干及四肢等之任何部分造成各种伤害。

造成创伤的利器有箭、石、刀、矛、角、木、牙、火等多种，由于受伤的部位及受伤的程度不一，故可分为皮肤擦伤、肌肤剖伤、肌肤截伤、深裂损伤、不全断离、完全断离、破碎损伤、管状损伤等八种类型。

症 状

依据创伤出现之状况，可以判断治疗之难易与预后之优劣。

创伤中于要害之总的症状是患部突然发肿，尤其是骨要害，刺痛彻骨，并生骨热。中于脏要害则剧烈刺痛，面容苍白。中于腑要害则小便不利。中于脉要害则脉道发热。中于大筋及筋要害，则肢体拘挛或强直。

以上诸症和创伤之部位，如发生于眼、鼻、耳、齿、颞颥、胸间、乳部、腋下、脐、睾丸、骨头、大筋及筋、关节、脊柱等处者，疼痛甚而较难治。反之，如果疼痛不甚，食欲良好，身体轻健，能照常工作，患部无恶象，肌肤红润，触之痛不可忍，脓色灰白，肉芽生长，创口边缘如铁锈色者，则易于治疗。

治 疗

一、总的治疗

创伤肿势扩展，宜以凉性药物清热解毒。用"参"、无茎芥、大叶龙胆花、角茴香、"隆恩"，共研细末，乳酪调和，先将创口用绢绸严密盖护后，把药涂敷于上，可以消肿。

创伤通常以热症为多见，寒症极少，寥若晨星。当肿势消退后，如为热症，可在患部附近鼓起之脉道进行放血，如已化脓，即可在薄处刺破，排出脓液。

创口经久不能愈合者，以狗毛置于烧红之铁片上燎成灰状，童便调和涂敷，再用狗毛包扎，经三昼夜除去。

内服药物：以瓦苇为主药加倍，配以蛙背石、矛头石、钙质结核、朱砂、镰形棘豆、熊胆、木贼草、白石棉、蓝石棉等各等分，每包加六良药半包，用酒送服。治一切创伤均效。

创伤发生疠热者，宜服十二味翼首散等。

创伤不论发于何处，用血竭、红花、石灰华、制硼砂、熊胆、蛙背石、镰形棘豆、朱砂，共研细末，撒于患部。

外伤七天内为血的阶段，饮食及起居，均以凉性为宜。中期七天为黄水阶段，饮食起居，以不寒不热为宜。最后七天为化脓阶段，饮食起居均以热性为宜。

血的阶段，宜用犀角、鹿角、紫檀香、白檀香、金色诃子、石灰华、红花、肉豆蔻、白芸香、草决明、黄葵子、黄丹、熊胆、织锦缎灰、贝齿炭、黑蒿炭、文官木、白糖，共研细末，红耳鼠兔粪膏煎汁送服。本方主治血热，药后能使黄水及脓血干燥，本方名为五日散。

泻下法：大黄、大戟、长嘴诃子尖，共研细末，内服。

饮食疗法：乳酪能抑制热邪，并有开胃之功，对本病较宜，但不宜食之过多，多食则有使脓液增加之弊，对病不利。酒类刺激能使创口之血和黄水、脓液增多，应予禁忌，但对创口作痒、筋脉拘挛与强直等症则有疗效。冷水喷激之法，以及多饮开水，虽有除热健胃之功，但对肿胀及胃火不足者均有妨碍。鱼类及猪肉能使疮疡溃破，应予禁食，但对子弹遗留不出，制伏疖痈，治之有效。野兔及鸡肉对创伤、骨疽具有抑制作用，但陈旧肉类、陈酥油、内脏、鸡蛋、生冷食物对一切创疡均有害，均须禁忌。

外治法：渡鸦粪火上煨焚，使烟熏患处及鼻孔。如用以上各种疗法无效时，宜用泻下法和利尿法治疗。此后，以石孔中流出之温泉进行沐浴，最为有效。

起居方面：烈日、火焰、房事、恼怒、骑马及剧烈劳动等，皆须禁忌。

二、分证治疗

皮肤擦伤：熊胆、红花，硼砂，共研细末，撒于创口，用布包扎。

肌肤剖伤：先将裂口挤合，创口撒布上列药粉，不使患部污染，用软而薄之兽皮涂胶粘合，以毡片包扎，上面再用木片固定。

肌肤截伤：处理方法同上。

深裂损伤：深裂透骨者，用软而薄之兽皮涂胶粘合。

不全断离：如大块软组织断裂过甚者，可以割去，然后以创伤药粉撒于创口。

完全断离： 如肌肉与关节分离者，先行对齐复位，用毡片包扎，然后以夹板用细皮条或绳加以固定，并在折断之脉道上艾灸。

破碎损伤： 处理与上相同。

管状损伤： 应保持创口洁净，不使深处蓄积黄水，以免溃烂。

头部创伤

创伤之部位在头部之巅、囟门、颞颥、脑后等处者，病情最为凶险。如脑震荡而脑向下移位，颅骨裂开，则行路蹒跚，双目不能闭合，恶心呕吐，头昏目眩。如颅骨损伤，除出现以上各症状外，脉、尿均显热象，目赤，鼻衄，饮食不进。如小脑震荡则昏迷不醒，不能言语或神昏谵妄。

治疗

手术治疗： 以四手握拳，分别放于患者头部四周，在四拳上用掌轻轻拍击，然后使病人仰卧，于两足心外放一木板，隔板捶拍，使两足之长短等齐，可使异位之脑复原，最后用线将头颅捆扎。

药物治疗可参照总治方药。

由于头部外伤而眼球脱出者，可用拇指按入，然后左右揉转。两耳突然不能闻声，可用吸角吸耳，如能微微出血则效。下颌骨脱臼，如为一侧，用拇指按住患侧颊部，食指在颈项用力上托，使颌骨复位。如双侧脱臼，医者将两手拇指伸入患者口中，用其余的手指托住下颌，先略向下拉，然后向上推托，使其复位，在复位处以艾灸之。此外，将光梗丝石竹粉吸入鼻腔，使作喷嚏，促其正常复位。

沸水烫伤或火烧伤： 以黄葵子外敷最为有效，敷药后在火上或日光下烤晒，能使疼痛缓解。如烧伤病势严重，宜用冰片、白檀香、红花、牛黄，以及各种动物胆，研细内服，另以冰片开水调敷。或用碱花、花椒以菜油煎烧后外敷，并在阳光下暴晒。或以石决明与乳酪调敷。或以水棉外敷。马勃能吸收黄水，外敷治烧伤有效。或以禹粮土研细，外敷亦效。

此外，本病亦可参照疖热总治方药进行治疗。

颈部创伤

颈部为大筋、筋、肌肉汇集之处，如受外伤，病情很是凶险。

脉管破裂： 气管与食道之两侧的血管为心脉，心脉后方半指许为黑尖脉，旁开半指为小尖脉。此三支脉管如受创伤，危险万状，如心脉受创则不救，黑尖脉受创后如未全部切断，尚有一线希望，但痛苦很大，如小尖脉被切断则血流不止，必致昏晕而亡。因此，当这三脉受创后，必须立即在断裂脉管之两端进行艾灸，再用各种动物胆与乳酪调敷，并外敷麻黄膏。

筋脉创伤：脑后大筋左右两侧略向下处有管状水脉，再向外侧一寸许为扭结水脉。当受外伤折断时，颈项强直，不能俯仰，左侧受伤则右部病，右侧受伤则左部病，下肢瘫痪，终致大小便闭塞而造成死亡。

下肢瘫痪可用麝粪煮汁浸浴。后颈强直而上肢瘫痪，用五味甘露浴法。二便闭塞不通者，宜用利尿及"奴日哈"灌肠法治疗。

颈椎创伤：颈椎骨受伤内陷，不能言语者，使患者盘足而坐，两手置于腿上，将手足用布捆缚，颈项用布做成笼头样，然后从头顶缓缓向上拉起，由另一人握住两腮，轻轻左右扭动，如有卡嚓之声，颈骨已经复位，即能恢复言语。

躯干创伤

画线定位法：取正身盘坐位，脊柱伸直，颈部略俯，两臂外张，置两手于膝上，两肩略向上抬，从背部第一椎与前胸之天突之间先画一道天线，然后在后背十三椎与剑突之间打一横线，此横线即为黑膈膜，由此将体腔分为上下两部。自第八椎至体侧处，沿长肋骨以上一寸许，如帘幕之分隔者，是为白膈膜的位置和横膈膜弯曲处。自第八椎向下至十三椎之间和其身侧的长肋上之黑白际（膻中），即为花膈膜。

肺可分为母肺和子肺两部分。母肺位于胸后，心脏及子肺则在前胸。

从两乳头下一指处画一横线，须超过乳头各一寸，然后斜线向上，直趋天突，构成一三角形，是为母肺之边缘。再从乳头下向外一寸（母肺边缘之两下角端），直线向上，与天线相接，构成一四方形，母肺、子肺及心脏之侧（在三角之外）、白膈膜之上（即四方形内之两上角），是为鸽子穴（此处能容纳一只鸽子的部位，故名）。

自剑突至脐部神阙，画一高八指、宽十二指之棱形线，为容纳食物——胃之部位。

自剑突和第八椎向右量一寸处开始，或以右手之食指和中指捏住右耳垂，用右肘向前后移动，其所到达之处，即为肝脏之位置。

自左短肋骨的尖端向胃的旁边量一指宽、五指高处，是为脾脏之位置。

以剑突下二寸之胃中穴向右七寸之处，高六指、宽三指的部位，为胆囊之位置。

脐部上下各一寸，宽八寸，为大肠的位置。大肠又分为三个弯曲部分，右为血大肠，左为虫大肠，中为糌粑大肠。

脐下大肠线区下二寸为小肠部位。小肠分上下两部分，自大肠线下一寸为上部小肠，再向下一寸为下部小肠。

自小肠两下角至前阴上画线成三角形，前部为膀胱，后部为乙状结肠。

十四椎左右各七指、上下五指之处，为肾脏的部位。精府之部位则处于十三椎下。

脏腑遭受创伤，严重者足以致命，本书不作详述，可参阅其他有关书籍，此处仅就一般外伤不太严重者分述如下。

肝受伤：目赤，面色发青而多油脂，颈部疼痛，脉道怒张，肝区阵发性疼痛，呻吟不已。

脾受伤：腹部膨胀，大便泄泻或闭塞不通，呵欠喷嚏并作，口唇及齿龈灰白，眼和颜面发出黑点。

肾受伤：肢体沉重，四肢收缩困难，小便不利，双耳失聪。

胆受伤：眼泪及皮肤发黄。

大肠受伤：血大肠受伤时，吐泻坏血者九日必死；虫大肠受伤时，吐虫泻虫，少腹绞痛，发为"郎脱"症。

大肠膜受伤：腹部膨胀，小便不利。

乙状结肠受伤：吐虫及便虫，如病人嘘气而击掌者一日内即死。

肛门受伤：大便失禁或秘结，直肠四指以上为黑肠，受伤则难治，四指以下为白肠，白肠受伤者易治。

小肠受伤：身热，口苦，小肠部刺痛，大便泄泻，眼泪黄色。

膀胱受伤：小便不利或小便失禁。

治疗

内脏受伤：可参考扩散伤热治疗法进行处理，乙状结肠疾病与大肠之治疗并无二致。各脏腑之治疗法，除按各该脏病篇所载外，应根据病情酌加其他之适应治疗方法，需要放血或艾灸者，亦当按病变部位及阶段等情况予以相应治疗。

肺、肝受伤而形成上翻：主要表现为头部昏晕，语言低沉无力。可由术者搂住病人腋下，向上举起，然后左右摇曳摆动。如肝脏下垂者，以手向上托起，贴上动物肝，再以布缠缚。

胸骨骨折内陷：用木片两块，于两肋下托住，用膝部抵住病者之背，以手握持两肩徐向后扳，使背部挺直，涂胶水于柔软皮上，然后贴在背部，再用布带缠绕固定，待胶干后解除布带。

锁骨脱臼：从腋下将两侧肱骨用布缚住，把布的两端牵引向后，用膝抵住背部，两肩略向后扳，然后用布绑扎。

肋骨脱出或骨折：取一小口酒瓶，令病人向瓶口吹气。肋骨折断者，再用薄兽皮一张，正中开一豌豆大之孔，以胶粘糊，孔口对准骨折部。

脊椎断裂：病人取俯卧位，取木棍一根，外包毡片，置于脐间，然后用两手分别按压脊椎之上下两部，一面将木棍两端轻轻向上抬起，使断裂之脊椎复位。

小肠坠落：小肠坠落之症状，主要显示于脐部。脐眼倾倒于何方，即知坠落于何处。治疗之法：可用生肉一块，在火中烤热，贴于患部，再润以少量之水，用手按摩，然后在倾落的一方，置一线制之球状物，紧紧扎于腹部。

小肠脱出体外：先将小肠用净水或酒洗净，然后用凉水喷激病人面部，借冷刺激而达到肠子回收之作用。或用羽毛伸入病者喉部，引起呕吐，亦能使肠子收入腹中。如用上法无效时，将患者头部倒悬，然后在其脚心处拍击、摇动，待肠子回入腹腔，用马或野驴筋线将皮肤裂口交叉缝合，内服及外敷伤药，再以绢绸及油毡片包扎。

四肢创伤

四肢创伤，可分为鱼肌、内核、脉、大筋及筋五种要害。

鱼肌要害： 肩至颈之间的肌肉为黑颈鱼肌要害；肩胛骨上面为花奔肌要害，肩胛骨下缘为曲战肌要害。臂部有羊尾肌（三角肌）、鱼中肌以及拇指与食指之间之舞肌三要害。腰下臀上部的肌肉为马肌要害，髋关节下二指许、大腿外侧为白冈肌要害，髌骨向上八指处为黑蛙肌要害。小腿部之附骨高突处向上五指为鱼头肌要害；由此再向上六指为腿鱼中肌要害。以上共计四肢二十二处鱼肌要害，如遭受创伤以后，成为肌肉作肿要害。

肉核要害： 肩胛骨与肱骨联接处向上至肩部四指处为青头肉核要害；肘外侧手臂屈伸时突出，如犬怒状的肌肉，向上五指处（即羊尾肌头向下四指处），为臂部紫色肉核要害；自髌骨外侧沿大腿一拃（约六寸）为白肉核要害；再向上三指处为蛇昂首肉核要害。以上左右八处之肉核，如受伤而突然发生肿大，势将威胁生命。

脉要害： 脉之要害分为风脉（神经）、血脉（静脉）、风血合脉（动脉）三种。

（1）风脉要害： 风脉不流行血液，而是风的通道，因此又称白脉或水脉。

风脉在臂部羊尾肌与腋窝外侧之间者为水脉要害；肘关节外侧至精弓穴之间为风脉珍宝要害；膝关节向上四指处为骨脉要害；跗骨与外踝之间为脊髓脉要害；大趾第二节有毛处为笔头脉要害。以上各种要害部位受伤时，皆能引起风飚而使该处机能丧失之要害。

（2）血脉要害： 左右肩胛骨之脉管为蛇脉，自肩关节向颈柱一拳处横跨肩胛为弯曲脉，从肩关节前面横量一拳处为吹螺脉。此六脉均属肺脉，为蓄滴要害。

在手臂与肩之间，从肩胛骨缝发出之脉为金柱胆脉要害，其脉之末梢位于羊尾肌之外侧。臀大肌下之横纹处为黎明胆脉要害。以上四胆脉是发生胆热之要害。

肘弯内侧之"诺嘎"脉，通过精弓穴内侧之"如通"脉，大腿内侧之巨大脉，肝的下脉端脉，此四肢左右八脉，如被创伤断裂，流血不止，为失血要害。

自髌骨向大腿倾斜面肌肉浅薄处为黑穗肾脉，大腿前上方高突处为着骨肾脉，大腿外侧肌缝处两足抬举者为举足肾脉，自髌骨头经大腿外侧肌缝伸向下方者为黑脾脉。以上八脉，为产生寒痰之要害脉。

以上所列六支肺脉、四支胆脉、八支失血脉、六支肾脉，以及二支脾脉，共计二十六脉，皆为血脉要害。

风血合脉要害：位于足心正中，如油脂凝结者，为夺掌要害；足背上有血脉搏动者为黑动脉要害，内踝部下凹陷处为铁豆要害，自踝关节由胫骨向上四指处为金梁脉要害，膝关节后方为膝弯黑脉要害，鼠蹊沟处为赤眼心脉要害，无名指下手心为迅速要害，小指下手心处为动脉要害，手腕桡骨高突处为诊脉要害；在诊脉之另一侧，位于两大筋之中间，为神脉要害；肘弯内侧为"阿锁利嘎"要害，腋下为聚汗心脉要害。

以上二十四要害所分布之脉道，皆是激发热邪亢盛或扩散而造成死亡之要害。

骨要害：骨之要害分为大关节与小块骨两类。大关节有十二，即两髋、两肱、两膝、两肘、两腕、两踝。此类关节上下两端各四指之骨松质中之骨血等皆包括于关节之内，均是极为险要之处。其他如髋眼、肩胛骨、髌骨、踝骨、跗骨，以及其余之小关节，均为病情较缓的要害。

大筋及筋要害：大筋及筋，计有左右两腿弯、二肘、二腕、二脚跟及蛙头筋（外踝上与胫骨下之肌腱）等十处。大筋与筋之区别是，凡形扁而在躯体之后背部者为大筋，反之，如位于前身而形圆者为筋。

以上十处之筋如遭外伤，必致出现拘挛或强直而影响屈伸之作用，因而谓之要害。

要害区受伤后对机体之影响：上面所述之脉、肉核、鱼肌、骨节、大筋及筋五种要害，按其疾病之严重性而言，脉与肉核为头等要害，创伤后多能致命，最为凶险。鱼肌与骨节属于中等要害，但痛苦较甚，需长期治疗和调养，始能平复。此外，大筋及筋之创伤则为下等要害，仅能造成肢体拘挛和强直，但与前者足以致人于死相比，就相去远甚了。

脉要害：脉道创伤以心脉所主之部位最为凶险。如两肘内侧之"阿琐利嘎"、两足心之夺掌、两无名指下之迅速，以及小指下手心处之动摇脉等，均为头等致命之要害。其他胆脉与风脉所属部位与生命关系不大，不能致人于死，故可称为中等要害。至于其余之脉受伤皆属下等，不在凶险要害的范围。

鱼肌要害：鱼肌以小腿部之中鱼肌及黑蛙肌为最凶险之部位，足以致人生命。大腿部之白冈肌受伤，为中等要害。至于肩部之黑颈鱼肌，则属下等要害。

骨节要害：关节以臂关节及膝关节为最凶险之部位，受伤者一般均能致命。髋关节及肘关节为中等要害，其余之关节创伤为害不大，皆能治疗，均属下等要害。

骨以踝骨及跗骨为头等凶险部位，髋骨和肩胛骨属于中等要害，其余则易于治疗，属于下等要害。

大筋与筋要害：大筋以腿弯内之大箭为头等凶险要害部位，创伤后治疗困难，肘弯内之大筋属于中等要害，其余的大筋则属下等要害。

治疗

骨折及脱臼治疗

（1）四肢骨折：用手术拉、扯，并将碎骨按入，在进行手术整复时，对受伤一侧应与未伤一侧相互比较，以防长短不一，造成畸形错位。

（2）开放性骨折：宜先以马或绵羊、山羊乳洗涤创口，脂肪加热后温敷，然后以手术拉扯整复。如不能复位者，可将外露之碎骨截去，再用上法复位，创口敷以伤药，妥善。

包扎之方法是，无论有无创口，首先用涂胶软皮包好，外层再以毡片包缚，然后用厚薄长短一致的夹板以赖草均匀致密地扎缚，再在赖草与夹板之端用布包好，上面用细皮条绳加以固定，最后由拉扯者缓缓松手，将手指自然地悬挂于腰部，如伤在下肢，必须加以固定，不便屈伸活动。包扎时应松紧适度，如由于包扎过紧而疼痛肿胀者，可将赖草略予放松，肿痛当可减轻。

（3）四肢关节脱臼：在一般情况下，肱骨关节与膝关节不致向上脱臼，脊柱和腕关节不可能向左右脱臼，肘关节与踝关节不可能向后脱臼，而髋关节则有向内或向外脱臼之情况。

以上各部之关节脱出，患部即出现突出或下陷之状态，患侧与健侧比较，其长短度也发生改变。

肩关节脱臼：术者以肩在病人之腋下顶住，抬高，并轻轻摇动病人之臂，如关节发出响声，即已复位，然后以柔软之球状物置于腋下，将前臂兜悬于颈下，经七昼夜释去。

髋、肩关节脱臼大筋断裂者，应立即整复。若历时过久，宜用温浴法，将复错位的关节用力拉开，然后在关节突出部以手推拿整复。

手腕及踝关节脱臼：择一凹形地，铺一张毡片，令病者卧于其上，术者用足跟将突出之骨按入，并以水喷激，然后加以包扎。如为陈旧性或习惯性脱臼，宜用艾灸疗法。

如脉管断裂而出血，按总治法治之，无效时用丛生亚菊、麻黄、"赛乃亥"、红花、熊胆等研细，撒于创口，绢绸包扎，并进行凉吸法，然后在创伤部位上下各六指处，置一小石块，用布紧紧扎缚，压迫脉管，阻止血流，上面盖毡片、木片，除了留出创口以外，包括石块全部绑紧，并在脉管上下两端艾灸，同时内服止血药剂。此外，亦可于脉道之上下部放血，称为"水渠改道法"。

鱼肌要害之治疗：鱼肌创伤，可用糌粑加水调和，搓成圆团形，在火中烤热，劈成两半，在患部温熨。如无效，用各种动物之鱼肌、丛生亚菊、植物油，煎汤浸浴。

肉核要害之治疗：红耳鼠免粪膏、兽脑、青盐，研，调涂敷患部。如不效，用各种动物之肉核煎汤浸浴。

风脉要害之治疗：按经络通行路线，在第一、第六、第七椎及膻中穴艾灸。创口用热糌粑温敷，并以丛生亚菊煎汤，进行蒸汽浴。

血脉要害之治疗：血脉要害出血者，治以凉水喷激法。

大筋及筋要害之治疗：

（1）大筋与筋创伤，治疗主要以润（如浸渍法、温浴法等）、温（如艾灸、热敷等）两法为最适宜。

（2）大筋断裂：颈后、肘弯内之大型大筋受伤而致断裂者，宜用马或野驴之筋缝合，创口则用白石棉、蓝石棉、珠角石、熊胆，共研细末外敷，在创口之上下方用毡片折叠后扎缚，置木片于上，扎紧固定。

（3）大筋及筋强直或拘挛：如完全不能屈伸者，治疗乏术。略能屈伸者，先在温泉水中浸浴，再用各种花煎汁温浴，或用水柏枝与酒煎煮后温浴。然后令病人喝酒使醉，将患肢缓缓拉直，逐渐加力拉扯，此后则要求患者坚持锻炼，使之恢复活动。如因拉扯时用力过猛而致伤时，可在附近脉道放血，并进行温浴。

本病恢复正常以后，再用各种牲畜之油脂及酥油涂擦，加温后按摩。

此外，本病之属于热证者，宜以凉法治之；但在治之无效时，则须改用反治之法，以温治法治疗。属于寒证者，宜以温治之法，但在治之无效时，则须改用反治之法，以凉治法治疗。

《医心方》

日本·丹波康赖撰

医心方卷第十八

治金创方第五

《病源论》云："夫被金刃所伤，其创多变动，若按创边于急，肌肉不生，青黄汁出，创边寒青，内消臭败，前出赤血，后出黑血。如熟烂者及血出不止，白汗随出，如是者多凶；若中络脉，髀内阴股，天窗眉角，横断腓肠，乳上乳下，及与鸠尾攒毛少腹，尿从创出，气如贲然及脑出诸创，如是者多凶少愈。"

又云："夫金创冬月之时，衣厚絮温，故裹欲薄；夏月之时，衣单且凉，故裹欲厚。"

《范汪方》云："凡裹缚金创，用故布帛，不宽不急，如系衣带。"

《葛氏方》治金创方：急且斫，药取白汁，以厚涂之。又方：烧马屎，敷创上。又方：以石灰厚壅裹之，止血速愈。无石灰，草矾灰可用。又方：山行伤刺血出，卒无药，挼葛根叶薄敷之。又方：紫檀屑敷之。又方：即溺中良。

《千金方》云：凡金疮苦刺，痛不可忍，百方不瘥方。葱白一把，水三升，煮数沸，渍疮即止痛。

又云：金疮烦满方。赤小豆一升，以苦酒渍之，熬热复渍之，满三日，令色黑，治服方寸匕，日三。

《小品方》金创无大小，冬夏始伤血出方：便以白灰厚敷之，仍裹。若创甚深，不欲便令合者，内少滑石，滑石令创不时合，又止痛，急可内少许牡蛎。若卒无白灰，可用矾灰。已脓，中有虫，白灰敷之，日三，虫当出。故弁栩刘田方，盖常秘之。

《刘涓子方》治金创痛不可忍，烦疼不得住，心痛当归散方：当归一两　甘草一两　藁本一两　桂心一两　木占斯一两（形如厚朴，有纵横纹理）　凡五物合捣，下筛水，服半方寸匕，日三夜一。

《龙门方》治金创方：地菘草嚼敷之。[今按]《本草》云：路边地菘为金创所秘。陶弘景注云：捣，薄之。

又方：烧青布，作灰敷之。

《禳要方》疗金疮方：捼生青蒿敷之，止痛、断血、生肉。

又方：牡蛎二分　石膏一分　为散，以粉疮上即止。

又云：疮中有虫，熬杏仁捣着之。

又云：疗刀斧诸疮方。葛根为屑，疗金创止血要药，亦疗虎猘狗啮，饮其汁良。

又方：捣耐冬，封之立瘥。

陶弘景《本草注》治金创方：捣景天叶，敷之。

又方：捣薤白，薄之。

苏敬《本草注》治金创方：捣落石，薄之。

又方：生捼草蒿敷之，止血生肉。

《医门方》金创止痛止血方：艾叶熟捋，安疮上裹之，神验。

又方：桑柴灰敷疮，止痛止血极效。

《救急单验方》疗金疮方：嚼生栗黄敷之。

又方：石灰和猪脂，烧令赤，涂。

治金创肠出方第六

《病源论》云：若中于腹则气激，则肠随创孔出也。又云：肠但出不断者，当作大麦粥，取汁捼洗肠，以水渍之内，当作黏米粥，饮之廿余日，作强䊈食之，百日后可进饭耳。

《小品方》金创肠胃脱出欲令入法：取人粪干末，以粉肠上即入。（《集验方》同之）

《删繁方》治金创肠出方：取桑皮线缝肠，皮用蒲黄粉之。

《刘渭子方》金创中腹，肠出不能内方：小麦五升　水九升，煮取四升，去滓，以绵滤之，使极冷，傍人含喷肠上，自入。

又云：金创肠出欲入之，磁石散方：磁石三两　滑石三两　凡二物下筛，以白饮服方寸匕，日五夜一，再二日入。

《葛氏方》肠出欲燥而草土著肠者方：作薄大麦粥，使才暖以泼之，以新汲冷水噀之，肠则还入，草木辈当跰。王从圣，又子阴反畏敬也，礼记跰席是也，在皮外也。

治金创肠断方第七

《病源论》云：夫金创肠断者，视病深浅，各有死生。肠一头见者，不可连也。若腹痛短气不得饮食者，大肠一日半死，小肠三日死。肠两头见者，可速续之，先以针缕如法连续断肠，便取鸡血涂其际，勿令泄，即推内之。

《葛氏方》若肠已断者方：以桑皮细线缝合，鸡热血涂之乃令入。

治金创伤筋断骨方第八

《病源论》云：夫金创始伤之时，半伤其筋，荣卫不通，其创虽愈，已后仍令痹不仁也。若被创截断诸节（骨间也），身躯、肘中及腕臁髀，若在踝际，亦可连续，须急及乘热，其血气未寒，即碎骨便缝连，其愈后，直不屈伸。若碎骨不去，令人痛烦，脓血不绝，不能得安，诸中伤人神，十死一生。

《小品方》金创被筋断令还续方：取蟹头中脑及足中肉髓熬之，纳创中，筋即生续之。

治金创血出不止方第九

《病源论》云：金创血出不断，其脉大而止者，三七日死。血出不可止，前赤后黑，或黄或白，肌肉腐臭，寒冷，急者，其创难愈，亦死。

《葛氏方》金创中筋交脉，血出不可止尔，则血尽救人方，急熬盐三指撮，酒服之。

《千金方》金创血出不止，唾之咒曰：某甲今日不良，为其所伤，上告天皇，下告地王，清血莫流，浊血莫扬，良药百裹，不如就唾，日二七度，唾之即止。（今案如意方，作神若唾）又方：蒲黄一斤 当归二两 二味筛下，酒服方寸匕，日三。又方：捣车前草汁敷之。又方：以蜘蛛幕贴之，血即下。

《孟诜食经》治金创血出方：按蓟叶封之。

《范汪方》金创血出方：以白灰厚裹之。

《耆婆方》治金创血出方：口嚼薯蓣以薄之，辟风早瘥。

《禳要方》金创血不断方：以熟艾敷之。又方：麝香末敷之。又方：以干马屎掩之。（［今案］火炙掩之良）

《广利方》金创血不止方：麒麟竭末敷之。又方：砍桑树，取白汁涂之。

治金创血内漏方第十

《病源论》云：凡金创通内，血多肉漏。若腹胀满，两胁胀不能食者，死。瘀血在内，腹胀。脉牢大者生，沉者死。

《葛氏方》若血内漏者：服蒲黄二方寸匕，血立下。又方：煮小豆服汁五升。又方：以器盛汤，令热熨腹，达内则消。又方：堀地作坎，以水泼坎中搅之，取浊汁，饮二升许，牡丹为散，水服三指撮，立尿血出。

《千金方》金创内漏方：牡丹为散，水服三指撮，立尿血出。

《医门方》金创血内漏腹满欲死方：白芷 黄芪 当归 续断 芎䓖各八分 甘草（炙）六分 蒲黄 干地黄各十二分 捣筛为散，空腹以酒服方寸匕，日三，瘀血化为水下。口噤，加大黄十二分。

治金创夹接血惊出方第十一

《病源论》云：夫金创多伤经络，去血损气，其创未瘥，则血气尚虚，若因而房室者，致情意感动，阴阳发泄，惊触于创，故血汁重出也。

《葛氏方》云：金创未愈，以交接血漏惊出，则救人方：急以蒲黄粉之。又方：取所交妇人中裙带三寸，烧末服之。

治金创中风痉方第十二

《医门方》治金创中风痉欲死方：生葛根一斤切，以水九升，煮取三升，去滓，分三服。无生葛，以干葛末，温酒服三指撮。若口噤，多饮竹沥亦佳。

治金创禁忌第十三

《葛氏方》云：金创忌慎怒、大言大笑、思想阴阳、行动作力、多食饮咸酸、饮酒热羹臛，皆使创痛创瘥，后百日半年稍稍复常耳。又云：若多饮粥辈，则血溢出杀人。

陶弘景《本草注》云：金创，禁食猪宗梨。

治毒箭所伤方第十四

《病源论》云：夫被弓弩所伤，若箭镞有毒药，入人皮脉，令人短气，须臾命绝。口噤唇干，血为断绝，腹满不言，其人如醉，未死之间，为不可治。若营卫青瘀，血应时出，创边壮热，口开能言，其人乃活。毒箭有三种，岭南夷俚用焦铜作箭镞，次岭北诸处，以诸地虫毒螫物汁箸管中渍镞，此二种才伤皮，便红肿腐烂而死。唯射猪犬，虽困得活，以其啖粪故也。人若中之，便即食粪或饮粪汁，并涂创即愈，不然须臾不可复救。毒箭箸处者，虽困渐活，不必死。若近胸腹，便宜速治，小缓毒入内，则不可救矣。

《葛氏方》云：治卒被毒箭方：捣蓝青，绞饮汁，并薄创；无蓝可渍，青布及绀辈绞饮汁，急以汁灌创中。又方：服竹沥数合至一二升。又方：煮藕饮汁，多多益善。又方：以盐满创中，灸盐上。

《千金方》毒屎方：煎地黄汁作丸，服百日，屎当出。又方：煮芦根汁，饮一二升。

《小品方》卒被毒箭方：舂蓝汁饮之，亦灌毒箭，得蓝即醒。又方：服蒲黄二合许，血急下。又方：服麻子汁数升。

《范汪方》治毒箭所伤方：捣葛根食之，如常食法。务多为佳（《千金方》饮汁）。

又方：干姜、蓝青、盐等分捣，和敷创上，毒皆出。又方：雄黄末薄疮，疮当腐，汗流便愈。

《集验方》治兵创医不能治方：剥桑白皮，去上黑者以裹之，桑白汁入创，冬月用桑根皮汁。

治箭伤血漏瘀满方第十五

《录验方》治射箭镞入腹，破肠中血满，葵子汤方：取葵子一升，小便四升，煮取一升，顿服下出即瘥。又云：治被箭血内漏，腹中瘀满，瓜子散方：干姜二两　瓜子二两　凡二物治筛先食，酒服方寸匕。又方芦茹散：芦茹三两　杏仁二两　凡二物治筛先食，酒服方寸匕。

治箭镞不出方第十六

《病源论》云：箭中骨破碎者，须令箭镞出，仍夜碎骨，乃敷药，不然创永不合，纵创合，常疼痛。若更犯触损伤，便惊血腐溃，有死者。

《葛氏方》治箭镞及诸刀刃在喉咽、胸膈诸隐处不出方：捣杏仁涂之。又方：以蝼蛄脑涂之。

《千金方》治金箭不出方：白蔹　半夏　等分，末，酒服方寸匕，日三。（[今案]《录验方》：白蔹三两　半夏干三两，筛，水服方寸匕，日三。轻浅创，十日出，深创，廿日出，终遂不停肉中）

《小品方》治金箭在喉咽胸背膈中，及在诸处不出方：牡丹一分　白蔹一分　末，酒服方寸匕，日三自出。（[今案]《千金方》：白蔹二分）又方：取妇人月经衣已污者烧末，酒服方寸匕，日三之出。《集验方》同之。

《录验方》治箭镞入人腹中不出，瞿麦散方：瞿麦末，酒服方寸匕，日三，夜再，急可治百刺，急和酒涂。又云：箭入人身，经三五年不出方：麻子三升，作末，以水和，使得三升，汁温服之，须臾出。

《龙门方》疗箭镞入腹不出方：栝蒌，捣，敷疮上，日三自出。

治铁锥刀不出方第十七

《葛氏方》治铁入骨不出方：取鹿角烧作灰，猪膏和敷之。

《经验方》治箭镞及兵刃、锥刀刺折在身中不出方：白芷三分　白蔹三分　凡二物治筛，酒服一刀圭，日三。又云：治锥刀入腹方：梨花煮取汁，服之大良。

治医针不出方第十八

《录验方》治医针不出方：捣杏仁涂之。

《小品方》治箭金及折针不出方：以鼠脑涂之。又方：以雌鼠涂之。又方：以蝼蛄脑涂之。

《医门方》疗箭医针在肉中方：细刮象牙屑，以水和之如杏，着折针上即出。（赤疗竹刺不出者，《小品方》同之）

《龙门方》治针不出方：烧羊毛作灰，和猪脂敷上，半日自出。

治竹木壮刺不出方第十九

《葛氏方》诸竹木刺在肉中不出方：用牛膝根茎合捣以薄之，创口虽合，自出。又方：烧鹿角末，以水和涂之，立出。远久者不过一宿。又方：捣乌梅，水和涂上，立出。（[今案]《集验方》：用白梅）又方：嚼豉涂之。

《录验方》诸竹木壮刺不出方：王不留行，末服，即出。又方：鹿脑厚敷，干复易。无鹿脑者，用鼠脑。

治被打伤方第廿

《病源论》云：夫被打陷骨伤脑，头眩不举，戴眼直视，口不能语，咽中沸声如猫子喘，口噤手瘛，急取即日不死，三日少愈。《小品方》治为人所打击，若见压苲，头破脑出已死，尚有气在胸，心闷方。

在胸心闷方：取狗血，及热以灌脑中，令满疮裹，无狗者，唯取得热血而灌之。又方：服水银（如大豆）即活。

《千金方》治头破脑出中风口噤方：大豆一升，熬去腥，勿使大火，捣末羹之，气迎合甑下盆中，以酒一升淋之，温服一升，出汗，敷杏仁膏。又云：被打伤，有瘀血：蒲黄一升　当归二两　桂心二两　三味酒服方寸匕，日三。又方：豉一升，以水三升，煮三沸，分再服。又方：生地黄汁三升，酒一升半，煮取二升七合，分三服。又云：治瘀血在腹内，服大小蓟汁五六合。

《葛氏方》治腕蹴倒跌有损痛处，气急面青者方：干地黄半斤，酒一斗，渍火稍温，稍饮汁，一日令尽之。又方：捣生地黄汁二升，酒二升，合煮三沸，分四五服。又方：干地黄六两　当归五两　水七升，煮取三升，分三服。若烦闷，用生地黄一斤代干者。又云：治为人所玉摆（两手击打），举身顿仆，垂死者方：取鼠李皮削去上黑，切，酒渍半日，绞去滓，饮一二升。

又云：若为人所打，举身尽有瘀血者方：刮青竹皮二升，乱发如鸡子大四枚，火炙令焦，与竹皮合捣末，以一合内酒一升中，煮三沸，顷服之，日四五过。又内蒲黄三两。又云：血聚皮肤间，不消散者方：取猪肥肉，炙令热，以揞上。又方：马屎，水煮薄上。又云：被击打，瘀血在腹内，久不消，时时发动者方：大黄、干地黄末为丸散，以酒服。又方：蒲黄一升　当归二两，末，酒服方寸匕，日三。又云：若久血不除，变成脓者方：大黄三两　桃仁三十枚　杏仁三十枚　酒水各五升，煮取三升，分三服，当下脓血。

新录云治头破方：猪脂和石灰及盐，烧为灰，敷上。又方：生地黄不限多少，熟捣薄伤处。《刘涓子方》治被打腹中瘀血，白马蹄散方：白马蹄烧令烟尽，捣筛，温酒服方寸匕，日二夜一。（［今案］《广利方》云：血化为水即下。）

《范汪方》去血汤主肠中伤积血方：煮赤小豆二升，合得汁二升，以淳苦酒七升合和汁中，饮一日尽之，状如热汤泼雪即消下，甚良。

治腕折破骨伤筋方第廿一

《病源论》云：凡人伤折之法，即夜盗汗者，此髓断也，七日死，不汗者不死。

《小品方》治腕折四肢骨方：若有聚血在折上，以刀破去之，不可冷食也，舂大豆，以猪膏和涂聚血上，反复易之。又方：烧鼠屎，猪膏和敷血上甚良。

《葛氏方》凡腕折折骨诸疮肿者，慎不可当风卧湿及自扇，中风则发痉，口噤煞人。若已中此，觉颈项强，身中急者方。急作竹沥饮二三升，若口已噤者，以物强开拨内也，禁冷饮食及饮酒。又云：腕折四肢破骨碎及筋伤跌方：熟捣生地黄以薄，折上破竹简编之，令竟病上急缚之一日一夕，十易地黄，三日后则瘥。又方：活鼠破其背取血，及热以薄之，立愈。《千金方》治四肢骨破碎筋伤蹉跌方：水二升渍三升豉，取汁服之。又方：初破时，以热马屎敷之，无瘢。又方：大豆二升，水五升，煮取二升，淳酒六七升，合豆汁服之，一日尽之，如汤泼雪。又方：生地黄不限多少，熟捣用，薄损伤处。

《样要方》疗手脚折方：取生地黄，熟就捣，以敷折上，破竹木编之，急缚之一日一夜，十易地黄，三日后则瘥。又方：疗伤折筋骨疼痛方：上以酒煮折伤木，浓汁饮之。

《新录方》挫苏方木二升，以水二升，酒二升，煮取一升六合，二服。又方：接骨木煮服，依苏方木法。（［今案］接骨木水煮洗之，又水杨煮汁洗浴之）

治从高落重物所迮方第廿二

《葛氏方》治人从高堕下，若为人重物所填，迮得瘀血方：豉三升，以沸汤二升渍之，食时绞去滓，以薄黄三合投中尽服，不过三四服，神良。又方：取茅蓟莲根叶捣绞，服汁一二升。不过三四服愈。又方：末鹿角，酒服三方寸匕，日三。又云：卒从高落下，瘀血振心，面青短气欲死方：地黄干生无，在随宜用服取消。又方：煮大豆，若小豆令熟，饮汁数升，酒合弥佳。又云：为重物所填，迮欲死方：末半夏如大豆者，以内其两鼻孔中，此即五绝法。

《小品方》治从高堕下，腹中崩伤，瘀血满，断气方：服蒲黄方寸匕，日五六过

（［今案］《龙门方》：和酒服）。又方：春生地黄，酒浸取汁，稍服甚良。又云治从高堕，若为重物所填，迮得瘀血方：作大豆紫汤，如产妇法服之。

《千金方》从高堕折疼痛烦闷啼叫不得卧方：取鼠屎，烧末筛，以猪膏和涂痛上，即安。又云：从高堕下崩中方：当归二分　大黄一分　二味酒服方寸匕，日三。

《样要方》疗因坠损恐内有瘀血方：服琥珀屑神验，能治瘀血。

《医门方》疗卒堕损筋骨蹉跌或骨破碎方：熟生地黄薄之，日夜数数易之，若血聚字也者，以针决去之。又方：浸地黄酒饮之，令酒气不绝，佳。

治从车马落方第廿三

《葛氏方》治忽落马堕车，及坠屋坑岸，腕伤，身体、头、面、四肢内外切痛，烦闷叫唤者方：急多觅鼠屎，烧捣，以猪膏和涂痛处，急裹之。

《千金方》堕落车马，心腹积血，唾吐无数方：干藕根末，酒服方寸匕，日三（［今案］衡敬本草经：煮藕根汁浸之）。又方：酢和面敷上。

《样要方》疗堕马崩血，腹满短气，欲死方：大豆五升，以水一半斗，煮取二升半，一服令尽。剧者，不过再服即愈。

《新录方》云：捣生地黄封之。

医藏心方卷第廿七

导引第五

《养生要集》云：宁先生《导引经》云：所以道引，令人肢体骨节中诸恶气皆去，正气存处矣。《太素经》杨上善云：导引，谓熊罴颈鸟伸、五禽戏等，能愈痿躄万病，还取长生久视也。

《华佗别传》云：他常语吴普云：人欲得劳动，但不当自极耳，体常动摇，谷气得消，血脉流通，疾则不生。卿见户抠虽用易腐之木，朝暮开闭动摇，遂最晚朽是，以古之仙者赤松彭祖之为导引，盖取于此。

《养生要集》云：率导引常候天阳和温、日月清静时，可入室，甚寒甚暑不可以导引。又云：《导引经》云：凡导引调气养生，宜日别三时为之，谓卯午酉时，临欲导引，宜先洁清。又云：道人刘京云：人当朝朝服玉泉，使人焕然有颜色，去虫而坚齿。玉泉者，口中唾也。朝末起，早漱漏之满口，乃吞之，辄辄琢齿二七过。如此者二乃止，名曰练精。又云：《养生内解》云：常以向晨摩指少阳，令热，以熨目满，二七止。又云：常以黄昏指目四眦，名曰存神光满。又云：拘鬼门，制魄户，名曰握固，令人魂魄安。鬼门鬼户者，两手大拇指本内近爪甲也，此固精明目、留年还白之法。若能终日握之，邪气百毒不得入（握固法，屈大拇指，着四小指内把之，积习不止，眠中亦不复开。一说云：令人不厌魅）。又云：常以向晨摩目毕，琢齿三十六下，以舌就挠二七过，嗽漏口中津液满口咽之，三过止，亦可二七。琢齿一琢一咽，满三止。又云：且起东向坐，以两手相摩令热，以手摩额上至顶上，满二九止，名曰存泥丸。又云：清且初起，以两手叉两耳极上下之，二七之，令人耳不聋。又云：摩手令热，以摩面从上下，止邪气，令面有光。又云：令人摩手令热，当摩身体，从上至下，名曰干浴，令人胜风寒时气。热头痛疾皆除。

《服气导引抄》云：卧起，先以手巾若厚帛，拭项中四面及耳后，皆使员匝温温然也，顺发摩头，若理栉之无在也（谓卧初起，先直向壬行此法，竟乃为叉手及诸事）。

《千金方》云：自按摩法日三遍，一月后百病并除，行及走马。此是婆罗门法，一两手相捉向转搓，如洗手法；一、两手浅相叉，翻覆向胸；一、两手相捉，共按臂（左右同）；一、两手相重按臂，徐徐转身；一、如挽五石弓力（左右同）；一、作揖向前筑（左右同）；一、如拓石法（左右同）；一、以拳却项，此是开胸（左右同）；一、大坐殿身，偏倚如排山；一、两手抱头转旋上，此是抽胁；一、两手梗地，缩身曲脊，向上三举；一、以手槌背上（左右同）；一、大坐曳脚，三用当相手，反制向后（左右同）；一、两手撑地回顾，此是虎视（左右同）；一、立地反拗三举；一、两手急相叉，以脚蹋手中（左右同）；一、起立，以脚前后蹋（左右同）；一、大坐曳脚，用当相手拘所曳脚着膝上，以手按之（左右同）。

凡一十八势，但老人日别能依此法三遍者如常，补益延年续命，百病皆除，能食眼明轻健，不复疲。又云：每日恒以双手向上招下傍，下傍招前招后，下又反手为之。又云：人无问有事无事，恒须日别一度，遣人踏背及四肢头项。若令踏扭，即风气时气不得着，此人大要妙，不可具论之。

唐临《脚气论》云：每旦展脚坐，手攀脚七度，令手着指，渐至脚心，极踏手，用力攀脚，每日如此，脚气亦不能伤人。

苏敬《脚气论》云：夏时腠理开，不宜卧眠，眠觉令人捼按，勿使邪气稽留，数劳动关节，常令通畅，此并养生之要，提拒风邪之法也。

《月王药诊》

南印度·龙树论师

第七章 创 伤

在固纳萨顶峰，四位仙长对圣童子文殊赞颂道：身体美如郁金花，手持显扬剑，身姿绰约的文殊师利犹如善言的雄狮。赞颂完毕，请问道：怎样才能辨清疾病和创伤危及身体的要害部位，用什么方法才能知道创伤危及人身的要害穴位？恳求文殊师利赐予教诲。

童子文殊回答道：人身的穴位、五肢，以及上下体腔，在前面已经讲叙过了。若果须要概括地谈一下，人的头形有高顶圆形、囟门底下颅角高凸、耳朵萎缩、囟门隆起的椭圆形、四方形等五类。前面叙述过的第二种、第四种、第五种头形，合起来统称谓一般头形。其软骨分为阳性和阴性两种。

石块击伤身体下部，其危害不大，箭击中而伤身体的上部，其危害亦不大，韧带与筋腱大部分在身体的下部，应该注意不使身体下部被器械击伤。头部受伤难治疗，软骨受伤容易错位，若果没有错位，那还有一线生机。夏杂脉、大脉、动脉、拉杂脉、骨脉等若果受伤断裂，其后果危及生命，必定死亡。夏杂脉肿胀溃烂时亦会危及生命。夏如和门如都是肌肉，受伤断裂会危及肺腑和肝脏。受伤骨折或无伤骨折，或者骨未折而血脉已断裂，这些都可以用外科治疗方法诊断施治。

四肢部分有肌肉、血脉、骨、韧带等，刀枪器械伤容易损伤肌肉、血脉、韧带、关节和骨髓，如果骨髓受损，不论有无伤痕都是重伤。

胸腔部分亦分受伤危及要害处和无伤危及要害处。肋骨骨裂和骨折一样会危害要处。对此，应该采取药物和手术治疗相结合的方法施治。若果须辨析生死，则应以患者的大小便及起居等具体恢复与否进行分析。

如是，创伤的一章论述完毕。

第四十八章 头 骨

童子文殊讲授了四百零四种内科疾病和急性病（创伤）以后，帝释请问道：病因是"龙""赤巴""培根"；病缘是由父母的精血产生的肌肉、脉道、骨头、筋、脏腑等突然被器械致伤，应该如何调治？童子文殊在东方的山峰讲了病理；在南方的山峰讲授了望、问、切诊断方法；在西方的山峰讲授了药物配伍；在北方的山峰讲授了各治疗术；在中央的山峰向四位仙人讲授了人体骨骼结构。

首先讲了性相。人体分四肢和体腔两部分。头部和四肢统称人体的五肢。头部由骨头、筋腱、脉道、肌肉、五根等组成。脉道有动脉、夏杂脉、拉杂脉、大动脉等。肌肉有愚痴肌和灵巧肌。五肢之一的头部有脑髓和五根，脑髓是人体之所依，它有肝脉、眼脉、耳脉、肾脉、鼻脉、肺脉、舌脉、心脉等八条脉道。韧带与筋腱同样分布在头部，主精液之脉道，居中央，这些脉道像花朵一样布于头顶。眼睛既非肌肉，亦非脂肪；耳朵非骨头，亦非筋腱；鼻子非肌肉，亦非骨头；舌头非脉，亦非肌肉；嘴唇非肌肉，亦非肉疣。各种器官都与脑部相连，故称为人体的器官。肺腑系气息流通的通道，心为一切所依处，它有八条脉道，四条是气息运行的脉道，四条是血液运行的脉道。一条连肝脏，两条通肾脏，一条连脾脏，其余的四条脉道与肺脉相连。如是，大脑与脏器相通。

箭伤、刀伤、石头砖瓦等所击的外伤，按其伤势分为击伤、破裂、裂缝等。击伤具体又分外伤、中间击伤、内伤、严重击伤、隐伤等。外伤防止出血；中间出伤，血色斑斑，状若雀卵一般，血色斑斑是蹭肌肉组织受损；内伤肤色白而干燥。头部击伤，病势严重者，疼痛似小儿抓啃，伤势隐匿时，肤色呈现黄色，骨髓下陷；如果肤色呈现黑色者，其病势正在蔓延。破裂伤又分粉碎伤、内部破裂、裂缝、刀伤断裂等。粉碎伤须注意伤势的大小；内部破裂伤中间呈现出白色，裂缝有大小之分；受伤后有的肤色变化不明显。有的呈现青色，伤势严重，肌肉溃烂，按之疼痛难忍，汗毛竖起，体内发烧，食欲不振，失眠，伤口干燥，口鼻发干。裂缝伤分后颈裂缝、前侧裂缝、耳部裂缝等。其性相，夜晚音哑，丧失知觉，眼睛不睁，头晕，不能站立，不语，头脑晕沉。

韧带分阴阳，在后颈外侧的筋，腑下筋腱发痒，面颊疼痛时，与裂缝伤互相有影响。筋络与心脉相连。韧带、筋腱与肺脉的背部相通，韧带筋腱受伤的性相是四肢萎缩、跛脚、硬化、口眼㖞斜等。

大脑亦有阴阳之分，阳脑的脑浆浓而稠，阴脑的脑浆稀薄，是无缝隙的圆形。脑形的优劣分二、四、五、六、八、十、十二、十四、十六等多种类型，头顶圆而高突者一般为第一、二类；颅角突起的四方形属于第四类；头顶低凹者一般为第六类；后颈突起、囟门低凹者为第八类的蜂窝状大脑。如是，上述这些类型的大脑都为阳性。身体健康，眼睛凹陷，平时少语，言谈真实，眼力特别锐利，一般是优良的脑型；头形平顶椭圆者为第十类脑型，囟门高起的椭圆形为十二类、十四类、十六类脑型。以上这些大脑属阴性。言语多，眼睛凸起，其脑型难判定。

脑疾病的性相，双手抚摸口鼻，眼睛不闭合，好似瘦弱牲畜的双眼，脑穴朝上，眼睛不睁，神志不清，大脑外溢，不知所措，脑膜呈现红色或黄色、黑色，气息萦回，头势低垂，眼眶灰白且突起，恶心呕吐等，这些都是脑脉受伤的象征。犹如大海起波浪，脑膜坚实，呈现青色，好似肉疣一般，呈现黑色、黄色，外溢、浮肿，顶骨缝不合，骡肌呈现白色等，都是脑膜受损的象征。

如是，头骨的性相的一章论述完毕。

第五十章　四肢疾病和创伤的性相

四肢疾病的各种性相，具体以骨、韧带、脉络、肌肉等叙述。骨又分骨髓与关节两部分。韧带亦分筋与筋腱。骨髓又有紫色、黄色、溶液即髓之区分。关节也有四个大关节与一百一十二节小关节之分。向下伸延的骨髓质松而体大，向上伸延的骨髓质坚而体小。如果肩胛骨受损，其性相是口渴、手足残废；肩胛骨下面受损，其性相是患者身体颤抖，食欲不振，眼睛呈现黄色，呃逆，患病十七天或二十九天，体温散失、纽带断裂而死。肩膀的紫色软受损，病热严重，脓液多而油腻，有危险性。关节和骨髓受损时危险性较大。手足背部小关节受损时疼痛剧烈，并无危险。髋骨臼受损，危险性大，纽带断裂而死亡。膝部四指处是要害部位，大腿骨和肩膀骨向上的骨端坚如拳头，受损时剧烈疼痛，一般会出现死亡。膝部的膝盖骨是筋腱的要害处，如果受损，手足残废，肢体萎缩。大关节至踵骨间的骨头称谓骨螺针，宛若褐色月亮，它也是要害处，如果受损，患者也会死亡。踵外侧突起处是踵骨与韧带相互连接处，踵骨与足心骨骼和小肠肌脉道相通。

下颊也是要害处。肩膀的紫色软骨位于指尖和前臂尖端，如果受损，其性相是患者经常恶寒、发烧，疼痛五至六天会肿胀，骨肉分离，身体颤抖，扭拧而出现死亡。同样，黄色软骨在两个前臂，如果受损，其性相是"龙"发作，恶寒、发烧、失眠、出汗、创伤而滴脂液。肩膀的骨髓由八指处向上伸延，又从十指处向下延伸，受损时则流尽骨髓而死亡。胯骨的骨髓环绕，厚五指，前方临近处相连接，胯骨臼似魔穴，如前所述从大腿向下伸延，十二指长的骨髓下端是手足长骨，液态骨髓无哇扎一拃处是手足长骨。肩胛骨有两块。同样，胯骨也有两块，骨髓有八指四灸针，手足背部有六十灸针。面颊骨有两块，踵骨有两块，膝部中央是膝盖骨。

关节润滑液，其色如果呈现紫梗汁的颜色，患病十六天会死亡；其色似水而变为青黄色，患病十一天或者十三天会发生死亡；如色似乳白者，患者立即会死亡；色如唾液者可能有生机，即使出现死亡，也还有二十一天的患病期。

手部有四条韧带。同样，足部也有四条韧带。如果四条韧带断裂，一般手足会残废。筋腱断裂，患者会死亡，因为它与心脏和肾脏相连接。手部有动脉，与它相伴的脉道有动脉，寿脉、心脉。寿脉及心脉在腕下，运行至手心，形成脉轮，如果断裂，疾病会侵入心肺。手心脉轮与生命有关，在大指之上、小指前的髓间，运行至肘弯处与大脉相伴，经锁骨与肩胛骨之间进入胸腔。似良弓的肘弯处的拉纳龙脉、大腿脉如果断裂，患者身体弯曲，后颈强直，发高烧，脊椎僵硬，口眼㖞斜，身体扭拧，导致死亡。夏杂脉与骨脉和它相伴，夏杂脉在拇指为肺脉，在前翘脉背部形成六合位，如果断裂，患者腹泻、疼痛二十天。肘弯处的腑脉位于短翅脉、正长脉、胆脉等的边缘，都是从大脉分出的脉道；肩膀的北支脉分出了肺脏的阿索脉，这些脉道如果断裂，患者会发生死亡。臂膀肌腱内侧有胆脉，如果断裂，患者腹泻致死。前臂和踵骨上的胆腑猿足脉断裂，患者手足会残废。在肩胛骨柄有三条脉道，中间的一条叫寿脉。在腑窝量四指的连接处是肩膀黑脉，肩脖处是福禄脉，即肺，如果受损时患者不断咳嗽，手臂不能高举，眼睛呈现黄色而死亡。黑脉和福禄脉断裂，其性相是发高烧，胡言乱语，心烦忧郁，失眠，大小便失禁。这些都是与生命有关的重要部位。同样，足部也有动脉与心脉相伴，在马蹬穴之上运行。韧带和拇趾之间的寿脉，经足踵背部的踵韧带在足心汇集，形成汇集脉。如果断裂，患者骨肉分离，体内发高烧，剧烈疼痛，患病七天或九天会死亡。囟门的黑魔罗脉轮在足心汇集。掌心的心脉轮沿手足长骨下行，在大腿沟胯骨臼边缘折向肛门。小腹边缘的十三条脉道与心肺相连，夏杂脉和骨脉与它相伴。骨脉在肩头四指处状若三足鼎立。如果断裂，患者骨髓下陷，骨肉分离，双足麻木，疼痛七天，病情若果发生返逆，九天或十天，患者会发生死亡。于足长骨下侧面有一条黑骨脉，如果受损，患者上半身发烧，心肺有悬挂感，这是无法医治的疾患。大脉由大腿内侧延伸至小腹内，称大肠脉，在胯骨臼边缘断裂时会诱发癃闭症，下肢无力支持，身体肿胀、体温散失而出现死亡。肌肉缝隙的胆脉断裂时，患者发烧，呕吐胆汁，肤色呈现黄色，体温下降，患病七天或九天会发生死亡。大腿的骨肉之间有肾脏的水脉，如果断裂，诱发癃闭症和遗精现象。由大脉分离出的胃腑北支脉断裂，患者腹泻、腹鸣。在大腿内侧的中间量四指是脾脉，它在膝外侧胫骨鸦眼窝膝尖四指处环绕，如果脾脉受损断裂，患者下体拖曳，受击后立刻呕吐，膝部肿胀似乳房，足腿麻木，患病十一天或十三天会出现死亡。小腿中间有肾脏的胫尾脉，膝弯处有肝脉，乌鸦穴边缘有黑肛脉。这些脉道像筋腱一样位于小腹下，是心脉伸延至脊髓，受损时患者脊髓硬化，口鼻失去功能，疼痛十五天。小腹内积秽界处有大肠脉和小肠脉，马镫穴之上有膀胱脉、黑魔罗脉等。

人体的肌肉，连接肩胛骨的肌肉称谓半月肌，是肌肉的要害部位，功能主肌肉上仰下拽。肩胛骨左右的肌肉似扭结的绳索，也是要害处。肩头块状肌与骨端的韧带分离，亦是肌肉的要害部位。管状水脉等断裂，患者胸腔化脓，手足残废；闭合肌断裂，患者肩膀残废。肩胛骨和肩头正面以及肩胛骨的四条皱纹肌、前壁肌腱、外侧黑肌腱与肩胛骨之间的位置是容易化脓的部位。肩胛骨的脉象无定规，肩外肌与前壁肌肉枯萎时脉象洪而紧，面容憔悴、萎缩，疾病在肌腱。肩头的羊尾骨由韧带连接，如果肩胛骨纽带断裂，是肌腱枢纽处受损。肩膀皱褶肌腱里横贯着胆脉，如果受损断裂，患者呕吐胆汁。肩膀羊尾骨内侧有大脉皱褶，外侧有肺脉、胆脉皱褶，羊尾骨两端是脉纹。前臂骨粗细如竹，有十二条皱褶，居中者从腕部外侧向下延伸，内侧交界处似弓形，手腕内外侧都是要害处。掌心肌肉凹陷处也是如此。环绕胯骨臼边缘的补合肌状若壁虎头，它与胯骨柄肌相互扭结。其余的肌肉宛若湿泥粘贴，肌肉缝隙凹陷处亦是要害部位。纽带和依存脉也是险要处。两个胯骨臼和股肉两端，里脊边缘、股骨沟里外等都是凹陷处。膝弯的水纹皱肌不论何处断裂都是要害处。在大腿肌量一拇指，横着计算是套箍肌，膝部黑蛙要害处，外沟淋巴腺要害处，大腿淋巴腺等在膝外沟一卡处的髓骨之间，受损时患者脉象实而紧，脂肪溶解亦是要害处。肩膀的紫淋巴腺须从肘端向羊尾要害部位的尖端量三寸。肩膀和前臂肌腱紫脂，其状况与上述情况相同，受损时患者大小便失禁、呕吐、发烧、身体弯曲。受损的当天立即肿胀，患病五至七天会发生死亡。从膝部要害处向上量四指，再横着左右量二指，凹陷处是穴位，两个鸦眼穴亦是如此，四个幻觉穴也是穴道。从膝弯中心的箸头位向上量一拇指，是韧带和脉道的穴位；外侧亦是如此，但是需要弯曲腿部才能量准，从半肘末端的膝弯下垂的紫色软骨向下量四指是童子穴位，牵引大肠脉至胫骨与腓骨之间运行。小腿的肌腱似串珠，九个肌腱有十个皱褶，膝弯有十二道皱褶，是踵的皱褶在马镫穴以上，居中之肌腱是要害部位，称谓小腿肚，从头至尾全长四指，如果受损断裂时，患者身体僵直，剧烈疼痛，小腿肚颤动，音哑，身体颤抖，窒息而死。但是小腿肚受损裂开时一般无危险。从小腿胫骨向后量二指，小腿鱼形肌腱与骨头紧连，横着量一指，再向下量一卡，此处如果断裂，患者定会死亡。足心小肠羊肌为要害，是筋腱末梢肌肉和脉道汇集的要害处。肩窝和腑窝的要害是肘关节，手部末梢，前臂内弯处的腕部长皱纹，由此向中间直量是筋腱肌腱的要害处。如果受损时，患者剧烈疼痛，类似疗毒肿胀，身体弯曲，手足残废。无名指和中指之间，足趾中趾和小趾之间，拇指和食指之间受损时，患者受损处肿胀，剧烈疼痛，疼痛三天或者十三天，脉位突起而死亡。从足摄收脉、肘部外缘"龙"脉、足部刺痛脉、拇趾等处向小腹量八指，是大关节命脉，如果受损时，患者疼痛五天至七天，或者九天、十五天，或二十九天而死亡。

如是，四肢疾病和创伤的性相的一章论述完毕。

第五十一章　体腔疾病和脏腑疾病的性相

体腔分上体和下体。脏腑有肌肉、脉道、骨头、韧带等。人体从外形区分，有下体瘦小、上体肥大、上体瘦小而肚腹膨大等三种。腑器虽然无区别，但是脏器却各有不同。从舌部的薄厚、长短可以辨别出心脏的情况；从鼻子的大小、塌陷与否可以辨别肺腑的情况；从眼睛的大小、长短、黑白等可以分辨出肝脏的情况；从耳朵的大小、剖面的薄厚、是否直竖等可以分辨出肾脏的情况；从嘴唇的长短可以分辨出脾脏的情况。

舌头薄而长者，其心脏大小似小雀的胃腑，中间是非肉亦非骨。上体大下体亦大，四肢短粗，行走迅速，体力大，聪明，谨慎，嗜睡。肋部与膈膜、腋窝相连，肺腑才有隐匿之处。舌头厚而特别大者，其心脏也特别大；上体小而凹陷，体形为劣等，身体沉重，智力迟钝，体力强。舌头短而薄者，其心脏为方形；上体大小适宜，肩头向外倾，能迁就别人，智力清醒，口齿伶俐，能言会道。隆准歪斜，皱褶多，肋部上端大，每条肋骨有一条纤维，有五叶母肺、十叶子肺，外形上体粗大、下体细小，胸椎骨长而皱褶多，脉沟皱褶粗声音大，身体略向左偏斜。左边受击时，五叶肺会受损，鼻子大而扁平者，其肺腑偏位，心、肺、肝脏都偏位，肺腑特别大，体内位置偏斜，上体狭小，肩头向前突起，脊椎明显，眼睛突起，嘴巴大，肤色呈现青色，肺腑大，位于背部。鼻子小者，其鼻孔亦小，肺腑大小似犬头之大，上体小而下体大者，脸上出现面刺；上体劣等，痰液多；肩头低，肺滴漏，心肺皆颤动。位于体腔上部的心和肺，肺腑由背部向前倾，似树叶遮盖着心脏；从前方遮蔽着肝脏；胆腑与脾脏似果实；肝脏宛如一片树叶。眼睛大者，其肝脏也大，肋骨长，肚腹大，声音洪亮，身体沉重，饮食容易消化，四肢短粗。眼睛小者，其肝脏也小，消化力强，身体消瘦，肚腹小。眼睛细长似马眼者，其身体、眼睛、腰部都比较细，声音细而颤抖，气息短促，四肢短小，肚腹大，眼睛突起，体腔大，后颈轻微强直。

耳朵与肾脏的情况。耳朵大者，其肾脏也大，面容黧黑，肌肉发达。耳朵小者，其肾脏也小，肤色呈现青色，肌肉不发达。耳朵紧贴头部者，其肾脏与膀胱的距离比较近，脊椎与肾脏的距离比较远。嘴唇长者，其脾脏厚而长，体形细而高。嘴唇短者，其脾脏也短，体形宽而矮。对腑器未作分析。脏腑比脉道、肌肉、筋腱、韧带等更重要。与心脏相伴随的肺动脉等其他脉道，心脏是命脉，上部像树叶，下部似树根伸向四方，中间部分恰似树杆一根，是心脏跳动的寿脉，有混杂脉和心脉，是生命的两根支柱。从乳房量两寸至胸部中心，由此再量两寸，哇德曲莫心脉在肘弯处。摄收心脉在眼脉的左右两边。从囟门向下伸延出四条脉道，鸦爪心脉位于膝弯肝脉之下。支柱心脉从膝盖下四指处，和全部心脉运行在马镫穴之上的韧带之间。这些脉道如果断裂，患者口不能闭合、心悸、气促、剧烈疼痛，患病五天、七天、九天之间会死亡。肺心脉与动脉相伴，动脉是连接心肺之脉。泽强、泽扎、泽拉三条脉道中，泽强为母脉，泽扎为子脉，泽拉为寿脉，在足踵部韧带下伸延，如果断裂，其发生性相与心脉断裂的性相一样。与它相伴的两条脉道位于后颈中间，肩膀与梢头软骨的黑白际，肩胛骨的分界，片断裂时，患者体腔内淤积病血化脓，脊椎僵硬，脊椎发烧，患病七天或九天会出现死亡。在腋窝处量两灸针向下运行的脉道叫单肺脉，沿着锁骨左右运行相交之后伸延至肩胛骨正面，进入脊椎第五节。这些脉道如果断裂，其性相是化脓，耳翼的盘绕脉道断裂，耳前庭的卷相脉道断裂，肺腑和体腔化脓。这些脉道断裂时患者咳嗽，体力衰弱，有恶臭味，不发烧，肝脏疼痛。肌肉与韧带断裂时，患者肌肉剧烈疼痛，失眠，食欲不振，吐血。短翅脉、正长脉，隐匿于小腿部的大脉，是肝脏脉道的要害部位，如果断裂，患者立刻会死亡，或者患病三至五天或七天会死亡。肾脏有八条脉道，两条是肺腑的卷相脉，在乳房上方一灸针处；两条是上行的神魂位脉，在丹田运行；另外两条脉道经胯骨边缘至小腿部反向又向小腹运行，受损时呈现出青色者会死亡，或者患病三天会死亡。胃腑有胃脉与心脉相连，经咽喉伸延至喉结；在面颊外侧有胃脉之脉结。胆脉的位置大小，在大皱纹处是三灸针，此处宛如蜘蛛网纹，受损时，患病七天，呕吐胆汁，肤色呈现黄色，容颜衰败而死亡。腹部有大肠脉环绕，右胯骨有绕肠脉，向下伸延是大脉，在大肠内壁进入大肠，肠液呈现黄色，返逆则呕吐，下行是黄水，声音嘶哑，眼睛发黄，剧烈疼痛，进入小肠皱襞，疼痛三五天后会形成合并症。小肠脉道似蜘蛛网，位于胯间，越过黑白界限，向下运行至精囊、子宫，与生殖脉相连接，在脐部中心分散，妇女在脊椎第十五节。在脾脏、肝脏的右侧背脊鱼口处有肝脾相交脉。肝肾的一条脉道在胯骨背部，鸠尾膈膜的禽爪脉断裂时，患者眼睛呈现黄色，食欲不振，可能出现呕吐胆汁，腹泻酥油汁状的排泄物。软腰两侧有肾脉和胃脉相伴，此脉断裂时，患者小便不利或减少，腰部有扭拧感。脐部左右有大肠脉与胆脉相伴，断裂时，患者呕吐肠黏液和胆汁。大皱纹下隐匿的小肠脉断裂，患者小肠扭结，患病七天会死亡。依存脉断裂时，坐卧不宁，剧烈疼痛。

肌肉有里脊和髀上肌、乳房肌、内里脊等。如果里脊和髀上肌断裂时，患者身体僵硬，体腔内化脓，肌腱紧缩，休克晕倒。乳房肌断裂时，患者体腔内化脓。颈项灵活肌断裂时，患者体腔化脓，或者危及脑部。锁骨之间有心窍，骨端肌、母子相逢肌、心肺肌等彻底断裂时，患者会立刻死亡，或者患者病七、九天、十一天会死亡。颈项有三个骨轮，脊椎有二十五节，肋骨有二十四条，胸椎骨上面有锁骨，手掌有条形骨四十六节，长条形骨三节，短条形骨三节，胸骨有十二节，方形胸骨七节。肋骨受损断裂则剧烈疼痛。胸骨受损会诱发破核疮。脊椎骨呈现紫色时骨髓化脓而死亡；如果断裂则发烧，感觉无定象，神志恍惚而死亡。脊椎穴位受损时虽无危险，但可能会形成痈疽。

韧带、筋腱、脾上肌的筋腱互相连接。里脊韧带和恼脏胃腑的筋腱与肝肺脾脏有关。胯骨坚硬似铁，有三灸针之量，九个孔穴有九脉道，筋腱和韧带伴随，第九个孔穴是胯骨。如是，共计二十七个孔穴，右边的第一个孔穴是大肠脉，韧带强而有力，筋腱伸延，在它的下面是精囊脉，韧带环绕膝弯，筋腱伸延至禽爪穴。它的下面是第三个孔穴，是肾脉。韧带称谓摄精，筋腱名叫集拢。第四个孔穴是胆脉，韧带分阴阳，筋腱称收拢。第五个孔穴是黑命脉，韧带似毛笔，筋腱伸延。左边的第一个孔穴是筋脉，韧带相续，筋腱下端与足踵韧带相连接。第二个孔穴是胃脉，筋腱称禽爪，韧带叫手掌。第三个孔穴是命脉，韧带似木，筋腱如水。第四个孔穴是依存脉，筋腱似石子，韧带称如扎。前方有三条脉道，右为依存脉，左为肾脉。黑筋脉与三条骨脉从骨线量九寸，此处受击则病患危及上体，上体刺痛，咳嗽，咯血，气促，剧烈疼痛，患病为九天或十一天或十七天。从高突胸骨向乳房肌肿胀，剧烈疼痛，类似疔毒肿胀，体内化脓，蛇头分裂，条形骨变形。乳房下方是下泄窍，它的下面是肝下白色隔膜，如果受损时患者打呵欠，呕吐，体力衰弱，伸懒腰后立即会死亡；如果当时不死者，生命还会延至九至十天，或者十六天到十三天才死亡。脊椎骨第四节以上是吊索穴位，第五椎、第六椎、第七椎是心肺之范围，里脊断裂时患者不能仰俯，剧烈疼痛。髀上肌和乳房肌断裂亦是如此症状。手掌之间、脊椎第九节、第五节是软骨穴，第八椎至第九椎是横膈膜的部位，向上是肺腑的下部，向下是肝脏，对直的方向是肝窍。第十椎、第十一椎、第十二椎之间是肝脏的境域。肝脏、胆腑、脾脏等受损时患者会立即出现死亡。胸前鸠尾骨稍浮肋窍受损时危及肝脏，若果不立刻危及生命者会危及穴道。第九椎四指处是肝脏侧面，是要害部位，由此量一灸针，内是黑肝脉，如果受损则化脓，肾壁脂肪消溶。从鸟喙量二寸是胃壁皱襞的要害部位，受损时会危及生命。网筛胆脉断裂，患者会死亡。肚脐一拇指处的周围，是大肠的要害部位。大肠分三段，受损时患者闭气或者死亡。否则患病三天、五天、七天而死亡，如果采取手术医治还有生机。由此再量一拇指是小肠的部位。从背部第十七椎向下量一拇指是背部第十八椎，第十五椎是肾脏，第十四椎是肾壁脂肪。如果大腿间的魔罗脉断裂，患者会立即死亡。喉头受损时剧烈疼痛，坐立不安，一般很快会死亡，或者患病十三天而死亡。尾椎骨受损则剧烈疼痛，或者患病十一天、十二天会死亡。

如是，体腔疾病和脏腑疾病的性相的一章论述完毕。

第九十五章　伤科外敷药和内服药

其后又说： 拜达若峰顶上，由四位仙人围着向圣者童子文殊赞颂，并请示讲授穿刺、切除、解剖手术。于是，讲授了穿刺、切除、解剖之术。

首先，讲述头伤的治疗方法，包括骨、韧带、脉管、肌肉等治疗方法。

四骨缝之治疗法： 骨缝和额骨裂开者，要用绷带、铆钉包扎，并撒上草香附、藏茴香、干姜等止痛药粉，火灸百会穴。

对颅骨伤要用药物、手术并治，药分内服药和外敷药。

常用药有： 鞑新菊、西达、杜仲、翼首草、平车前、藏黄连、白离娄、黄花杜鹃、熊胆、荆芥、卷丝苦苣苔；三种阿夏、诃子、鞑新菊、蝗虫口液三种药，称为三种"阿夏"。硇砂、斑蝥、干姜合称为三种"西达"。蝗虫口液医脑，斑蝥医软骨，硇砂医脑骨。翼首草有三种。龙胆内服。上述为甘露配方，配砂糖内服。或者陈骨汤，鞑新菊、西达、杜仲、经血、牦牛角、翼首草、黄花杜鹃诸药配伍内服，或者油剂草药配方，鞑新菊、硇砂、熊胆诸药配伍制剂，青梨酒或骨汤为引，骨服。上述诸剂，均能造骨、固下、愈伤、引黄水。

鸡血硇、光明盐、斋木拉、雪山贝母配伍制剂，医治血管病。

红花、朱砂、熊胆、姜黄、雌黄、硫黄、雄黄配伍制剂，固软骨。

川木香、藏黄连、藏木香、小米辣配伍制剂，排碎骨。

硇砂、光明盐、大青盐、朱砂、熊胆、雄黄、杜仲撒敷伤口，引黄水。

小车前、蓼子草、平车前、包亚配伍制剂，能生新肌。

首先，要固软骨，软骨固后才能引黄水，二盐撒敷后再不能撒其他药。软骨化脓须用药膏，可治紫软骨溃疡。敷药方法如下：光明盐要比鸡血硇量大，红花与其他药等份，雄黄要比雌黄量入，藏木香等药须等份。硇砂、光明盐、大青盐三盐中，大青盐分量须加至二倍，金和铜用乳汁研磨，搓揉炮制。雄黄、雌黄或砒砂，雄黄勿最大，诸药配伍，制成膏，敷伤口，伤面淡红色。或者斋木拉、杧果核、朱砂、黄连、鸡血硇诸药配伍，固软骨。

骨碎补、小叶莲、葛蒲诸药配伍，排碎骨。

硇砂、竹黄、麝香、熊胆四药配伍，息热止血。

甘草、鞑新菊、西达、金四种药物碾细，配糖制剂，引黄水，愈合裂口。

玛孜仁保且、泽相华如诸药配伍，愈合骨裂缝。

华连、华潘，愈合裂口。

赫尔根、赫登提升软骨。

马骨、龙骨医治骨塌陷。

海螺、贝壳、石决明愈合裂缝。

紫梗、大鹞、离娄引流脑膜脓血。

冰片、金、明矾诸药配伍，医治骨刺，退烧。

黄食叶虫头与熊胆配伍，愈合脉管断裂。

蜂蜜、卷丝苦苣苔、乌头能引流病血。

冰片、石决明、熊胆、婴儿脑、狗崽脑、云雀脑、牛乳、酥油配伍，再加斑蝥制剂，服用可益脑、生新肌，但要对症施治。

介图卓嘎玛与糖配伍，撒敷，主治骨断裂、粉碎性骨折，能引起复原作用。

黄牛胆或绵羊胆、五味子心、雪山贝母叶，后两味药物须等份，胆占三分之一，撒于水中内服。代赭石，水研后内服，细粉末撒敷伤口。粉末内服时，用水冲服。雪山贝母叶和五味子叶不是指叶而言，而是指五味子核和雪山贝母根。内服时，禁忌酒送服，要使腹稍空。

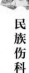

如是，伤科外敷药和内服药的一章论述完毕。

第九十六章　骨伤治疗方法

骨伤治疗方法（骨陷裂处，开一个探索碎骨的探眼，探眼要小，太大了骨头马上会露出来），是指刀、箭、石、木、砖瓦等所造成的粉碎性骨伤、裂缝性骨伤、折断性骨伤、面碎性骨伤、头破伤和齿咬伤。

其治疗方法有肌肉疗法和骨疗法两种。肌肉疗法，出现毛病时要进行手术缝合。注意不要切断两外腋的动脉、内行脉、心脉、命脉、百会脉、额脉、骨赛尔札脉，不要切断夏如脉、门如脉，不要切断韧带、筋腱。首先要用刺针探刺（先用刺针探刺，然后穿刺），跳动者即动脉，须要避开动脉再切开。肌肉疗法需切入肉内，术前周围反复挤压很重要，用文灸阻截封闭脉道。在四髎处切口，刀口应上下切成月牙形，切忌切成三角形。颅顶破伤成三角形者，天灵盖已开，为不治之绝症。咀宿星值日时，可开刀动手术。罗刹女星值日时，切忌开刀动手术，若有冒犯，后果很坏。软骨粉碎者要穿刺排出骨血，骨血颜色先是红白夹杂成团，其次是颜色灰白，如脂粉捏成片。粉碎的软骨排净后，颜色为灰白色。手术时如果被肌肉遮住，导洞须下伸，排出下陷的肉芽。软骨有阴阳两性，血多者为阳性，血少者为阴性。

软骨脉的焚净穴和颅骨缝不可锉磨诊治，眼球、耳、二角根等部位进行手术时要慎重小心。软骨脉的光泽为红色或紫色。如若伤损，迅速用朱砂、熊胆、骨末等敷堵。堵住后，脉管的光泽变为白色，这是被药物结块堵塞。如果敷堵无效，骨血就外溢。阴性骨血为白色，如同水注。黄水为骨血所化，向四面流者为吉兆。须分清死活两种骨血，以酥油涂裹，用红花、绞绸折叠堵塞。草红花、珍珠、苗草、雄黄、巴鲁嘎胆、卷丝苦芭苔、糖诸药配伍制剂，为特效伤膏。用酥油、动物脂肪涂裹后，三五天之内，对骨血切不可诊治。若过十一天后软骨眼化脓，就很难医治。破刺细顶脉放血，用荨麻、大蒜、荞麦面等药扩大骨血网，这对手术施治非常重要。

要去掉上层中层的腐烂物，使伤面平整，引回转移之物。上面粉碎、下面破裂者，要穿刺小孔，快速排出黄水，使骨血、黄水像石岩滴水一样地排出来。排干后，空洞口上留一麦粒大的孔眼。如果生出软骨新肌，敷上敛口之药，药方见上一章。或者唐古特青兰、糖、山矾叶诸药配伍外敷。用山矾叶罨疗可治脑病。用鹰粪、西河柳罨疗，可治脉热症。麻黄、红景天，可治心肺热症。

刀剑刺伤，用人灸护治，对伤口，手术治疗。如果伤口很长，须勤奋治疗，用药粉外敷。周围和中间要留小眼，洞中要留麦粒大的孔眼。上层糜烂成片者，去掉上面的烂肉，从伤面周围手术施治。下层破裂者也如此治疗。牙咬伤也从伤面周围手术治疗。严重脑裂伤，要止脑浆外漏，特别是箭伤，肉骨穿洞内陷，未刺入脑髓时，角骨尖如鸟嘴，对脑膜严重挤压，须轻转镞头慢慢拨出。在脑伤处撒敷牛黄、红花甚好。再用糖和婴儿奶配伍外敷，留出孔眼，用白布缠头包扎。黑绵羊脑、示雀脑、人脑、狗崽脑、鞑新菊、熊胆、冰片、橐吾、糖、乳汁诸药配伍，制成膏剂内服。岩精、白酥油凉服。射穿脑缝，击中脑神经者必死。血管和颅骨缝受伤者，用火灸施治。木、石、砖瓦砸伤者，无论是粉碎、裂缝、碎裂之伤，手术治疗同上述。粉碎性创伤，从干的部位治疗，从表层去掉三分之一，三分之二为粉碎伤之下层伤痕。面碎性骨伤，从死活组织相接处治疗。上层碎裂之伤，生死软骨黏合，一定要分开，见到下层碎裂之伤，在破裂肌肉中留一漏眼，肌肉一定要吻合。

颅顶骨色白，坚硬。囟门骨有光泽，坚硬。枕骨多凸起，不平。颡骨虚松如盾甲。枕骨缝齿，不宜手术施治。颅顶岁旋处和周围一灸针头，一拇指肚的地方，亦不可手术施治。四豁处可手术治疗。囟门诸脉筋交会，"夏如"脉梢状如弯刀，囟门万一动手术时，应在章吉穴施治。烦门处门如脉和尼当脉并行，烦门万一手术时，应在皱褶穴施治。小颊沟骨处的随动肌肉有多层肌肉，万一手术时，其法同烦门手术，从皱褶处切开。止血很重要，用独活或马勃堵塞。

骨刺须保持原样。总之，要像鼠类掏洞一样地从根底掏出镞头。骨裂缝要像掏狐狸一样地沿缝治疗。上下两层碎裂时，三门、动脉、楚夏肌、桑赛尔脉等处均要避开，从周围治疗，先除去碎裂肉层，再进行手术治疗。伤底脑白色者，要留一个漏眼，伤底须撒敷糖、红花制剂，荣骨色，敛软骨。冰片清脑热。熊胆止死活二血、涩脉、收敛软骨。滑石能固软骨。用桦皮堵塞，可引流黄水。软骨寒性扩散症，峨参药酥油剂调入桂皮、荜茇等内服。酥油和寒水石固软骨。疼痛渗溢者敷酥油、酵母、乳酪汁。在颅骨罅隙角治疗软骨。妙手在伤底敷药，干燥部位多留漏眼，排出坏肉、骨刺和其他损伤；发烧胀疼者为热胀，须剖刺放血，凉治；不发烧而胀疼者为寒胀，须热治。

脑、软骨、肌肉三者，不能有新肌。如果出现了新肌，要用熊胆、白糖配伍治疗。三日之内脑出现新肌，七日之内软骨出现新肌。秋冬二季要热治，春夏二季要凉治，老幼者要滋补，青壮年要凉治，风涎之邪要滋补，胆邪要凉治。

深部碎裂伤的治法，肌肉疗法须扩大刀口。刀口不可切成圆形、方形、三角形，必须切成月牙形、微椭圆状。治疗骨伤时，不要像掏狐狸窝一样地直掏，要开像鼠洞一样的倾斜洞。伤底敷药要薄，多留漏眼，腐败脑汁涂敷于四梢固气，并要观察黄水的情况。

表面粉碎的穿孔伤，骨刺复位、裂伤等，就在伤口内进行手术。菖蒲、广木香、冰片诸药配伍制为粉剂，撒敷在骨刺上，青黑者撒敷硇砂。广木香可医治脑部腐烂。冰片、竹黄能清热。红花、熊胆能排脑气。藏木香补益脑。鞑新菊、珍珠能护卫脉口。

破穿伤的治法，破竹碎片须复原，对周围的损伤和破裂伤面进行手术治疗。皮膜坚硬、色黄黑者，进行手术时流脓液和黄水，皮膜挤压者要手术排去黄水。

粉碎伤的治法，表层粉碎骨粗糙，中层粉碎骨色斑花，深层破裂骨色白。粉碎骨粒须从骨面去掉三分之二，深部裂伤者要吻合。骨血从四面各处流来，浓而色红者易愈，稀而色黑者对精气和骨血有害，经过五天、七天、十一天变成灰白色者难治愈。要害脉道断裂者生命垂危，内服大蒜、酒、荞麦汤。骨血渗溢，要从速治疗。骨血扩散有干扩散和湿扩散两种。骨血眼干燥者微热、气短，脉象不饱满。骨黑如石岩被火燎，是气寒返逆，七天后犯病，须分清死、活两种骨血。木棉花萼、鸡血砌、巴豆、竹黄诸药配伍，制为粉剂撒敷，被骨血所溶化或煎服，髓固骨血之汤。龙须根、斋木拉导引骨血。荜芨、川木香、卷丝苦苣苔配伍制为散剂压敷，或用酥油汁煎煮酒、荨麻、大蒜、荞麦、蒲公英、石决明水，再加蜂蜜内服。高烧、干燥、多脓、多黄水，骨蒸如同田野热气蒸腾，气短，急躁者，是骨血湿扩散，要剖刺细顶脉端，或肱脉放血。山矾叶、茶藨、红花、雅哇三得诸药配伍，制为散剂撒敷，以冰片、糖配伍填充，内服红花七味散。颤抖哆嗦，不渴不饮，脓水稀薄，气粗而促，伤口干燥，此为骨血湿扩散变为干扩散。鸡血砌、光明盐、白秋石、蜂蜜诸药配伍内服，固气。糖、冲天子、斋木拉、熊胆配伍，导引骨血。峨参、荜芨用酥油煎敷。

脉溃治疗法，糖、蜂蜜、婴孩乳、山矾叶、红花、橐吾、竹黄、糖诸药配伍滋生新骨血。骨病用手术治疗有奇效。引导黄水之药，山豆叶、平车前、白糖诸药配伍调敷；独一味、秦艽、龙胆、花苜蓿、鞑新菊、大叶龙胆、秦皮、平车前、大黄、糖诸药配伍，碾为粉末，骨汤送服，火灸茜草，木穴施治。

肌腱疤不需切除。

如是，骨伤治疗方法的一章论述完毕。

第九十七章　头颅裂缝的治疗方法

头颅裂缝的治疗方法，分脉管破裂和颅缝破裂两种。

脉管破裂的治疗方法，伤口小时须稍微扩大，切口不可太大，只适于安放角吸管。冲天子、斋木拉、卷丝苦苣苔、熊胆诸药配伍，制为粉剂，撒敷。骨色白者没有新肌，是黄水内犯。颅缝裂开者，要火灸。须服汤药进食热性食物，草香附温敷，用腐皮皮条或丝绸包扎，进食有营养的食物，不作剧烈活动。

脑伤的治疗方法，脑震荡用热药罨疗，发烧时剖刺细顶脉放血，火灸阿索利迦穴和细顶脉穴、结门穴、第六脊椎命脉穴、剑突穴。

脑膜挤压、脑漏、脑骨塌陷、呆哑、脑胀诸伤、脑膜挤压后呈现黑青色者，用硇砂、珍珠、茜草、冰片、沟沿草、糖诸药配伍碾粉，撒敷，也可用熊胆撒敷；脑膜挤压呈现红、青、灰白浮肿者，用酒洗并用红花水、糖、棱砂、贝母、熊胆粉调敷，或者用甘草、地丁、蜂蜜配伍调敷；脑膜伤，用硇砂、明矾、冰片、朱砂、红花诸药配伍碾粉，撒敷。

"浪玛"型渗满，压迫脑髓时，要在颅骨中间用药。糖、冰片、竹黄、五味子、木棉花丝诸药配伍，碾粉撒敷。在脑膜和脑髓夹缝中，用金筷拨通压迫处，手术时千万不能碰着脑髓。溃烂的治疗方法，用骨碎补、卷丝苦苣苔、冰片配伍制剂，内服。冰片、卷丝苦苣苔、熊胆诸药配伍碾粉，撒敷伤面。

脑漏，用石决明、白贝齿、斑蝥诸药配伍碾粉，撒敷。或者熊胆、珍珠、冰片、竹黄、红花、乳酪诸药配伍调敷，敷药一定要洁净。三日内不再渗漏者，是脑漏治疗有效。如若气果不畅，伤口生黄水，跳动剧烈，则要断裂。火灸得吾、当尼穴。脑虚者，以鼠脑、云雀脑、狗崽脑诸药酥油泡后服用。冰片、熊胆、乳汁配伍调敷。

脉管疼痛者，以熊胆、朱砂、冰片诸药配伍制为膏剂，用乳汁调敷。用铜或金火灸头部。脑内绢辛脉如果变成黑色，用金质灸针灸；如果呈红色，为本色，预后良好。竹黄、红花、冰片、熊胆、糖诸药配伍制为粉剂撒敷，或者内服。治疗脉管渗漏时，亦用土方治疗。

脑眩晕者，要用艾灸，火灸枕骨结合缝三角点，囟门分开处艾条疗效最佳。

高烧、昏迷、不能蹲坐、晕倒、声哑失音者，大多数患者生命垂危，要灸枕骨边缘、三结门，剖刺鼻尖穴放血，并要紧束头部。

声哑失音者，为脑溃烂，脑脉断裂，黄水流入脑部深处即哑。脑胀时，黄水流入中脑后即哑。脉管断裂，骨血扩散，脑部流入黄水即哑。哑有热哑和寒哑。脑色变黑而哑者，针刺舌背隐晦脉，灸腘窝黑色隐晦脉，用乳汁清脑。手术治疗骨病，天南星、女娄菜大水煎煮后，向脑和颅骨间滴一两点。切开鼻脉、细顶脉，火灸耳外腋穴。

热胀和冷胀的治疗方法，脑并行脉即脏腑并行脉，从脊柱向上运行，绕过后脑，在脊柱间归向一处。三王脉和三臣脉绕过后脑而分开。背部臣脉，脊髓相抱。舌背隐晦脉、鼻侧脉、眼脉、眼赛尔札脉还有耳脉连结如网。脏腑之脉与尾椎骨孔脉相连结，不管露出与不露出，总是相连结的。脑好者热胀，脑坏者寒胀。脑好者话少，脑坏者谵语多。热胀者如负物而立，冷胀者如严冬之寒冰。

热胀、灰白、麻木者，是因人脉管热邪偏盛，脑盖塌陷挤压，伤口自然阻塞，造成热胀风肿，嘴唇干燥，脓色红紫。剖刺细顶脉和肺脉放血，服凉药冰片、草莓苗。

新肌包脓时，新生肌肉将化脓，用腐败脑汁外涂，再撒敷雪山贝母粉和糖粉。

水疣漉漉，淋漓不尽时，可用珍宝烧烤。

脑疣像肉瘤，坚硬圆滑者，可用珍宝、灸针烧，不可切除和摇动。复发时撒敷冰片、糖粉。如若无效，硇砂、糖、红花、黄精诸药用芝麻油煎服。

安息香导引脑黄水，硇砂除脑疣，黄精消脑胀，芥子油通脉活络。

冷胀的治疗方法，如同寒气泛溢而胀，脉、尿寒，冷颤、清鼻、冷泪，脓如焦渣，有滴进脑底的危险。硇砂、光明盐、黑盐、大青盐诸药配伍，碾粉为剂敷撒。

混有骨血者要温疗，酒煮大蒜，调大荜芨，温服，或者丁香、肉豆蔻、草果、三盐诸药配伍，为碾粉剂，开水或热酒送服，饮食要凉热适度。

患脑病者，忌食干硬之肉，忌啃骨头，咳嗽喷嚏时须掩嘴制止，忌欠伸、站立、打呵欠、远望、涉水、打狗、用劲拉努大便、房事；忌哭声、马嘶、歌声、人声吵嚷；忌登高、跳跃、拉弓；忌食马肉、野马肉、驴肉、猴子肉、骆驼肉、猪肉、鱼肉；忌饮浓酒、酿酒、酸酒。脑脉用金针烧烤，骨血之脉用酥油烧烤，肌肉脉用文火烧烤。

失血成白色者，用独活、艾叶止血。用富蒲、干姜治腐坏。用槟榔叶罨疗，可排脑气。用麻黄和盐类罨疗，可清脉热。用柽柳罨疗，可去骨血。用水底石罨疗，可清脏腑热，穗花大黄消疣。熊胆、苦尾菜、诃子、蔗糖块、丁香能接续筋脉断裂。

如是，头颅裂缝的治疗方法的一章论述完毕。

第九十八章 脉管治疗方法

脉管疗法要进食凉性食物，伤口敷伤膏。进食凉性食物后，再在伤口涂敷伤膏。蔗糖、朱砂、牛尾蒿灰、乳香、札木拉、斋木拉、糖粉诸药配伍，制为粉剂，撒敷，将伤膏盖住；或者用水腰子膏、木拉、朱砂、卷丝苦苣苔、糖诸药配伍制剂，外敷脉口。

结门筋脉受伤，从前面的伤口裂缝处向上量一分，穿刺漏眼，对断裂脉管用金针烧烤治疗，两种木拉、岩精、季春铜钉、熊胆、甘草、红花、糖诸药配伍，制成粉剂撒敷。

眉间的心脉和命脉旋受伤，用马蔺百花、葡萄、鱼胆诸药配伍，制为粉剂撒敷。内服寒性汤药，外敷伤膏，伤膏寒热相配，并配入脂油、酥油。

剧痛、高烧者，要剖刺放血。

面虫耳脉和眼疼者，剖刺眼脉任吾穴放血。

心脉不舒者，剖刺喉结放血。

气短欠伸咳嗽者，剖刺额脉放血。

胃口不舒者，剖刺中指、无名指的戒子脉穴放血，火灸第十二椎节、第十三椎节、两处胃脉穴。

耳脉受伤，凉热相配，如上法治疗。火灸外尾窝穴、踝骨穴、外克制脉穴、乳动脉穴、后颈二扁筋内结门穴、胛骨中叶穴、短肋头穴、第十四椎节、第十五椎节等施治。

脑中昂冬脉断裂、流黄水者，患者一定会死亡。

从脑中向左右各量一寸处，为骨血卧狗脉，须特别慎重。

鼻脉碰击流鼻血者，所流之血用酥油烫焦填塞。

脉散乱者，妇女经血、朱砂、两种木拉诸药配伍调服。天冬、黄精、乳酪配伍，制为伤膏外敷。

气短、上身刺疼、烦渴者，剖刺前额发际四指一分处，火灸背部阿是穴。脑部畏桑穴受伤者，施治无望。

骨上下错裂者，骨间脉渗漏，五六日未渗湿，从患处左右各量一灸针，留出漏眼排脓，剖刺额脉放血。外敷伤膏，斋木拉、札木拉、卷丝苦苣苔、熊胆、竹黄、红花诸药配伍，制为粉剂撒敷。

渗漏、发烧、脓液色灰黄多而稀薄者，可在细顶脉开口撒敷伤药粉。冰片、红花、糖、粗沙磨刀石、洛那、两种木拉、阳起石、公鸡鸡冠血、妇女经血、狗血诸药配伍，制为膏剂内服。乳汁膏，外敷脑骨。竹黄入脉，冰片清诸热。穆坪马兜铃治肺病，黄连治肝病，秦艽引热出毛孔。哇夏嘎治血、胆病。草香附、黄蜀葵干涸黄水，诸药可撒敷细顶脉、肱脉。

骨血干散之疗法，两种木拉、洛那、川木香、龙骨、牛乳诸药配伍制剂外敷胸骨；骨血外渗时外敷伤膏，进食大蒜、荨麻、荞麦、树蘑菇有特效。食鲜鱼、鲜蔓青也有效。剖刺放血过度会引起吐泻。外敷伤膏功效弱者，风吹日晒就会落掉，是衰老和饮食无忌之故。骨色如木香或如腐败乳糕者，须手术治疗。骨血污黑者，亦须手术治疗。骨血变红时，停止手术治疗。犏牛粪、骨、菜子油配伍调敷。骨块下垂离散，状如木棍，软骨离散者，对软骨要手术治疗。贝母、五味子核、两种木拉、阳起石诸药配伍，制为粉剂撒敷，并用热药和营养之药滋补。治疗时要查清是干扩散，还是湿扩散。

涎胆脉僵症的治疗方法，两种木拉、洛那、熊胆、竹黄、红花、杜仲、松香诸药配伍碾为粉末，乳汁调为膏剂涂患处；或者用熊胆汁、黄精、哇纳尔根、五味子根、斋木拉诸药配伍制为粉剂，贴敷眼侧、鼻梁。发烧者留出漏眼，按照切肌法切开肌肉。胃口滞聚，剖刺四腑穴放血，火灸剑突穴，忌食腐臭之物，进食营养丰富之食物。

悬索脉管伤裂的治疗方法，如果上下均破裂，可用吹气法将脓、血、黄木排出。复发时，从患处左侧或从左右两侧插入一条探针，使脓水流出。骨血流散时要收敛固涩，艾灸跳动处。

横膈膜总脉管上下破裂的治疗方法，裂时在细顶脉穴、脉结穴、鼠蹊沟穴用石冷罨，艾绒熏灸。下犯胃腑时，火灸短翅脉。腿脚僵直时，火灸隐晦脉穴。股头肌和末梢脉管头疼痛，手臂下垂不能抬起时，剖刺肱脉放血并罨器施治。

王脉及从脉的治疗方法，骨上下碎裂能治疗。脑开裂四肢僵直者，无论左右皆大灸隐晦脉穴、肱脉穴、肺脉穴、第五椎节；从脚面量一灸针一寸，脚腕窝穴有黑色脉管，火灸或剖刺放血，并火灸中指脉。脊椎僵直流黄水时，火灸第五椎节三角点，脖颈僵直时，按摩并从脊髓中排放黄水，或者剖刺小尾骨穴放血。王脉及从脉，围绕于脊椎第五节。"木鲁",别处虽存在,但非定论,受损时火灸视脉和耳腋动脉。胃脘不舒,紊乱痉挛,心中忧郁怔忡时,火灸第五椎节和第七椎节。小腹皱纹僵硬时,火灸第五椎节,胫尾隐晦脉穴。二十一日,黄水下犯隐窝和腓纹、足底,下犯于足底者,黎明即死亡。

从百会起量一灸针三分为卧狗脉,总汇于舌背黑脉,停于肩胛骨。全身僵直、舌僵不灵、囟门沉重、后脑疼痛时,火灸囟门穴和颊颞穴,剖刺细顶脉穴、胸膛脉穴放血。施治后九昼夜,舌呆口吃者,针刺隐晦脉放血,疾病可愈。十三昼夜后,犯心者系不治之症。

脖颈僵直、黄水犯心者,过十四昼夜或十七昼夜,下犯脾胃,恶心欲吐,糟杂胀满,出现血斑,过二十一昼夜,声哑而亡。

从耳起向后量一灸针,有两条臣脉即命脉。从百会穴起直量三分,严重时刺入金针尖,再火灸金针尾部,如若无效,呵欠伸腰,心区不舒,经过九昼夜,由于脉管之病,左侧不舒,多尿涩,鼻腔干燥,咽喉烧疼,唇如驴咀黑裂,用金针或黄铜针火灸施治。

肾脉并行,经过三昼夜,左臂不适、颤抖,背部疼痛沉重,火灸上身第六椎节和第七椎节。

手臂下垂,火灸黑白际(膻中)穴、两肋鸦眼穴、小指和无名指缝间。

小腹疼痛、黄水下犯肾盂、小便涩闭、下部难举时,火灸胯眼穴、第十三椎节。黄水下犯两腿的腿弯和膝部时,火灸两膝鸦眼穴,剖刺腘窝中心放血。

黄水下犯腿肚中心和足底者是绝症,结门命脉断裂者一定会死亡。

口鼻气粗、胸烦呕吐、脊椎中黄水冰冷而闪闪流动,不宜手术,宜用火疗。一般说来,从眉毛向上量四指,然后斜量二指处为都木札脉穴和骨血脉忍布穴,距此四指处为胆海穴,左右两眼角为胆门;距胆海四指处为王脉之外。由此向后一寸处为水脉,由此向右一寸处为风脉;向左一寸处也为风脉;向后一寸处为运行的血脉,距王脉四指处为吹螺脉,向后相距一灸针,为结门桑泽尔穴,距此向左一寸,为肾脉赛尔穴,发际为黑烦脉,如是,百会穴前后,颊耳之间一灸针之处,为卧狗状血脉。

如是,脉管疗法的一章论述完毕。

第一零一章　伤药综述

伤药分外敷药和内服药。

外敷药:皮氏拢牛儿苗、斋木拉、扎木拉、卡厘、平车前诸药引流黄水。

斑蝥、翁嘎哇、卷丝苦苣苔(小儿黄)、巴若孜达、卡若布卡巴、卡若厘、麦杂、檀香、柯若札，固敛骨血。

格尔根汤、札札、更札诸药，养育伤口新肌。

朱砂、熊胆、松香、适龄马尿塞骨束脉。

内服药：斑蝥、白花秦艽、翼首草（如同降真香）、车前、卷丝苦苣苔（小儿黄）、骨碎补［"阿夏"分生物药（斑蝥）、药（诃子）、草药（挞新菊）三种，其中草药内服。"西当"分汁液、药、草药三种。汁液、药两类内服。小草拔分夏、冬、秋三种］、杜仲、黄花杜鹃、糖诸药配伍制为粉剂，骨汤冲服。如若逆变，用皮氏拢牛儿苗、卡若洛、达若洛、石哈司吾引流黄水。

斋斋吾、卡斋吾（二药为外用伤药和内服伤药之主药）、凤毛菊、苗草、卷丝苦苣苔、雪山贝母、穗花大黄、熊胆诸药配伍制剂，为伤科良药。雄黄根、斋木拉、莨菪、川木香、秃鹫骨排出骨屑。

毛茛花、宽叶葶苈、兰布裙、酪浆、花苜蓿、草乌、瑞香狼毒灰引流黄水有奇效。

菖蒲、白花姜、青木香、干姜、藏黄连、小米辣止腐敛溃。

朱砂、熊胆、红花、水泡桦皮；或者红花、朱砂、溪畔银莲花根、西伯利亚豆蓼治肌肉病。

冰片、珍珠、翼首草、西藏忍冬、葶苈子、熊胆、朱砂、乳汁、狗脑、人脑、云雀脑治疗脑虚症有特效。

如是，伤药综述的一章论述完毕。

第一零三章　四肢的治疗方法

四肢有脉管、肌肉、骨和韧带。

先论骨的治疗方法。切开肌肉，对骨伤进行手术治疗。

肩胛骨白须原处复位，凤毛菊、矮紫堇、熊胆诸药配伍，制成粉剂撒敷，或者两种木拉粉撒敷。用铁或宝石火灸。

上腿头僵直和不僵直，均要在第九椎节、第十五椎节、第二十一椎节驱治复原还位。

下腿头也要如此复原还位。

腿部骨血紫脉和髋部骨血紫脉破裂，要进行手术治疗。木拉和熊胆配伍制成伤膏，加入卷丝苦苣苔和糖外敷；玉都木、红玛瑙、赛都木诸药等份，加蜂蜜为膏内服。

后臀镜骨受损，要切开肌肉，施行手术，杓骨也要如此治疗，血若相混，就要切除。施行手术时，要取出内留镞头，要排除内穿黄水、脓液。如若松弛剥离，脉筋骨肉则受牵扯，因而，剥离的皮层要剪去。要注意避开脉管，如若断裂，要剖刺放血，火灸治疗。

施行骨手术时取出镞头，如若骨髓断裂，患者或死或跛，切开，手术治疗；熊胆、五味子仁、雪山贝母、自然铜、糖诸药配伍，制为膏剂涂敷。竹黄、肉豆蔻、小豆蔻、丁香诸药配伍制剂内服；或者鞑新菊、松香、杜仲、骨碎补、赤石脂、熊胆、糖诸药配伍制剂内服；或者熊胆和羚羊血配伍制剂内服。

上部腿头僵直，下部腿头虚空，在第十一椎节和第二十一椎节驱治。下行不达第十五椎节和第二十椎节时，鲜蔓青、大蒜、荞麦、胡豆、鱼诸药配伍煎服。若行房事即劳发，肉串滴漏、脓水淋漓，用碱花水流涤患处，雪山贝母、卷丝苦苣苔、糖诸药配伍制为粉剂撒敷，伤口不要包扎。

肿胀血亢严重者要连续火灸，关节发肿时要赶快取出镞头，应从腓纹处排除。镞头入骨时不用动，磁铁石、鞑新菊、野鸽肉、糖诸药配伍制剂内服。鞑新菊功效吸髓，磁铁石功效吸铁，野鸽肉的功效排除镞头。玛玛达、秦艽、川木香、磁铁石、菖蒲、黄精、生蜂蜜诸药配伍，能探察创伤。玛玛达、秦艽的功效清热。川木香、菖蒲的功效舒张骨伤口。磁铁石、黄精的功效断后。镞头松动后，蜂蜜也有断后作用；或者冰片、杜仲、圆柏白脂、蔗糖诸药配伍，亦能探察创伤。上述伤膏，第一剂要外敷伤口，同时内服，关节间、小关节和骨髓均无须摇动。

脓色如烟汁状者，患者会死亡。脓色红者，比较容易治愈。脓液如唾液者，宜滋补。脓液似水微黄而又如烟汁状者，宜用凉药治疗，冰片、黄连、晶石、乳香、熊胆、糖诸药配伍制剂内服。脓液如紫梗汁者，亦如此治疗。脓液如唾液者，宜用热药治疗。脓液似水者，凉热药各半治疗。

关节黄水症要穿刺引流，灸关封穴，在四篋穴和三篋穴两处手术治疗。骨脱位、股骨折、骨掚伤、股骨脱臼四症，先论骨脱位和骨掚伤的治法。胯关节骨掚伤者，足趾卷缩，行走时溜滑不稳，如若掚伤处黄水流入，积脓，跛脚，外侧掚伤者便向外瘸，内侧伤者便向内瘸。韧带断者，肢体折叠。肩押骨韧带断者，亦成此状。小腿放平，用绳扎绑，牵引时脚掌要向上抬。外侧掚伤者，要俯卧，脚面下扣；内侧掚伤者，要仰卧，脚掌向上抬。或者卷缩和掚伤，可在房顶拴绳牵引。牵引时以疼力度，或量出适当长度为宜。无论何处掚伤，均可用包扎之物包扎，绫子或绸子为很好的包扎巾带。

股骨脱臼，要按摩复位，复位后要观察半月。肱骨脱臼，用大小适中的线球置于腋下，内侧脱位向外牵引，外侧脱位向内牵引，线球保留在腋下，进行复位观察。或者将皮袋吹圆，置于腋下，内侧脱位向外牵引，外侧脱位向内牵引。

肘骨脱臼，将臂放在一条夹板上，在夹板上按摩还原，再用绫绸、茅草扎绑，要十字形扎绑至麻木，剖刺放血施治。

手腕骨脱臼，哪里突出就按压哪里，用绳索牵引后，要依此绑扎。膝盖受损亦如此施治，哪里突出就按压哪里，在门坎上压最为有效。

无论何处破伤，凉者血为活血，发烧者为热邪入血，老年人为中毒之血，少年为干燥之血，青壮年为常血，最好。无活血者要保温取暖，用热手巾包敷，小豆蔻、甘草、肉豆蔻、翻白草、公牦牛肉、凤毛菊诸药煎汤，沐浴罨疗，并配入蔗糖成膏剂涂敷。如无活血，要敷奶剂伤膏，比方要用刚挤出的热奶调入翻白草、公牦牛肉、鞑新菊、杜仲等诸药粉末，制为膏剂外敷，再在上面加敷动物油脂。不是多处破伤和撞击伤，可用酒糟温散。膝盖骨伤，要特别仔细地上药覆蔽，龙须根、鞑新菊、甘草、骨碎补、光梗丝石竹、翻白草诸药配制为粉剂撒敷，再在上面裹上山羊绒、丝棉，外面用大小和腿面一样的毡片包扎。

藤条伤和木棍伤，要用锥钳剔去碎木签。无伤裂者易治，毡片在姜等热药汤中煮后覆盖，或棉花在姜等热药汤中煮后覆盖，或热血和毛拌合外涂贴敷，交叉牵扯置入，然后紧紧包扎。

碰撞之伤也如此治疗。老人用酒，中年人用乳酪，孩童用酥油汁。首先，要谨慎地原位包扎。破裂伤口之肌肉不能交叉，包扎松紧要适度为宜。

重伤须过二十天才能愈合，老人过一月方能愈合，孩童过半月才能愈合。老幼二者之伤易治，用茅草上端薄束可镇痛。

肿大者要剖刺放血，老人和孩童禁忌剖刺放血，青壮年要尽快剖刺放血。竹黄、红花、肉豆蔻、杜仲、松香诸药配伍制为粉剂内服。

疼痛剧烈、肿块坚硬是脓水或黄水内聚。如有这种症状，就要防护骨头。青壮年过一月才愈，老人、孩童过二十天才愈。

韧带受损要湿罨治疗。抽搐萎缩，罨浴施治最为有效。内筋断裂则致残，通常患者会死亡，即使不死，患者也会残废，这要火灸箭头穴，筋伤也须依此施治。

脉病的治疗方法，手掌脉、掌丛脉、精弓脉和宝贝脉断裂，剖刺细顶脉、似尖脉、大脉放血，火灸所有动脉。冰片、红花、肉豆蔻、竹黄诸药配伍，制为粉剂内服。

附脉伤要撒敷药粉，不宜罨浴，要疏导沟渠并艾灸。秦艽、老鹳筋、蓝布裙、羌活根、平车前、扎布贡、小儿黄、糖诸药配伍贴敷即愈。神医让空腹内服，疗效最好。熊胆撒敷伤口，经常多喝水。

肌肉损伤用收拢疗法和罨浴时，罨浴不应太剧烈。肌肉宜罨浴，脉病宜凉疗。脚掌、结脉也如此。脉穴剖刺放血时，要根据老年和青年的具体情况，要剖刺第三、五、七、九椎节间放血。从肱肌、羊尾肌（肱三角肌）、肱中肌分别向上下各量六指为肌肉的要害处，即肱牵肌、鱼圆肌、肘外合口肌、肱上肌等。腿头的外角、内角、精弓的两关节眼，前臂韧带肌的内纹、外纹两穴，均可用细针尖穿刺。靠近内侧的薄膜心脉，靠近外侧的肺脉禁忌穿刺，一灸针外另有穿刺穴。膝盖也可用细针尖穿刺。对皮肤刺四指、胯、肩胛、凶险处，针尖刺一针，向后弯处不可针刺。一般来说，腿脚麻木不知、肌肉麻木不知、肿胀如吹圆山羊皮袋者，荨麻、蔓菁叶、荞麦汤、鱼、蒜诸药配伍制剂内服。已成脓者，要剖刺排脓。麻木不知症，患者大多会死亡。

脓肿要剖刺排脓，虚肿要调理。头顶之脓，十天或九天治愈。下臂之脓，九天或十一天治愈。"培根"型脓水多，"赤巴"偏盛者，三天治愈。"龙"邪偏盛者，五天或七天治愈。"龙"偏盛则肿，"赤巴"偏盛诱发热邪，"培根"偏盛则剧疼。"龙"症宜营养滋补，"赤巴"症宜凉治，"培根"症宜糙粝药物施治。"龙"症宜罨疗，"培根"症宜固涩，"赤巴"症宜剖刺放血。肌肉肿胀如同吹胀的山羊皮袋，麻木不知者，患者大多会死亡。

肿胀坚硬如石者，宜进食有软坚消散功效之饮食。肌肉和骨之间积脓液者，宜剖刺排出。类疗毒肿胀者宜涂敷药膏和罨疗，适当地方可用针钳诊治。浮肿者涂敷药膏和艾灸施治。火焰状肿胀者，宜剖刺放血。少年肿胀如乳房状者，宜药膏贴敷和剖刺放血，从膝盖向上量四指，再量一灸针取穴；向左右各横量半灸针，取左右二穴；骨节间量一灸针取穴。

卷缩轻微者，可穿刺治疗。骨节间向踝骨量两灸针半为主锋穴。鸦眼穴也可取穴。

由于肿胀，脉入深部，宜用罨浴法施治。其法是：绵羊粪和母耗牛粪用酒浸泡，温热糊敷；或者犏牛粪和犏牛犊粪、酒糟用酒浸泡几次，抹匀糊敷。马粪和酒糟相混热敷。热凉以冒热气为度，加入恶液会变凉。严重时要再敷动物脂油，动物脂油和牛粪调匀外敷。

脚掌和手掌用白脂石或砖瓦烙灸，再涂敷动物油脂火烤。总之，用牛粪和动物油脂调敷；或者在酒糟中加入姜等热药贴敷，均为热敷；用乳酪调敷，为寒膏；乳酪和酒糟调和为和敷。找寻脓液和麻木结石，要从大拇指下找寻。如若脓水淋滴不断，要从脓孔下方止脓，用碱花水洗脓，并以凤毛菊、熊胆、糖配伍，制为营剂外敷；或者甘草、熊胆、赤芍、凤毛菊诸药配伍，制为膏剂外敷止脓。

肿胀不散时，蓝布裙、独活捣为细粉，与乳酪调敷。或者六岁儿把上腭针刺所取之血与酒糟调敷。或者独活、喜玛拉雅紫茉莉、黄精根、乳酪诸药配伍，制为营剂外敷。诸方均能消肿。野蒿、乳酪、羌活或穗花大黄根、乳酪、酒糟对症配敷。如受外邪，加安息香施治有疗效。

关节肿胀时，大黄、秦艽根捣为细粉，与乳酪调敷。或者经过滤的乳酪汁，毡片贴敷。黄连、老鹳筋、穗花大黄、蒂丁诸药配伍，制为膏剂外敷。

滴漏时，穗花大黄粉、笔管菜粉撒敷。二药细粉撒在毡片上贴敷。

如是，四肢的治疗方法的一章论述完毕。

第一零九章　体腔脉管手术和药物疗法

现在特别来阐述体腔脉管的疗法。

锁骨窝至肺驹眼穴之脉断裂，血液流入体腔吱吱有声，或淋漓点滴，对此症要人灸有噪声之脉。如有逆变，肺燥咳嗽、体腔脓液充满。进食凉性饮食，内服汤药，使脓液干涸。此病死亡的危险很大。

肱窝肺脉、肝脉断裂，脓液内犯者，要灸伤处，剖刺肺脉、肝脉放血，一刺即见肺色脓液。气短者，伤处漏气，宜剖刺肺脉放血，凉治。

乳房心脉断裂，患者颤抖、两乳中间疼痛、心区痛、出汗、胃口不适、呕吐。要火灸睡眠脉和心脉、手部动脉，并要凉敷和内服凉药。

腋窝敌舌脉断裂，脓液内陷，要火灸伤处，腋下放置方匣。穆坪马兜铃、哇夏嘎、红花汤内服，凉治。要干涸内腔脓液，剖刺细顶脉、肘面脉。

第九椎节两侧肌腋内的鸟爪状命脉断裂，须在患处立即火灸，否则，过一昼夜，患者会死亡。

第五椎节有肺脉、吹螺脉，如若断裂，脓液内陷，要交替火灸第五椎节和后颈窝韧带。此病大多数患者会死亡。从肩胛端到腋窝为上行肺脉，若混有脓液，患者打呵欠、呃逆、恶寒、腰闪要火灸伤处。如度过五昼夜，患者会脱险为安，可治愈。

体腔下部之脉、剑突下肝脉、上行鸟爪状脉断裂，就有蛇头伏脉存在。患者眼珠色黄、胃口不舒、口吐清水，严重者囟门下陷，内服红花汤，剖刺放血施治。

胯脉、骶脉、肾脉断裂，火灸该脉伤处，剖刺踝骨外皱纹放血。

腹部脐侧十二指肠脉断裂，要火灸，内服凉汤施治。

小腹小肠脉断裂，外漏者危险性大，五至七日内患者会死亡。

阴毛后脉（输精管或输卵管）断裂，精液外漏、身乏无力。螃蟹、硇砂、小豆蔻、熊胆诸药配伍最有疗效。或者骨碎补、卷丝苦苣苔、蔗糖诸药配伍，制为膏剂内服。

小肠下部受伤，小叶莲煎服。

体腔上下部遭鞭打、细枝抽打碎肉掉落者，赭石、荜茇、黑矾诸药撒敷为善。用马肉、野马驴骡等奇蹄类动物肉、奶渣、胃糜、酒糟等罨敷。

肾脂病，用酥油、动物脂肪治疗。

体腔下部疾患，大多用酥油、动物油脂治疗。

外部肌肉伤肿，用罨浴法治疗。伤洞用丝绸塞眼空治疗。

干涸体腔上部的脓血，用岩精贴敷很有疗效。

体腔下部青紫，葶苈子和翼首草最有疗效。如有逆变，二药配用。冰片和红花二药有消散作用。芸香叶、唐松草配糖而用很有疗效。或者柳兰叶、凤毛菊和土配伍烧灰，贴敷患处。

干涸体腔上部的黄水脓血，两种拉益吾茂溶液、假耧斗菜、铁粉、醋柳、犀角、熊胆诸药配伍。犀角功效，干涸体腔上部诸病。拉益吾茂溶液、草决明、鸦葱、山豆根、白硇砂、生铁水诸药配伍，再加蜂蜜内服。除去腐肉青紫时，加熔酥油、蜂蜜、蔗糖内服。乳酪煎煮，治烦渴有特效。

脓液淋淋下泻，藏木香汤、三果内服。

舒脉增力，生铁水和商陆内服。

如是，体腔脉管手术和药物疗法的一章论述完毕。

《蒙族伤科医案》

《清史稿》卷五百二、列传二百八十九

绰尔济，墨尔根氏，蒙古人。天命中（1616—1626）率先归附，善医伤，时白旗先锋鄂硕与敌战，中矢垂毙，绰尔济为拔镞，传良药，伤寻愈。都统武拜身被三十余矢，昏绝，绰尔济令剖白驼腹，置武拜其中，遂苏。有患臂屈不伸者，令先以煎镬熏蒸，然后斧椎其骨，揉之有声，即愈。

觉罗伊桑阿，乾隆中（1736—1795）以正骨起家，至巨富。其授徒法，削笔管为数段，包以纸，摩挲之，使其节节皆接合，如未断者然，乃如法接骨，皆奏效。执事选上三旗士卒之明骨法者，每旗十人，录上驷院，名蒙古医士，凡禁庭执事人有跌损者，命医治，限日报痊，逾期则惩治之。侍郎齐召南坠马，伤首脑出，蒙古医士以牛脬蒙其首，其创立愈。时有秘方，能立奏效，伊桑阿名最著。

《元史》

《元史·李庭传第四十九》：复中炮坠城下，矢贯于胸，气垂绝，伯颜命水牛腹纳其中，良久乃苏。

《元史·张禧传第五十二》：禧身中十八矢，一矢镞贯腹，闷绝，复苏曰：得血竭饮之，血出可生。世祖亟命取血竭遣人往疗之。

《元史·谢仲温传第五十六》：从攻西京，睦欢力战先登，连中三矢，仆城下，太宗见而怜之，命军校拔其矢，缚牛刳其肠，裸而纳诸牛腹中，良久乃苏。

《元史·张荣传第三十七》：尝从军，为流矢贯眦，拔之不出，令人以足抵其额而拔之，神色自若。

《新元史·布智儿传第二十六》：布智儿从征回回、斡罗斯等国，每临敌，必力战，尝身中数矢，太祖亲视之，令人拔其矢，流血闷仆几绝，太祖命取一牛，剖其腹，纳布智儿于牛腹，浸热血中，移时遂苏。

《新元史·阿儿浑传第四十七》：（翁古帖木儿）又献宝石带，太宗束之，腰疾顿愈。

《新元史·赵匣剌传第六十三》：宋兵大败，匣剌亦被三创，镞中左肩不出。钦察惜其骁勇，取死囚二人刳其肩，视骨节浅深，知可出，凿创拔镞出之，匣剌神色不动。

清代蒙文手抄本《诊治百病古代方经》曰：小童脑震荡，挖地坑，将患童倒悬其中，拍打脚心三遍。

《蒙古秘史》卷四：成吉思汗与泰亦赤兀惕交战时，其颈被伤，流血苍黄之甚。有臣者勒蔑，将壅血吮去，至夜半，成吉思汗方醒悟。

卷六：斡阔台被射中其颈，其血凝也，孛罗忽勒以口吮其壅血，流于吻边而来矣，成吉思汗见而眼中流泪，心甚痛之，疾命热火，烙以透热，寻饮物予斡阔台。

注：《蒙古秘史》：约成书于1240年，无记载其作者，是一部记载蒙古帝国成吉思汗及其子孙事迹的第一部用蒙古语撰写的史书。

巴雅尔.蒙古秘史（上、中、下三册，蒙汉对照）.呼和浩特：内蒙古人民出版社，1981

《跌打伤损及杂症药方》

　　凡跌打损伤之证，专从血论，须先辨或有瘀血停积，或为亡血过多，然后施以内治之法，庶不有误也。夫皮不破而内损者多有瘀血，破肉伤筋每致亡血过多，二者治法不同。有瘀血者宜攻利之，亡血者宜补而行之，但出血不多，亦无瘀血者，以外治之法治之，更察其所伤上下、轻重、浅深之异，经络气血多少之殊，必先逐去瘀血，和荣止痛，然后调养气血，自无不效，去瘀生新之法。

　　损伤内证：凡跌打损伤坠堕之证，恶血留内则不分何经，皆以肝为主，盖肝主血也，故败血凝滞，从其所属，必归于肝，其痛多在胁肋、小腹者，皆肝经之道路也。若壅肿痛甚，或发热自汗，皆宜斟酌虚实，然后用调血行经之药。王好古云：登高坠下撞打等伤，心腹胸中停积，瘀血不散者，则以上、中、下三焦分别部位，以施药饵。瘀在上部者宜犀角地黄汤；瘀在中部者宜桃仁承气汤；瘀在下部者宜抵当汤之类。须于所用汤中加童便、好酒同煎服之。虚人不可下者，宜四物汤加穿山甲，若瘀血已去，则以复元通气散加当归调之。《内经》云：形伤作痛，气伤作肿。又云：先肿而后痛者，形伤气也；先痛而后肿者，气伤形也。凡打扑闪错，或恼怒气滞，血凝作痛，及元气素弱，或因叫号，血气损伤，或过服克伐之剂，或外敷寒凉之药，致气血凝结者，俱宜用活血顺气之剂。后列诸方，以备选用。

　　伤损出血：或患处或诸窍出血者，此肝火炽盛，血热错经而妄行也，加味逍遥散。若中气虚弱，血无所附而妄行，加味四君子汤、补中益气汤。或元气内脱不能摄血，独参汤加炮姜，如不应，急加附子。如血蕴于内而呕血者，四物汤加柴胡、黄芩。凡伤损而犯劳碌，或气肚腹胀闷，或过服寒毒等药，致伤阳络者，则为吐血、衄血、便血、尿血；伤于阴络者，则为血积、血块、肌肉青黑，此皆脏腑亏损，经遂失职，急补脾肺二脏，自愈。

　　瘀血泛注：乃跌扑血滞所致，盖气流而注血，注而凝，或注四肢关节，或留胸腹腰臀，或漫肿，或结块，初起皆属肝脾瘀火，急用葱熨法，服小柴胡汤以清肝火；其次服八珍汤以壮脾胃，或益气养荣汤，久服自效。若日久溃破而血气虚者，十全大补汤。若溃而寒邪凝滞不敛者，豆豉饼祛散之。此症若不补气血、慎起居、戒七情，或用寒凉克伐，俱属不治。

　　瘀血作痛：若胀而肿坠，色或青黑，甚至发热作渴、汗出者，宜先刺去瘀血，以通瘀寒，后服四物汤。

血虚作痛：发热作渴烦闷，头痛日晡益甚，此阴虚内热，八珍汤加丹皮、麦冬、五味子、肉桂、骨碎补。

呕吐黑血：因打扑伤损，败流血入胃脘也，形气实者百合散，虚者加味芎穷汤。

发热：若因出血过多，脉洪大而虚，重按之全无者，此血虚发热也，当归补血汤。脉深微，按之软弱者，此阴盛发热也，四君子汤加炮姜、附子。若发热烦躁，肉瞤筋惕者，此亡血也，圣愈汤。发热汗出不止者，此血脱也，独参汤。此症，脉实者难治，细小者易治。

肌肉作痛：乃荣卫气滞所致，复元通气散。筋骨间作痛者，肝肾之气伤也，六味地黄丸。

骨伤作痛：伤之轻者也，磕碰微伤，骨间作痛，皮色不变，用葱熨法，服没药丸，间服地黄丸自愈。

胸腹痛闷：多因跳跃捶胸，闪挫举重，劳役恚怒所致，喜手摸者，肝火伤脾也，四君子汤加柴胡、山栀。畏手摸者，肝经血滞也，四物汤加柴胡、山栀、桃仁、红花。若胸胁闷痛，发热晡热，肝经血伤也，加味逍遥散。若胸腹闷，饮食少思，肝脾气伤也，四君子汤加芎、归、柴枝、丹皮。若胸腹胀满，饮食少思，肝脾气滞也，六君子汤加柴胡、芎、归。若胸腹不利，食少无味，脾气郁结也，加味归脾汤。若痰气不利，脾肺气滞也，二陈汤加白术、芎劳、山栀、天麻、钩藤。如因过用风热之药致肝血受伤，肝火益甚，或饮糟酒则肾水益虚，脾火益炽，若用大黄、芍药，内伤阴络反致下血，少壮者必成痼疾，老弱者多致不起。

胁肋胀痛：如大便通和喘咳吐痰者，肝火侮肺也，小柴胡汤加青皮、山栀清之。若大便不通，喘咳吐血者，乃瘀血停滞也，当归导滞汤。《内经》云：肝藏血，脾统血，盖肝属木，木盛侮土，其脾气必虚，宜先清肝养血，则瘀血不致凝滞，次壮脾胃，则气血充盛，若行克伐，则虚者益虚，滞者益滞，祸不旋踵矣！

腹痛：如大便不通，按之痛甚者，瘀血在内也，加味承气汤下之，既下而痛不止，按之仍痛，瘀血未尽也，加味四物汤补而行之；若腹痛按之反不痛者，血气伤也，四物汤加参芪、白术补而和之；若下而胸胁反痛，肝血伤也，四君子加芎、归补之；下而发热，阴血伤也，四物汤加参、术；下而恶寒，阳气伤也，十全大补汤；而下恶寒发热者，血气伤也，八珍汤；下而欲呕者，胃气伤也，六君子汤加当归；下而泄泻者，脾肾伤也，六君子汤加肉果、补骨脂；若下后手足俱冷，昏聩出汗，阳气虚寒也，急用参附汤；若吐泻而手足俱冷，指甲青者，脾肾虚寒之甚也，急用大剂参附汤；口噤手撒，遗尿痰盛，唇青体冷者，虚极之坏证也，急用大剂参附汤或可救。

少腹引阴茎作痛：及瘀血不行，兼肝经郁火所致；小柴胡汤加大黄、黄连、山栀，待痛势已定，再用养血之剂，自无不愈。若误认为寒，投以热药，重者必危，轻者则损目，慎之。

腰脊痛：因瘀血留于太阳经中所致，地龙散。

头目眩晕：有因服克伐之剂太过，中气受伤所致者，有因亡血过多所致者，如兼腹胀呕吐，六君子汤；兼发热作渴，不思饮食，十全大补汤。

烦躁：面赤口干作渴，脉洪大按之全无者，当归补血汤；如自汗头晕，独参汤；不寐归脾汤；胁痛，柴胡四物汤；如亡血过多烦躁者，圣愈汤。

喘咳：若因出血过多，面黑胸胀，膈痛而发喘者，乃气虚，血乘于肺也，急用二味参苏饮，缓则难救；若咳血、衄血而喘者，乃气逆，血蕴于肺也，只宜活血行气，不可用下法，宜十味参苏饮。

昏聩：乃伤之至重者，宜急灌独参汤，虽内有瘀血，不可不急用花蕊石散内化之，盖恐下而亡阴也；若元气虚者，尤不可下。凡瘀血在内，大便不通，用大黄、朴硝而不下者，血凝也，须用木香、玉桂二三钱，酒调灌服之，血下乃生怯弱之人，用硝而必加木香、玉桂者，乃假热以行其寒也。

作呕：或因痛甚或因克伐伤胃者，四君子汤加当归、半夏、生姜；因忿怒而肝伤者，小柴胡汤加山栀、茯苓；因痰火盛者，二陈汤加姜（炒）、连黄、山栀；因胃虚者，补中益气汤加生姜、半夏；因出血过多者，六君子汤加当归。

作渴：因亡血过多者，四物汤加参术，如不应，用参芪归地或八珍汤；若胃热伤津者，竹叶黄芪汤；如胃虚，津液不足，补中益气汤；如热火炽盛，竹叶石膏汤；若烦热作渴，小便淋涩，乃肾经虚热，地黄丸。

秘结：若因大肠血虚火炽者，四物汤送润肠丸或猪胆汁导法；若肾虚火燥者，六味地黄丸；若脾胃虚，补中益气汤；若便秘，里实气壮，腹痛坚硬者，玉烛散。

夹表：脉必浮紧发热，体痛形气。实者，疏风败毒散；虚者，加味交加散，或羌活乳香汤以散之。

混元膏：治打扑损伤，骨碎筋翻，瘀血凝聚，消青紫肿痛等症。羚羊血　没药　白及　雄黄各五钱　漏芦　红花　麝香　升麻　白蔹各三钱　大黄　甘草　栀子（生）各二钱　共为细末，用高醋熬，敷伤处。

八厘散：治跌打损伤，接骨散瘀。苏木面　半两钱　番木鳖（油煠去毛）　红花各一钱　乳香　没药　自然铜（醋淬七次）　血竭各三钱　丁香五分　麝香一分　共为细末，黄酒温童便亦可。

正骨紫金丹：治跌打扑坠，闪错损伤，并一切疼痛、瘀血凝聚等症。丁香　木香　血竭　儿茶　熟军　红花各一两　归头　莲肉　茯苓　白芍各二两　丹皮五钱　甘草三钱　共为细末，炼蜜为丸，每服三钱，童便调下，黄酒亦可。

散瘀和伤汤：治一切碰撞损伤，瘀血积聚。番木鳖（油煠去毛）　红花　生半夏各五钱　骨碎补　甘草各三钱　葱须一两　水五碗，煎滚，入醋二两，再煎十数滚，熏洗患处，一日十次数。

加减苏子桃仁汤：治瘀血内聚，心经瘀热，大肠不燥者。苏子　桃仁（炒）　麦冬　橘红各三钱　苏木末　红花各一钱　赤芍　竹茹　当归各（酒洗）三钱，水煎温服。

导气通瘀锭：专治耳聋奇方。巴豆（不去油）一个　斑蝥三个　麝香少许　以葱涎、蜂蜜和捻如麦粒，形丝锦裹置耳中，音声如雷，勿得惊惧，待二十一日，耳中有脓水流出，方可去锭，奇炒无比。

定痛散：治一切打扑损伤，定痛消肿，舒筋和络。当归　川芎　白芍　官桂　升麻　防风各一钱　三奈三钱　麝香三分　红花　紫丁香根各五钱　共为细末，老葱汁调和敷患处，再用熨法。

炙熨法：专治肉破血液津溃诸伤。先以榆树皮安患处，再以老葱捣烂并蕲艾止痛散和匀，置树皮上，连炙五次毕，以软绢包裹，戴抽口布帽，系紧带子，谨避风冷。

万灵膏：治跌打损伤，消瘀散毒，舒筋活血止痛，接骨如神，兼去麻木、风痰、寒湿、疼痛。鹳筋草　透骨草　紫丁香根　当归（酒洗）　自然铜（醋淬七次）　没药　红花各一两　川芎八钱　赤芍二两　半两钱（醋淬）一枚　牛膝　五爪皮　菖蒲　苍术各五钱　蛇床子　秦艽　木香　川附子（制）　玉桂　半夏（制）　草薢　金钗　石斛　鹿茸各十钱　虎胫骨一对　麝香二钱　血竭一两　上除血竭、没药、麝香三味各研细末另包外，共二十三味，先将香油十斤，微火煨浸三日，然后入大锅内熬黑为度，去滓加黄丹五斤，再熬至滴水将成珠，离火俟药温，将血竭、没药、麝香投下搅匀，取起出火气。

人参紫金丹：提补元气，壮健脾胃，止渴生津，增长精神，和通筋血，被伤气虚者宜。人参三钱　丁香　血竭　五味子　当归（酒洗）　骨碎补各一两　五爪皮二两　甘草八钱　茯苓二钱　没药（去油）二两　共为细末，蜜丸，早晚黄酒送下三钱，童便亦可。

疏血丸：止血开胃。百草霜三钱　阿胶（炒）　藕节　侧柏叶　茅根　当归各一两　共为末，蜜丸桐子大，每服五钱，早晚老酒送下。

五爪皮汤：舒筋和血定痛消瘀。当归（酒洗）　没药　五爪皮　皮消　青皮　香附子　川椒各三钱　丁香　地骨皮各三四钱　麝香一分　丹皮二钱　老葱三根　水煎滚，熏洗患处。

乌龙膏：治跌打损伤，筋断骨折，肿硬青紫。百草霜　白蔹　百部各三钱　白及　百合　乳香　没药各五钱　麝香一两　糯米（炒）　陈粉子（隔年者佳炒）各一两　共为细末，醋熬膏。

刀疮药：治一切金刃所伤，敷之坠血收口，定痛护风。白石膏（煅）　净板松香（水提过）各一斤　珍珠（豆腐煮过）五钱　共研细末，和为一处，磁罐收贮备用。

海桐皮汤：专洗一切跌损伤，筋翻骨错，疼痛不止。海桐皮　透骨消　乳香　没

药各二钱　川椒三钱　红花　川芎各一钱　当归（酒洗）一钱半　威灵仙　白芷　甘草　防风各八钱　共为粗末，装白布袋内，扎紧口，煎汤熏洗患处。

萆薢散： 萆薢　良姜　细辛各一钱　水三盅，煎一盅，漱口。

封口药： 治跌打损伤，皮开肉破，及金刃伤，割喉断耳唇，伤破肚皮，跌破阴皮、囊皮，神效。明净乳香　没药　儿茶　当归　杉皮炭　猪母聤叶（如无此叶，用葛叶、毛藤子叶亦可）各一钱　麝香五分　片脑五分　各研细末，称合和匀，入麝香碾细，次入片脑再研收贮。

消毒定痛散： 治跌打损伤，肿硬疼痛。无名异（炒）　木耳（炒）　川大黄各五钱　共为末，蜜水调涂。如内有瘀血，砭去敷之；若腐处敷当归膏尤好。

神效当归膏： 敛口生肌，拔毒止痛，并诸疮毒气壅盛，腐化成脓。当归　黄蜡各一两　麻油四两　上将当归入油，煎令焦黑，去滓，次入黄蜡急搅化，放冷磁器收贮，用时以旧绢布摊贴。一方用白蜡。

缀法： 耳伤落者同此。用人发入阳城罐盐泥固济，煅过为末，乘急以所伤耳鼻蘸药安缀故处，以软绢缚定效。

塞鼻丸： 治跌打损伤，鼻中流血不止，神气昏迷，牙齿损伤，虚浮肿痛及一切衄血等症。朱砂　麝香　丁香　川乌　草乌　当归　三奈　乌梅肉各一钱　乳香三钱　皂角七分　共为细末，独头蒜捣泥为丸，以丝绵包裹塞鼻中。

截血膏： 治跌打碰磕诸证，能化血破瘀，退肿止痛。天花粉三两　片子姜黄　赤芍　白芷各一两　共为细末，茶调，敷疮口四围；若头面伤，其血不止者，急用此药调涂颈上周围；若手足伤，则涂臂周围；若伤各处，则涂疮口周围，使截住其血不来潮；若疮口肉硬不消者，此被风袭也，可加独活，用热酒调敷；如仍不消，则风毒已深，肌肉结实，加紫荆末和敷必消。

大神效活络丹： 宣畅气血，通利经络，风湿诸痹，口眼㖞斜，半身不遂，行步艰难，筋骨拘挛，手足疼痛等症。白花蛇　乌梢蛇（俱酒浸，焙）　麻黄（去节）　防风　炙草　官桂　草蔻　羌活　元参　天麻　藿香　首乌　白芷　川连　黄芪　熟地　大黄　两头尖　川芎各三两　细辛　赤芍药　飞朱砂　没药（去油）　乳香（去油）　直姜蚕（去黑嘴，炒）　天竺黄　丁香　龟板（酥炙）　虎胫骨（酥炙）　乌药　青皮　黑附子　骨碎补　白蔻仁（炒）　茯苓　白术（土炒）　当归（酒洗）　沉香各一两　全蝎（去毒）　威灵仙（酒浸）　葛根各二两五钱　血竭　犀角各七钱半　共为细末，炼蜜为丸，金箔为衣，每丸重一钱，以蜡皮封裹，温酒送，随病上下，食前后服。

补肌散： 止血，除痛辟风，续筋骨，生肌肉。地黄苗　地松　青蒿　苍耳苗　赤芍（水煎取汁）各五两　生艾汁三合　上五月五日七月午时修合以前，药汁拌石灰阴干，入黄丹三两，更杵为细末。凡有伤折出血，用药包封，不可动，约十日可瘥，不肿不脓。

芙蓉膏：治跌打损伤肿痛，紫黑色久不退者。紫荆皮　南星各一两　芙蓉二两　白芷　独活　赤芍各五钱　上为末，生姜汁、茶青调温敷，伤损紫黑色久不退者，加玉桂五钱。

固齿散：骨碎补　牡鼠骨（煅灰）　共研细末，罐收听用。

八仙逍遥汤：专治跌扑损伤肿硬疼痛，及一切冷振风湿，筋骨血肉肢体酸痛。防风　荆芥　川芎　甘草各一钱　当归（酒洗）　黄柏各二钱　苍术　丹皮　川椒各三钱　苦参五钱　共合一处，装白布袋内扎口，水熬滚，熏洗患处。

清上瘀血汤：治上膈被伤者。羌活　独活　连翘　桔梗　枳壳　赤芍　栀子　当归（酒洗）　黄芩　甘草　川芎　桃仁　红花　苏木　大黄　生地　水煎，和老酒、童便服。

消下破血汤：治下膈被伤者。柴胡　川芎　大黄　赤芍　当归　栀子　木通　五灵脂　枳实（炒）　红花　赤牛膝　泽兰叶　苏木　生地　黄芩　桃仁　水煎，和老酒、童便服。

加减紫金丹：白茯　苍术（米泔浸，炒）各二两　当归　熟地　白芍（炒）　陈皮各四两　苁蓉（酒洗，去鳞甲）一两　丁香一钱　红花五钱　血竭　乳香（去油）　没药（去油）各三钱　共为细末，炼蜜为丸弹子大，黄酒送下。

黎峒丸：治跌打损伤，瘀血奔心，昏晕不省，及一切无名肿毒，疯犬蛇虫咬螫欲死等症。牛黄　冰片　麝香各一钱半　阿魏　雄黄各一两　大黄　儿茶　血竭　三七　天竺黄　乳香（去油）　没药（去油）各二两　藤黄（以秋荷叶露泡之，隔汤煮十数沸，去浮沫，用山羊血五钱拌晒，无山羊血，以子羊血代之）二两　共为细末，取秋露水化藤黄拌药，捣千余下，如干，加炼蜜糖为丸，重一钱，黄蜡封固。每用一丸，无灰黄酒化服，外敷用茶卤或酒磨涂，忌一切生冷发物；如在夏天修和，取天落水拌丸。

三黄宝蜡丸：治跌打坠压、金刃刑夹、鸟枪等伤，瘀血凝滞及产妇恶露不尽，劳力伤，破伤风，疯犬蛇虫咬螫，邪毒壅瘀，痰迷心窍，危急等症。用无灰黄酒热化服，轻者五分，重者一钱，极重者连服数次，服后饮酒数杯，略睡片时，汗出即愈。外敷一切恶疮，用香油隔汤热化，鸡翎扫患处，神效，忌生冷烧酒数日。藤黄四两（制法见黎峒丸）　天竺黄（无真者，用丸转胆星代之）　大戟（去骨）　刘寄奴　血竭各三钱　雄黄　儿茶各二两　归尾一两五钱　朱砂一两（或用朴硝）　水粉　水银（二味共研）　乳香（去油）　琥珀　麝香各三钱　称足分两，各研细末，汞与粉放红铁锅内，研至不见星，和前药研匀，用净黄蜡二十四两，放磁器内，坐滚中化开，将药投入，不住手搅匀，取起磁罐收贮。

定痛膏：治跌打损伤，动筋折骨跌磕，木石压伤肿痛。芙蓉叶二两　紫荆皮　独活　南星（生）　白芷各五钱　共为末，加马齿苋一两，捣极烂，和末一处，用生姜、葱汁、老酒和炒，暖敷。

止痛散： 止痛消肿，活血通经，避风驱寒。防风　荆芥　当归　蕲艾　丹皮　鹤虱　升麻各一钱　苦参　透骨草　赤芍各二钱　川椒三钱　甘草八分　共为末，装白布袋内扎口，煎滚熏洗。

补筋丸： 专治跌打扑蹉，闪筋翻挛，胀粗聚，骨错，血脉壅滞，宣肿青紫疼痛等症，其效如神。五爪皮　蛇床子　沉香　丁香　牛膝　白云苓　白莲蕊　肉苁蓉　菟丝子　当归（酒洗）　熟地　丹皮　宣木瓜各一两　怀山八钱　人参　木香各一钱　共为细末，炼蜜为丸，三钱一个，无灰好酒送下。

加减补筋丸： 当归　乳香　红花　茯苓　骨碎补各一两　熟地　白芍　陈皮各二两　没药三钱　丁香五钱　共为细末，炼蜜为丸，每丸重三钱，无灰好酒送下

白胶香散： 治皮破筋断。白胶香一味，为细末敷之。又方：金沸草根捣汁，涂筋封口，二七日便可相续止痛，一贴即愈，不用再涂，金沸草即施覆花也。

加味健步虎潜丸： 治跌打损伤，气血虚衰，下部腰胯膝腿疼痛，酸软无力，步履艰难，服此药至百日，舒筋止痛，活血补气，健旺精神。龟胶（炒珠）　鹿角胶（炒珠）　虎胫骨（酥炒）　首乌（黑豆蒸晒九次）　牛膝（酒洗晒干）　杜仲（姜汁炒断丝）　锁阳　当归（酒洗，炒）各二两　威灵仙（酒洗）　羌活　人参（去芦）　黄柏（酒洗晒干，盐酒炒）　干姜　白芍（炒）　白术（土炒）各一两　熟地三两　大川附子（童便、盐水各一碗，生姜二两切片，同煮一整日，令极熟，水干再添盐水，煮毕，取出剥皮切薄片，又换净水，入川连、甘草五钱，同煮三炷香，晒干如琥珀明亮，方用）一两五钱　共为细末，炼蜜为丸，梧桐子大，每服三钱，空心淡盐汤送下，冬日淡黄酒送下。

犀角地黄汤： 犀角　地黄（酒浸，另捣）　丹皮等分　白芍　水煎服。

桃仁承气汤： 桃仁　大黄　芒硝　桂枝　甘草　水煎服，以利为度。

抵当汤： 水蛭　虻虫（去翅足）各三十枚　大黄（酒浸）一两　桃仁（去皮）三十枚　水煎去滓，取三升温服，一升不下，再服。

复元活血汤： 柴胡五钱　当归　山甲（炮）　瓜蒌根各三钱　甘草　红花各二钱　桃仁（去皮尖）十五枚　大黄（酒浸）一两　上将桃仁研烂，余药锉如麻豆大，每服一两，水二盅、酒半盏，煎至七钱，去滓，大温，食前服，以利为度。

巴戟汤： 巴戟（去心）　大黄各五钱　当归　地黄　芍药　川芎各一两　上为末，水煎服，以利为度。

破血消痛汤： 羌活　防风　官桂各一钱　苏木半钱　柴胡　连翘　归尾　水蛭（炒去烟尽，另研）各二钱　麝香（另研）少许　共为粗末，酒大盏、水一盏，水蛭、麝香另研如泥，余药煎至一大盏，去火稍热，调二味服之，两服立愈。

清心药： 丹皮　当归　川芎　赤芍　生地　黄芩　黄连　连翘　栀子　桃仁　甘

草　灯心、薄荷引。煎好入童便和服。

止痛药：当归　牛膝　川芎　生地　赤芍　白芷　羌活　独活　杜仲　续断各一两　肉桂　八角茴香　乳香　没药各五钱　南木香　丁皮　沉香　血竭各二钱半　上为细末，无灰老酒调服。

顺气活血何首乌酒：首乌三钱　当归　赤芍　白芷　乌药　枳壳　防风　甘草　川芎　陈皮　香附　柴苏　羌活　独活　肉桂各一钱　上加薄荷汁、生地汁煎好，入酒和服，如痛。加乳香、没药。

调经散：川芎　当归　白芍　黄芪各一钱半　青皮　乌药　陈皮　熟地　乳香（另研）　茴香各一钱　水煎服。

牡丹皮散：丹皮　当归　骨碎补　红花（酒浸）　续断　乳香　没药　桃仁　川芎　赤芍　生地等分　水酒煎服，用秫米饭热罨敷，冷又蒸热，换敷。

橘术四物汤：当归　川芎　白芍　生地各二钱　陈皮　白术　红花各一钱　桃仁十枚　上加生地黄汁同煎服。骨节痛，加羌活、独活；痛不止，加乳香、没药。

当归补血汤：当归　川芎　白芍　熟地　防风　连翘　羌活　独活　乳香　没药　白芷　续断　杜仲各等分　上加生地黄汁同煎，童便和服，不可用酒。气虚，加人参、白术、黄芪。

复元通气散：木香　茴香　青皮（去皮）　山甲（酥炙）　陈皮　白芷　甘草　漏芦　贝母各等分　为细末，每服一二钱，温酒调下。

加味逍遥散：白术　茯苓　当归　白芍各二钱　柴胡一钱　薄荷五分　黑栀　丹皮各一钱半　水煎服。

补中益气汤：人参　黄芪（炙）各二钱　白术（炒）　当归各一钱半　升麻　柴胡各五分　陈皮八分　炙草三分　姜枣引，水煎。

四君子汤：人参　白术　茯苓各二钱　炙草一钱　姜枣引，水煎服。

四物汤：当归　熟地各三钱　川芎　白芍各二钱　水煎服。

独参汤：人参一两　水煎服。

八珍汤：四君子汤合四物汤相和为剂也。

十全大补汤：即八珍汤加黄芪、肉桂各一钱。

小柴胡汤：柴胡一钱　黄芩钱半　半夏（制）　人参各一钱　炙草五分　姜引，水煎服。

益气养荣汤：人参　黄芪（炒）　当归　川芎　熟地　白芍（炒）　香附　贝母　茯苓　陈皮各一钱　白术二钱　柴胡六分　甘草　桔梗各五分　姜引，水煎。口干，加五味子、麦冬；寒热，加青皮。

豆豉饼：江西豆豉为末，唾津和作饼子，如钱大，厚三分，置患处，以艾壮于饼上灸之，干则再易。

百合散：百合　川芎　赤芍　当归　生地　柏叶　荆芥　犀角　丹皮　黄芩　黄连　栀子　郁金　大黄各一钱　水煎，和童便服。

　　加味芎劳汤：芎劳　当归　白术　百合水浸一日　荆芥各一钱　水一盅半、酒半盅，煎八分，不拘时服。

　　当归补血汤：黄芪（炙）一两　当归三钱　水煎服。

　　圣愈汤：人参　川芎　当归　熟地　生地　黄芪等分　水煎服。

　　六味地黄丸：熟地八两　萸肉（去核）　怀山各四两　丹皮　泽泻　茯苓各三钱共为末，炼蜜丸，桐子大，空心白汤服三钱。

　　没药丸：没药（去油）　乳香（去油）　川芎　川椒（去闭口及目）　芍药　当归各五钱　自然铜（火煅淬醋七次）二钱　上为细末，用黄蜡二两熔化，入药末搅匀，丸弹子大，每服一丸，酒一盅化开，煎五分，热服。

　　加味归脾汤：黑栀　丹皮　人参　当归各一钱　黄芪（炙）　白术（土炒）　枣仁（炒）各一钱五　茯神　圆肉各二钱　远志（去心）八分　木香　炙草各五分　姜枣引，水煎。

　　二陈汤：陈皮钱半　半夏（制）　茯苓各二钱　甘草五分　姜引，水煎服。

　　六君子汤：即四君子汤加半夏、陈皮各一钱半　姜枣引，水煎。

　　当归导滞散：大黄一两　当归一钱半　麝香少许（或不用亦可）　以上二味研细末，后入麝令匀，每服三服，热黄酒下。

　　加味承气汤：大黄　朴硝各一钱　枳实　厚朴　当归　红花各一钱　甘草五分水酒各半煎。

　　参附汤：人参五钱或一两　制附子二钱或五钱　姜引，水煎服。

　　地龙散：地龙　官桂　苏木各九分　麻黄七分　黄柏　归尾各一钱半　桃仁九枚甘草三钱半　水煎食服。

　　二味参苏饮：人参一两　苏木二两　水煎服。

　　十味参苏饮：人参　紫苏　半夏　陈皮　茯苓　桔梗　前胡　葛根　枳壳各一钱甘草五分　姜二片引，水煎。

　　花蕊石散：石硫黄四两　花蕊石二两　上用瓦罐一个，入药在内，封口，外用纸筋、盐泥周围固济，候泥干，安四方砖上，书八卦五行字，用炭十斤，笼迭周匝，自午时从下着火，渐渐上彻，直至经宿，炭尽火冷，又放经宿，罐冷，取出研细，用绢罗罗过，磁合收贮，每服三钱，童便调下。

　　竹叶黄芪汤：淡竹叶二钱　人参　黄芪　生地　当归　川芎　白芍　麦冬　甘草石膏（煅）　黄芩（炒）　半夏各一钱　水煎服。

　　竹叶石膏汤：竹叶三把　石膏　麦冬各一斤　人参三两　炙草二两　半夏　粳米各半升　引用生姜，水煎服。

润肠丸：大黄　当归尾　羌活各五钱　桃仁　麻仁各一两　上为末，炼蜜丸弹子大，空心白汤送下。

猪胆汁导法：大猪胆一枚泻汁，和法醋少许，灌壳道内，如一时许，当便出宿，食恶物甚效。

玉烛散：生地　当归　川芎　赤芍　大黄（酒浸）芒硝等分　姜引。

疏风败毒散：当归　川芎　白芍　熟地　羌活　独活　桔梗　枳壳　柴胡　茯苓　白芷　甘草　紫苏　陈皮　香附　生姜、生地黄汁同煎，入酒和服。

加味交加散：当归　川芎　白芍　生地　苍术　厚朴　陈皮　茯苓　半夏　羌活　独活　桔梗　枳壳　前胡　柴胡　干姜　肉桂　甘草　上生姜引，有热者，去肉桂、干姜。

羌活乳香汤：羌活　乳香　独活　川芎　当归　赤芍　防风　荆芥　丹皮　续断　红花　桃仁　上生地黄汁同煎服，有热者，加柴胡、黄芩。

补损续筋丸：治跌打扑坠，骨碎筋断肉破，疼痛不息。当归（酒洗）木香　丹皮　乳香（去油）没药（去油）朱砂各五钱　骨碎补　自然铜　川芎　白芍（炒）熟地　红花　血竭各三钱　人参一两　丁香一钱　虎骨（酥炙）二两　古铜钱三枚　共为细末，练蜜为丸，每服三钱，淡黄酒、童便化服。

补损接骨仙方：治证同上。当归（酒洗）川芎　白芍（炒）熟地　补骨脂　木香　五灵脂　地骨皮　防风各五钱　乳香（去油）没药（去油）血竭各一钱　上用夜合花树根五钱，同入大酒壶内，烧酒煮一炷香，取出温服。

止血定痛生肌散：治伤损失血过多，或因克伐致气血耗损，恶寒、发热、烦躁。乳香　没药（俱去油净）龙骨各二钱　血竭二钱　黄丹（飞）五钱　白芷一钱半　软石膏（煅）一两　潮脑少许　共为细末，磁器盛之，每以掺患处，止痛生肌。

敷跌打青肿方：生栀子同飞罗面捣涂之，以布缠裹，放出青毒即消。

回阳玉龙膏：专敷跌打损伤，气虚寒冷。草乌（炒）二钱　南星（煨）军姜（煨）白芷　赤芍（炒）各一两　肉桂五钱　共为末，葱汤调搽，热酒亦可。

太乙膏：治疮口不收，贴之生肌长肉。香麻油一斤　当归　生地各二两　生甘草一两　三味入油内煠枯，去滓，再以绢布滤净，再入净锅，熬至滴水不散，入炒飞黄丹八两，又用慢火熬至滴水成珠，取起少顷，入白蜡、黄蜡各一两，微火再熬，取起少定，入去净油，乳香、没药末各五钱，搅匀入磁器内，过三宿可贴。

刀伤止血方：黄丹（飞过，炒黑）花蕊石（煅）各四两　石灰（用大黄切片炒红）二两　蚬灰（晒过）田三七各一两　玄明粉八两　乳香　蛇跑簕（晒干，研）没药（煅）各五钱　共研细末，撒伤处，若用生肌，以烛油开搽。

接骨方：半两钱（煅醋淬七次）一个　珍珠（糯米炒米黄色，去米，共为末，研）五十只　每服七厘，黄酒调下。

金疮铁扇散：象皮（切薄片，用铁筛焙黄色，以干为度） 龙骨（上白者生研）各五钱 寸柏香（即松香中之黑色者） 松香（与寸柏香一同熔化搅匀，倾入冷水，取出晾干） 白矾（入锅熬透） 老材香（山陕民间棺殓，俱用松香、黄蜡涂于棺内，数十年后有迁葬者，棺朽易棺，其朽棺内之香蜡是也，以上各一两，如无老材香，数百年陈石灰亦可） 共为细末，遇刀石破伤者，用药敷伤口，以扇向伤处搧之，立愈，忌卧热炕，如伤处发肿，煎黄连水，用翎毛蘸涂之即消。

返魂跌打接气药丸：此方不俱打死跌死棍伤，跌扑老伤新伤，绝气身有热，可救。用童子尿开服。如跌扑，风痰气紧，姜汤开服；刀伤血流，姜汤开服；跌扑打伤，烧酒开服。每服一丸，童子每服半丸，妇人有孕勿服，并点穴等用。大生地一两 当归（酒炒）一两 细辛二钱 血竭三钱 羌活四钱 木香三钱 田七五钱 白芷三钱 续断三钱 川芎（炒）五钱 青皮二钱 没药三钱 枳壳二钱 赤芍三钱 红花三钱 地龙（炒）三钱 桔梗三钱 山甲（炒）三钱 金边土鳖二钱 乳香二钱 独活二钱 牛膝（盐水炒）二钱 三棱二钱 金耳环一两 川破石二钱 自然铜（醋制）二钱 莪术二钱 角刺二钱 无名异二钱 红黄五钱 桃仁四钱 胆星一钱 灵仙一钱 骨碎补二钱 郁金二钱 玉桂（去皮）一钱 川乌（制）二钱 马胎二钱 苏木二钱 故芷（盐水炒）一钱 防风二钱 黄柏一钱 半夏（制）一钱 大黄二钱 炙草一钱 虎骨（炒）二钱 栀子二钱 降香二钱 蒙石一钱 陈皮一钱 竹拐十只 蜈蚣（煅）十条 竹蜂十只 土狗十只 金丝胆二钱 麝香一钱 牛黄二钱 琥珀二钱 珍珠一钱 党参（或用人参一两）一两 生木贼草一两 鹅不食草（大叶）三两 人字草三两 红心乌柏二两 山石榴二两 血见愁五钱 寡脂甲一两 返魂草五钱 黄花气一两 包公藤五钱 蓖麻根一两 南蛇枥一两 老贼骨五钱 泽兰五钱 以上共晒干，研细末，用占米将为丸，每只重三钱，朱砂为衣，晒干听用，加五梁草五钱，沙牛一钱。

跌打药酒方：此方跌扑打伤新旧积手足头腰身，随症加减，主用君臣青草合用。生地三钱 当归（酒炒）三钱 川芎（炒）三钱 赤芍一钱 红花钱半 栀子三钱 血竭一钱 田七一钱 白芷钱半 三棱一钱 莪术一钱 山甲（炒）一钱 木香一钱 没药一钱 自然铜（制）一钱 角刺一钱 桃仁钱半 苏木钱半 乳香钱半 骨碎补一钱 川破石一钱 泽兰二钱 羌活一钱 党参（炙）二钱 细辛一钱 续断钱半 金耳环二钱 枳壳一钱 地龙一钱 桔梗钱半 青皮一钱 打伤筋，加羌活、独活、金耳环、细辛、续断、蜈蚣、土狗、自然铜、无名异；打伤红肿，加川草乌、血竭、没药、三棱、栀子、苏木，打伤气喘，加木香、藿香、降香、桔梗、枳壳、郁金、熊胆；打伤风痰，加牛黄、蒙石、琥珀、珍珠、白芷、防风、荆芥、胆星、玄胡、竹蜂、半夏、陈皮；打伤骨，加竹拐；打伤肉开，加老鼠子；起积，加穿山甲、角刺、北芪、大叶鹅不食草（散积）五钱、人字草（接气消肿）五钱、红心乌柏根（去积）

五钱、山石榴（消肿散积）四钱、返魂草（接气返魂）二钱、黄花气（接气散积）三钱、包公头（起白积）二钱、大叶南蛇枥根（行筋起积散止痛）五钱、蓖麻根（散行筋）二钱、老贼骨（散去积止痛）一钱、千斤拔根（行筋散）二钱；打伤头，加川药、白芷、细辛；打伤手，加桂枝、走马胎；打伤脚，加牛膝、瓜皮、降香；打伤腰，加杜仲、故纸；打伤胸，加归板、熊胆；打伤胁，加桔梗；打伤肚，加白茯苓、赤茯苓；打伤通身，加海马三公三母；打伤脑顶，加藁本；打伤面部，加白芷；打伤胫项，加升麻；打伤心胸，加菖蒲；打伤肚腹，加服皮；打伤筋，加续断；打伤阴囊，加小茴；打伤气喘，加瓜蒌；打伤皮损血流，加生地；上部见血，加川芎；打伤下部见血，加地俞；打伤太甚，加熊胆、麝香。

跌打损伤返魂丸：效念如神。大丁桂　小丁桂　大红花　小红花　还魂草　韩信草　大叶鹅不食草　独脚龙　泽兰　大绵叶　珍珠草　马边草　节七草　七星剑　人字草　血见愁　白花草　刘格草　多须公　火炭茂　凤尾草　龙鳞叶　独脚金　小蛇草　金钱艾　过江龙　蛇总管　班鸠酸　酒饼叶　转骨丹　田七　羊带归　土荆芥　虎须草　紫金牛　紫花地丁　以上共三十六味，俱是草药，各一两，另用。元胡　川乌　川芎　白芷　防风　泽泻　桔梗　桃仁　薏米　连翘　续断　骨香　乳香　没药　桂枝　灵脂　当归　碎补　熟地　生地　红花　茯神　羌活　独活　甘草　薄荷　沙参　乌药　蒲黄　辰砂　血竭　血珀　珍珠　田七　金耳环　以上共三十四味，俱是君臣药，各一两二，共研为末，蜜为丸，每个重二钱，轻者开酒服，重者童便开服。若系伤穿破血流，用后药：金钱艾　土荆芥　大叶鹅不食草　血见愁　韩信草　田七叶　白花草　铁马鞭　菲头　扁柏叶　共十味，中烂和酒糟敷处，足见效。

跌打伤筋药方：筋长宽可速，伤者痊愈即念。骨碎补二钱　归尾一钱　续断二钱　牛膝二钱　前子二钱　田七二钱　甘草一钱　猪苓二钱　红花二钱　乳香二钱　无名异（制）二钱　生军二钱　玄胡二钱　木别（去油壳）五只　没药二钱　自然铜（制）二钱　滑石二钱　血竭二钱　元茶二钱　枳壳一钱　苏木一钱　加皮一钱　玉桂（去皮）二钱　生北芪（炙）二钱　桂枝二钱　泽兰二钱　共浸烧酒饮，已日痊愈。

跌打损伤敷夹药方：骨折者先须整骨使正，然后用川乌、草乌、乳香、没药、珠珍草共为细末，生汁调贴夹定，然后服药，无有不效。

罨跌闪肿痛药方：生姜　葱白　栀子　鹅不食草　酒糟　飞面　共研末，炒热罨之。

罨跌夹棍伤药方：生姜　南蛇叶枥　珍珠草　陈酒糟　共捣烂，炒热罨伤处。

跌打积伤处敷药方：此药敷伤处一枝香久，取起即见伤痕，太久积自沉下。川草乌一钱　红花一钱　生半夏一钱　穿山甲（炒）一钱　生大黄钱半　生南星一钱　共研为末，用飞面煨煮敷。

起年久损风积神方：生栀子　北芥子　生川乌　北细辛　生草乌　生荜茇　川椒

多罗叶　生葱头　鸡旦白　飞面　醋　酒　共为末，同敷，不炒，后起积在皮上。

跌打药丸：生栀子二钱　马胎五钱　川七四钱　续断五钱　骨碎补二钱　田七二钱　尔香四钱　洋参二钱　无名异五钱　丁香二钱　牛黄一钱　桃仁四钱　珍珠钱半　川芎一钱　琥珀一钱　没药二钱　寸香一钱　红花五钱　金鳖十对　香附五钱　熊胆钱半　苏木二钱　杜仲六钱　自然铜（制）四钱　大黄二钱　归尾二钱　血竭四钱　桂枝二钱　细辛二钱　牛膝四钱　地龙五钱　金耳环四钱　泽兰二钱　五爪皮二钱　共研细末，炼蜜为丸，每丸重二钱，朱砂为衣。

回生再造丹：此丹能治一切跌打损伤，筋骨折断，刀枪戳伤，内膜血流，止危之症，但受伤人身热有气，服三服，无有不愈。活土鳖（去头足，瓦焙干）二两　明雄黄一两六钱　骨碎补二两　巴豆仁（不去油）一两六钱　明亮朱砂（飞过）一两四钱　真没药（去油）一两六钱　自然铜（醋制）一两六钱　山羊血一两一钱　生半夏一两六钱　明血竭一两六钱　明乳香（去油）一两六钱　真麝香二钱　要选上料鲜明好药，以上共十二味，研末细，择五月五日午时或二圣天月二德日设立药王位，斋戒沐浴，将药摆开列案，前礼拜毕，虔诚修合，用玻璃收贮听用。不可令妇人、鸡犬、僧尼、孝服人见。凡受伤者，用此丹一分二厘，热黄酒调服，被盖取汗，约车行十里，其骨接之声，有起死回生之力，珍之宝之。

跌打起旧积敷药方：香信一两　木耳五钱　三奈一钱　生栀子二十七个　老姜一两　葱三十条（连须）　共研细末，用飞面二文炒热，烧酒煮糊，敷伤处。

跌打药丸：寄生一两　猪肠藤八钱　牛大力八钱　半枫荷六钱　千里布五钱　血风根五钱　过山龙五钱　过切风五钱　香木根八钱　急救根八钱　白花桐八钱　红心木五钱　鸡骨香八钱　布木子五钱　百步香八钱　油松节五钱　孟筋藤五钱　鸡肠风八钱　老贼骨六钱　五爪皮五钱　千里近五钱　细叶榕五钱　猴子药五钱　红心乌柏根八钱　以上二十四味共研细末，再用田七二钱、鹿茸一钱、蜜粉二钱、面粉三钱三分，为丸，每只重二钱。

接筋药方：蜈蚣蜜浸过取起，新瓦焙干，研末，红酒调服，外伤将药酒擦之。

接骨生肌止血药方：青竹拐（上树拐）用白蟮泥封固，用火烧存性，取起去泥研末，每服一钱，入片一分，细末抹之。

跌打药丸：新打用。大叶鹅不食草二两　人字草一两　寡脂甲一两　生木贼草一两　山石榴一两　共研末，面糊为丸，每个重一钱。

跌打起积药方：五爪皮（又名白枥葱）五钱　山毛七叶（又名七姑婆）五钱　飞面一钱　共研末，炒热酒糊敷伤处，骨断者，加自然铜，又再加君臣药亦可。

跌打药酒去旧积方：独脚龙根童便浸三日，用五钱为度，又名蒌埕王根，此性恶，用干葛二文煲水食可解。浸酒食，上步加蔓荆子，中步加桔梗，下步加木瓜，牛膝为引。

跌打伤敷药方：生大黄二钱　酒饼二钱　草乌二钱　穿山甲一钱　连须葱三条　老姜一钱　青蟹一只　原麝二分　共研为末后，入姜、葱、蟹、原麝中烂炒，热酒为糊，敷伤处。

跌打伤破药膏方：珍珠二钱　血珀二钱　大片二分　象皮钱半　乳香五分　没药五分　铅粉二钱　黄丹五线　雄黄一钱　茶油半斤　白蜡一两五钱　黄蜡一两五钱　共蒸为膏。

跌打损伤至危笃药酒方：川乌一钱　草乌一钱　黄柏一钱　五爪皮一钱　桂枝一钱　朴硝一钱　桃仁一钱　木别一钱　苏木钱半　红花钱半　木通钱半　自然铜（醋制）一钱　无名异钱半　乳香一钱　没药一钱　牛膝钱半　碎补一钱　三七一钱　巴戟钱半　血竭一钱　续断钱半　生地二钱　归尾一钱　共烧酒浸服，打上步加川芎二钱为引。

跌打伤肿痛药方：胡椒一钱　红米一钱　乳香一钱　没药一钱　川草乌二钱　共研末炒，热飞面酒为糊，敷伤处。

跌打伤筋骨肿痛药方：韭头　葱头　栀子　生姜　艾叶　榕树根　红蓖麻　飞面　共擂烂，加麝香一分炒，热酒为糊，敷伤处，重者加凤凰胎同擂，敷之即愈。

跌打伤积血不散：用此煲水暖，然后敷药积能散。散血丹　爬山虎　吊风　灵仙　五爪皮　沙同罢　走马胎　金耳环　小金英　牛大力　吊榕须　栀子　老贼骨　山石榴　英雄草　山胡椒　大金英　老虎须　当子　血风　各六文　金耳环三十文　共煲水酒冲洗患处。

跌打药酒方：大生地五钱　细辛一钱　血竭一钱　羌活一钱　大木香一钱　田七二钱　白芷一钱　续断二钱　川芎一钱　青皮钱半　没药一钱　枳壳一钱　赤芍二钱　金丝胆七分　红花二钱　地龙二钱　金边土鳖一钱　归尾五钱　乳香一钱　独活一钱　金耳环一两　共酒浸服。

跌打药酒方：三棱一钱　莪术一钱　土鳖一钱　归尾一钱　连翘一钱　血竭一钱　马胎一钱　金耳环一两　苏木二钱　细辛五分　川破石一钱　泽兰一钱　自然铜（制）一钱　红花钱半　瓜皮一钱　栀子一钱　田七一钱　大生地四钱　羌活一钱　续断一钱　乳香钱半　桔梗一钱　牛膝一钱　川芎一钱　共享酒蒸浸服。

跌打久年积伤方：沉香一钱　木香一钱　乳香钱半　桔梗一钱　骨碎补钱半　防风一钱　柿蒂一钱　生姜钱半　台乌一钱　赤芍钱半　防己一钱　羌活钱半　独活钱半　木通钱半　核桃仁二钱　陈皮一钱　槟榔一钱　血竭一钱　厚朴一钱　自然铜钱半　故纸钱半　红花一钱　酒军一钱　共研细末，每服二钱，烧酒送下，上痛者饭后服，下痛者先服药宜后食饭。

跌打损伤药方：锁匙红一钱　归尾一钱　苏枝一钱　共水煎服。

跌打损伤处封散药方：姜黄　良姜　鸡嘴椒一撮　老月历头六张　共捶烂，酒糟封之一枝香久为度。

跌打肿痛药方：香信一两　木耳五钱　三柰一钱　栀子（连皮）二十七个　生姜一两　连须葱三十条　共研碎，用飞面二文烧酒煮糊，敷患处。

跌打药方：没药二钱　红花五钱　灵芝五钱　加皮五钱　水酒煎服，将此药滓用铜壳煮热，敷伤处。

跌打伤筋药浸酒即愈方：伤筋长者用此。骨碎补二钱　归尾一钱　续断二钱　牛膝（盐水炒）二钱　前子二钱　田七三钱　甘草二钱　猪苓三钱　红花三钱　乳香二钱　无名异（醋制）三钱　生军三钱　玄胡三钱　木鳖（去油壳）五只　没药三钱　自然铜（制）三钱　滑石三钱　血竭三钱　元荼三钱　枳壳三钱　苏木三钱　加皮三钱　玉桂四钱　生蓖麻三钱　桂枝三钱　泽泻三钱　共蒸过，浸酒服即愈。

跌打药丸方：血竭一钱　没药一钱　木患子一钱　麝香一钱　黄柏一钱　三七二钱　血珀六分　泛黄六分　槟榔四钱　元参一钱　牙皂四分　大黄五分　茸片三分　尔香五分　夷荼四分　珍珠一分　共研为末，蜜为丸，每个重一钱。

跌打浸酒方：姜黄一钱　归尾二钱　川芎钱半　杜仲二钱　虎骨（炙）一两　续断二钱　南星二钱　灵仙三钱　防风二钱　独活二钱　白芷二钱　乳香八分　生地四钱　栀子四钱　桂枝四钱　牛膝四钱　红花二钱　鹿筋一两　制半夏一两　共酒浸服。

跌打丸：田七二两　续断一两　朱砂四钱　川七二两　骨碎补一两　洋参一两　归尾一两　血竭一两　郁金一两　红花一两　乳香八钱　灵仙一两　赤石一两　没药八钱　桃仁一两　降香五分　自然铜（煅）一两　青皮六钱　沉香五分　加皮六钱　胆星四钱　血珀四钱　生地一两　羌活一两　虎骨（炙）六钱　草龙　地龙　人龙　竹蚧　破开洗净，用童便浸透吊干，每味用一两，泽兰、透骨消、大艾叶、蓖麻叶根（红色，晒干）各二两，共研细末，米糊为丸，每个一钱。

跌打药丸：芦荟一两　透甲血竭钱半　正狗熊胆五分　粒花钱半　原麝香二分　大梅片二分　大田七二钱　大珍珠四分　以上共八味，用狗熊胆、人乳为丸，每只重一钱，金箔为衣。

受打扰不痛药方：乳香　没药　木鳖子　自然铜（制）　无名异　破故纸　共研为末，炼蜜为丸，如弹子大，朱砂为衣，每服一丸，酒送下。

跌打红药方：跌打损伤将死救命丹。血竭六钱　乳香（去油）五钱　儿茶四钱　龙骨四钱　赤石脂四钱　麝香四分　甘草一两　白蜡一两　海螵蛸一两　共为细末，每服五分，煎酒送下，随症用引。头上伤，加川芎、升麻；手上伤，加桂枝；脚上伤，加牛膝；胆中作胀，加枳壳。若久伤，先服黄药开血路，后用此方；如风损，用老姜汁酒调下。若十分危症，看其指甲，按有活血，可治，若无活血，神仙不能救也。黄药后录。

跌打黄药方：久年积，先服此药。大黄三两　归尾一两　红花二两半　牛膝二两

三棱二两　莪术二两　木通二两　川芎二两　车前一钱　羊带归一钱　泽泻一钱　各药用酒浸三日，春烂作饼，晒干磨成末，每服酒送下。

跌打断骨危重者：用鸡公仔一只重几两，乌毛、乌肉、乌骨者更妙，用手扭断头，竹刀割去，不用水干，拔去毛，竹刀割开，去肚脏去骨，将肉放在石臼内，加真五爪皮一两、骨碎补一钱、桂枝一钱、生大黄二钱、松香一钱，共为末，同捣敷，夹患处，将鸡肉包在药内，外用树皮夹好，内服追魂散。

搏骨药酒方连上：红花一钱　桂枝二钱　木瓜钱半　川芎钱半　防风一钱　莪术钱半　生地二钱　田七五分　三棱二钱　乳香钱半　金边土鳖四只　香附二钱　当归二钱　没药钱半　赤芍一钱　马胎一钱　五爪皮一钱　南星钱半　血风一钱　青蟹（煅酥）二只　黄蚣（煅酥）十条　共浸酒服。

夹棍断手脚跌打损伤方：当归一钱　草果一钱　槟榔一钱　鳖甲一钱　白茯一钱　苍术一钱　陈皮一钱　常山一钱　炙草一钱　同烧酒煎，空心服。肚中有痛，加三棱、莪术。凡夹棍断手脚，此用之如神。夹棍之先用地蝉数十个，炖老酒先服，免至骨碎也。

跌打损伤敷药方：乌柏树叶心　老姜　同擂烂，炒热贴，或用北芥子、生栀子研末，同米糟炙热贴。

又跌打食方：用苦楝树独木生枝矮的叶心、泽兰，研末共捶绵，冲双酒服。石榴梗心炖酒，遍身俱热散血，此药至暴燥，慎用。

跌打药丸：川乌（制）二钱　甘草一钱　陈皮一钱　木通一钱　槟榔一钱　红花一钱　木香一钱　枳壳一钱　香附一钱　青皮一钱　桃仁一钱　麝香一钱　珍珠五分　川连一钱　田七一钱　大黄一钱　生地一钱　熟地一钱　归尾一钱　栀子一钱　朱砂一钱　赤芍一钱　川芎一钱　共研末，炼蜜为丸，每只重一钱，如用，落地金钱炮水送下即效。

受刑散血药方：红花　苏木　归尾　大黄　连翘　栀子　薄荷　厚朴　荆芥　防风　甘草　各一钱　杏仁（去皮）十只　净水煎服。

受刑重伤药方：半夏　巴豆霜　当归　乳香　没药　轻粉各一钱　血竭二钱　夷茶二钱　片一钱　水银一钱　蜜蝎　共研末，和猪板油贴。

跌打损伤外敷药方：生草乌钱半　生川乌钱半　红花钱半　乌药钱半　乳香钱半　没药一钱半　羌活钱半　独活钱半　香附钱半　刘寄奴钱半　皂角一钱　三七一钱　甘艾钱半　益母草钱半　血竭一钱　共研细末，加姜葱炒，热贴即好。

跌打药丸方：沉香二钱　木香二钱　枳壳四钱　牛黄一钱　天竹黄二钱　血竭五钱　红花五钱　灵脂二钱　羌活二钱　独活二钱　生地五钱　当归五钱　乳香二钱　没药二钱　熊胆二钱　麝香五钱　梅片五分　大田七五钱　川牛膝二钱　泽兰五钱　地龙四钱　香附二钱　竹蝴十只　蜞螉二十条　郁金四钱　三棱五钱　莪术五钱　人

参一钱　土鳖四只　珍珠一钱　川连二钱　共研末，米糊为丸，朱砂为衣。

接骨紫金丹： 硼砂　乳香　没药　血竭　大黄　归尾　自然铜（制）　骨碎补　地鳖子各（焙干）五钱　生玄胡五钱　桃仁（去皮）二十粒　每服一分，酒调下。

跌打伤骨陷者药方： 豹虎子　蜘蛛子　用新瓦焙干为末，酒调服，骨陷即踢起原样块。

跌打血积攻心药方： 剪刀校根五钱　水煎服。

英雄宝蜡膏： 跌打损伤烂脚药方。正南加香一钱半　乳香钱半　桃仁钱半　川加皮钱半　没药钱半　牛膝二钱　正熊胆九分　赤芍一钱　生地一钱　正阿槐一钱　金龟二钱　蜈蚣（童便浸）四条　还魂草一钱　红花钱半　三七一钱　自然铜（醋泡七次）七分　珍珠六分　共研为末，用茶油为糊。

跌打药方： 生地　制牛膝　杜仲　熟地　茯苓　红黄　栀子　虎膝　熊胆　川芎　血竭　鹿筋（剪碎）　木瓜　鳖甲　木鳖子　当归　龙骨　无名异　自然铜（制）　博骨草　透骨消　以上各一钱。

跌打转骨腕敷药方： 上方食此方敷。珍珠　琥珀　三七　生地　熟地　红花　栀子　血竭　乳香　熊胆　大黄　没药　各一钱　共研细末，加老姜头四两，葱头三两，擂烂开酒头敷。

跌打损伤生熟药酒方： 红花五分　生地一钱　川芎八分　白芷八分　桂枝钱半　归尾一钱　桃仁一钱　牛膝八分　姜黄八分　巴戟一钱　血竭一钱　大金英　小金英　榕树根　牛大力　番石榴　千斛力　仙人棍　倒水莲　散血丹　老亚朴　骨碎补　还魂草　金不换　川山龙　白花羊牯草　金耳环　白花鬼灯笼　红枣二枚　黑枣二枚　圆眼肉二枚　烧酒十文　长行酒四文　将生熟药各味同酒泡一炷香为度，饮药，酒滓擦患处即愈。

跌打紫金丹： 又名回生丹，跌打重伤者，食下药丸即吐瘀血或下血，方为妙。黄蜡四两　白蜡二两　朱砂（飞过）二钱　儿茶（研末）五钱　血竭（研末）三两　熊胆二钱　蚓蛇胆二钱　当归四两　生地一两　将当归、生地用酒浸湿，捶烂，然后下诸药，修炼此药要逢夏至、冬至、端午、重阳俱可修炼，先将各药研为末，生地、当归捶烂，然后将各药末和匀，再捶下熊胆，然后下黄蜡、白蜡再捶，用铜锅煮熔化，去泥滓，方可用，切忌铁器。跌打重伤者食二个，每个重一钱，食下药丸即吐瘀血或下血方妙，用白滚水开服。若涂其患处，用茶油开药丸亦妙，此方宜珍之。

跌打伤久积浸酒神效方： 倒吊莲　松根　金英　千下捶　一朵云　还魂草　金耳环　南蛇枥　当归　生地　枸杞　鬼灯笼　沙同罢　雪豆根　桂枝　牛膝　牛大力　非龙草　五加皮　老虎须　过塘蛇　上步加川芎，下步加牛膝，中步加桔梗，浸烧酒食。

跌打药酒方： 归身　熟地　杞子　杜仲（炒）各一两　桂枝　三七　续断　淮山

各五钱　川芎二钱　首乌二钱　大金英　小金英　千斤力　千下捶　海龙遴各一两　霸王鞭　霸山虎　山飞龙　五指桃　骨碎补　山胡椒　山石榴　珍珠钮　不落叶（午时合，三月抱）各五钱　过山龙各四钱　共二十五味，浸烧酒服。

何仙姑跌打损伤膏药方：真枧粉二斤，锅内炒红黑色，另加威灵仙根二两研末，同蕨粉再炒成块，不可炒焦，取起。未损皮，用老姜擦后敷药；皮肉损，出血，不用老姜擦。待冷，研末，用瓦罐收贮，或用时，要老生姜汁开药末，如薄饼样，照损口大贴上，盖上油纸，用细带扎好即愈。

跌打骨胫内伤损药方：五加皮一两　熟地一两　虎胫骨一两　川芎一钱　草乌一钱　钩藤五钱　南星五钱　薏米五钱　海参一两　牛膝一钱　草芥根五钱　阿胶一钱　以上药味用红酒二碗浸三宿，不拘时服。

断骨神方：棚墙猫　无毛老鼠仔（焙干）　狗娘胎（取狗胎内狗仔并胎衣，焙干）　地龙（要韭菜地内大条的好）　蜘蛛公（要大个的，焙干）　林中蛤（即上树蚼仔）　圆骨蛇（即蜞蟳）　共六味，俱用新瓦焙干，研细末，冲双酒食之，外用火山头一斤，捶酒糟，用老酸醋炒热，敷断骨处，用杉树皮夹之即愈。

跌打破痕药酒方：红花　苏木　白木耳　归尾　郁金　杜仲　自然铜　生地　虎骨　骨碎补　南星　刘寄奴　共浸酒，入瓦罐内蒸一炷香久，食之则愈。

跌打下身膀胱大如斗神方：柳子须三两　黄头三两　用双酒、水各一碗煎服之即消，神效。

跌打下身汤药方：木通一钱　香附五分　生地七钱　羌活八分　独活八分　赤芍五钱　甘草四钱　大黄一钱　灯草二钱　姜三片　共药，煎水服。

跌打损伤汤药方：乳香一钱　没药一钱　羌活钱半　生地一钱　归尾一钱　红花一钱　桂枝一钱　五爪皮一钱　全归一钱　白芍钱半　赤芍钱半　乌药一钱　续断一钱　桔梗一钱　牛膝一钱　川芎一钱　共药，煎水服。打伤上身加桔梗，打伤下身加牛膝，打伤头上加川芎。

跌打急救草药方：红心柚子　红远乌柏心　红远狗屎树心　毛七叶　博节草叶　亚婆潮叶　白冥远　鬼灯笼叶　拔子叶　茶匙叶　蓖麻叶　共擂双酒食之，滓敷在肿痛处即愈。

跌打草药方：羊耳三检叶　半风柯　千下捶根　一朵云根　长牛郎　茶匙红　金英根　鬼灯笼根　李子根　红心乌柏根　红心毛七根　红心狗屎树根　细叶榕根　大抱根　千子根　盐霜柏根　学老麻根　老虎尿　白花沙唐溯　五指毛桃七根　共浸双酒服之，即效验。

跌打损伤筋药方：姜黄一钱半　泽泻一钱半　续断一钱半　红花一钱　血竭一钱　大黄一钱半　栀子一钱　地骨一钱半　骨碎补一钱半　田七钱半　川乌钱半　加皮一钱　三棱一钱　莪术一钱　自然铜一钱　乳香钱半　没药钱半　木香一钱　共研细末，

炒，酒成团敷。

行筋活络补气血药酒方：练弓箭用。羌活二钱　紫苏一钱　全归（酒炒）五钱　虎骨（炙）五钱　川黄一钱半　防风二钱　红花二钱　榴皮二钱　马胎二钱　乳香一钱　续断（酒炒）二钱　没药一钱　莪术二钱　栀子二钱　无名异（醋制）二钱　自然铜（醋制）五钱　独活二钱　桂枝二钱　赤芍二钱　灵砂二钱　姜黄一钱半　三棱二钱　生地二钱　血竭二钱　加皮二钱　川芎二钱（炒）　加生姜四两　葱头四两　透骨消四两　孟筋藤四两　盐一勺　浸酒服。

肥大壮筋骨药方：牛板筋（用水煮过熟，晒干研末，不论多少）　乌豆（炒研细末）　乌芝麻（炒研细末）　各用磁罐收好　另用白米一茶盅（用滚水浸过，亦擂烂同）正蕨粉一条羹　板筋末一条羹　乌豆末一条羹　芝麻末一条羹　用白糖少许，要滚开水冲，早空心食之。

壮药酒方：茸片二钱　虎骨四两　龟鹿胶五钱　金鳞膘二两（酒洗，焙干，沙炒）金英膏二两　当归一两　杜仲（炒）五钱　牛七（盐水炒）五钱　木瓜五钱　菟丝子五钱　黄精二两　续断四钱　桂枝七钱　羌活五钱　狗脊五钱（去毛）自然铜（醋制）二钱　白芍（酒炒）五钱　何首乌（制）四两　大熟地二两　石斛五钱　苁蓉（酒洗淡）一两　马前（去毛制）四钱　破故纸（盐水炒）五钱　韭五（炒）钱　共浸酒，过面为度，蒸一炷香久，浸五日，空心服。

壮筋骨大力药丸方：玉桂五钱　木瓜二两　续断二两　甘草五钱　杞子一两半升麻一两　赤芍二两　大熟地二两　独活二两半　防己二两　秦艽二两　制首乌二两牛膝（盐水炒）二两　虎骨（打碎炒）二两　白茯苓二两　当归三两　红花八钱　黄芪三两　天冬二两　苡米（炒）二两　泽泻二两　猴姜二两　桂枝二两　肉苁蓉（浸酒淡）二两　共研细末，用白蜜为丸，梧桐子大，每服二钱，酒水送下后须勤加练习，力大如神。

壮筋骨大力能举千斤药丸：五爪皮一两　苏子八钱　杜仲（炒）六钱　虎骨（打碎）一两半　白术六钱　黄蟮（五六两，切片晒干）一条　核桃肉一两　麦牙六钱山楂六钱　桂枝一两　狗脊（酒炒）一两　党参（炙）六钱　全归（酒炒）六钱　生地六钱　肉桂一钱　共为细末，用酒四五斤，用乌狗仔一个，重三四斤，烫净，切去头、尾、脚、肚腹内等物，将刀切成四五块，用水煮熟取起，折去骨，将肉放瓦煲内，用太和酒五斤煮烂，灼下可成膏，然后将前药末放下为丸，如梧桐子大，每服早晚二钱，用烧酒送或滚水送下，七日见功，至四十九日能举千斤，力大非常，真神方也。

大力药丸：当归（酒洗，焙干，炒）　川芎（酒洗，炒）　生地（酒洗）　熟地（酒洗）　白茯　骨碎补　天冬　麦冬（去心）　赤石脂（炒）　杜仲（盐水炒）　补骨脂（炒）　杞子（焙干）　鹿膏　白术（土炒）　云耳（瓦焙）　何首乌（赤色，制焙）　韭菜子（炒）　甘草（炒）各四两　牛膝（盐水炒）二两　五爪皮（炒）二两　续断

（炒）二两　龙骨（煅）二两　大肉苁蓉（酒浸淡）二两　大力子八两　鹿胫骨（炙）一对　大黄蟮（可用，重一斤）一条　若重三四斤者更佳，用刀切片，以瓦焙干，听候配用，共药二十七味，各依法制度，研极细末，用九牛腿骨髓十八两，每一牛取髓二两，共上药同捣为丸，如梧桐子大，每日清晨用五十丸，温酒送下，至晚亦然。

打拳头跌打损伤药方：地黄一钱　当归一钱　川芎七分　白芍一钱　桂枝一钱　杜仲一钱　巴戟一钱　续断一钱　牛膝一钱　红花一钱　苏木六分　虎骨钱半　乳香一钱　没药一钱　归尾一钱　赤芍一钱　桃仁一钱　丹皮一钱　三棱一钱　莪术一钱　刘寄奴一钱　五爪皮一钱　自然铜（制）一钱　小金英一钱　甘草梢一钱　大腹皮一钱　金耳环二钱　血竭一钱　人字草二钱　南蛇枥根（大叶）二钱　田七一钱　桔梗一钱　木香一钱　共浸酒服　加独活一钱。

跌打上身药方：胸加龟板竹蜂，胃加瓜蒌霜，上步加地骨，中步加青皮。生地一钱　当归（酒炒）一钱　川芎（炒）一钱　白芍八钱　防风一钱　荆芥一钱　黄芩一钱　红花一钱　苏木一钱　桃仁一钱　续断五分　甘草一钱　桔梗一钱　小金英钱半　五爪皮一钱　田七一钱　木香一钱　血竭一钱　细辛五分　水煎酒冲服。

跌打下身小便不出药方：生地二钱　当归（酒炒）一钱　川芎（炒）五分　白芍一钱　牛膝（盐水炒）一钱　红花一钱　连翘六分　栀子一钱　续断五分　羌活一钱　车前一钱　木通一钱　甘草一钱　血竭一钱　田七一钱　三棱一钱　莪术一钱　降木香五钱　没药一钱　共水煎酒冲服。打小肠，加藁本。

跌打吐血药方：生地一钱　归尾一钱　川芎（炒）一钱　白芍一钱　熟地一钱　血竭一钱　三棱一钱　没药一钱　田七一钱　苏木一钱　川连一钱　甘草一钱　百草霜五钱　侧柏叶一钱　红花五钱　山石榴一钱　水煎，合童便食之即愈。

跌打重伤绝气药方：将人抱起，自己口中嗽患鼻中，气出即苏。用返魂草头、鬼点火，取其汁合食即愈。

后用君臣：有痰，加半夏　陈皮　南星　牛黄　生地一钱　归尾一钱　川芎（炒）一钱　白芍一钱　红花一钱　苏木一钱　桃仁一钱　虎骨（打砂炒）一钱　续断一钱　田七一钱　小金英一钱　血竭一钱　三棱一钱　没药一钱　木香一钱　桔梗一钱　独活一钱　泽兰一钱　黄花气一钱　返魂草一钱。

跌打大便不通药方：生地一钱　全归（酒炒）一钱　白茯苓一钱　生牛膝五钱　连翘一钱　栀子钱半　丑黑一钱　黄芩钱半　木通一钱　大黄一钱　沉香一钱　水煎酒冲服。

跌打中身药方：赤芍一钱　生地一钱　苏木一钱　红花五分　羌活一钱　桃仁一钱　乳香五分　桔梗一钱　三棱一钱　莪术五分　没药一钱　木香一钱　枳壳五分　血竭一钱　田七一钱　白芷一钱　防风五分　泽兰一钱　水煎酒冲服，若小便不通，加车前子一钱，大便不通，加大黄、朴硝、黑丑。

跌打重伤四肢疼痛药方：郁金一钱　大黄一钱　桃仁一钱　苏木一钱　桂枝一钱　牛膝一钱　独活一钱　细辛五分　归尾一钱　生地一钱　水煎酒冲服。

跌打伤至重者方：熊胆五分　生地一钱　红花五分　归尾五分　赤芍一钱　桃仁一钱　苏木一钱　木通一钱　枳壳五钱　木香一钱　陈皮五分　柴胡一钱　细辛五分　羌活一钱　甘草五分　水煎服。

跌打损伤药方：乳香一钱　没药一钱　羌活一钱　独活钱半　生地一钱　归尾一钱　红花一钱　桂枝一钱　五爪皮一钱　全归一钱　白芍钱半　赤芍一钱　乌药一钱　续断一钱　上步加川芎，中步加桔梗，下步加牛膝。

跌打下身药方：木通一钱　香附五钱　生地七钱　羌活八钱　独活八钱　赤芍五钱　甘草四钱　大黄一钱　灯草三钱　生姜三片　用水一碗煎服。

跌打伤肿药方：生南星一钱　大黄一钱　黄芩一钱　黄柏一钱　生草乌一钱　五加皮一钱　生半夏一钱　乳香七分　没药七分　花粉一钱　香蒿二钱　共为末，调酒抹之。

练拳破脚臁药方：金银花一钱　甘草一钱　生大黄二钱　天南星一钱　黄柏一钱　没药七钱　乳香七钱　制川乌一钱　皂刺一钱　土茯一钱　牛膝（盐水炒）一钱　共煎水，服后用青草炮水煮。

练拳破脚臁青草药方：樟树皮　老光筋　老鼠耳　雷公头　共水煎，加童便炼之。

又破脚臁药方：童便　大艾　彭皮豆　酸醋　盐　共煲水，洗之即愈。

跌打起积伤经念神方：乳香三分　没药三分　独活八分　桂枝五分　防风钱半　熟南星钱半　连翘钱半　银花一钱　用米酒服，要擦肉者，用净茶油开生南星末搽。

跌断手骨脚骨或打断神方：用未开目老鼠子　呼蟆　射屎蛤　知蛛公　山中白蚬　凤凰子三只　火山头一斤　捶烂入锅炒干，又用酸醋一碗炒药，杉树皮夹紧，十日痊愈。

剥骨药方：半天叫即竹蜓　马蝗即呼蟆　凤凰子即鸡子　金钱豹即沙牛牯　箭头蜓　以上用瓦焙干，校烧酒食即愈。

火药烧伤：苦楝树皮　耳环草叶　羊屎瓮皮　以上共早糯米擂，烧酒涂即愈。

火药烧伤药方：桃子树二层皮（烧黑灰）　柳树二层皮（烧黑灰）　川连末　共研细末，开正茶油搽，即止愈结痂。

火药烧药方：薯子　擂烂，盐少许涂愈。

拔弹子并铁钉竹木刺入不能取出药方：木患子核内仁　棚上金瓜核内仁　红蓖麻子仁　本地香附子　沙姜　居家老糖梅　黑沙糖　铁头将军（煅灰）一个　将此八味各等分，捣烂敷患口上即出。

跌打伤损及杂症药方（续）

习打拳庄浸手骨药方： 金耳环四钱　生地二钱　归尾四钱　荆芥二钱　泽兰四钱　千斤红二钱　用老醋同药浸数日，炮热浸手。

跌打药酒方： 白芷　生地　杜仲　玉桂　三七　小回　川山龙　寮刀草　金耳环　白茯　金银花　川连　用酒浸服。

跌打草药方： 蛇含草　红泾埔地锦　节节花　红心乌臼根　共为擂烂，煲酒服，敷伤处，药用盖子叶，捶酒糟开烧酒敷之，不用煲热。

博骨仙方： 用猪屎频炮人尿，敷洗伤处即愈。

折手胫脚胫腰骨折奇方： 芥末　开烧酒敷患处即愈，开鸡蛋清敷更妙。

跌打药方： 细叶榕树叶　擂酒食，滓擦伤处即愈。

枥捶打伤入肉未出药方： 桃子叶　红辣椒　红心乌柏叶　地胆头　倒水莲　五件煲水浴身，用棉被盖一夜，枥自出即愈。

跌打药方： 红心乌柏　牛大力　过山龙　七叶一枝花　红心青七　杭骨半边莲　杭骨倒水莲　金耳环　五爪皮　走马胎　倒吊榕　金钱艾　落地金牛　硬骨倒水莲　满山红　红心大膝根　红花根　红心辣柳　透骨消　大力牛　夜牵牛　止树拐　箭拐　雷公头　柳刀竹　英雄草　威灵仙　山胡椒　凤尾草　铁线草（人字草）各二钱　浸酒服。

跌打敷药方： 散血丹叶　黄花气　透骨消　老亚孙　千里近　寡芥兰　红心青七　小叶返魂草　捶烂，加酒糟炒热敷之。

跌打药丸方： 当归（酒炒）二钱　生地二钱　地龙一钱　血竭一钱　乳香钱半　没药钱半　杜仲一钱　牛膝一钱　红花钱半　自然铜（制）一钱　三棱一钱　田七二钱　白芷钱半　草乌（制）二钱　金边土鳖一钱　桂枝一钱　黄柏一钱　川芎一钱　赤芍一钱　勾藤一钱　金耳环一钱　牛黄一钱　琥珀一钱　苏木一钱　桔梗钱半　木香钱半　降香钱半　熊胆一钱　珍珠六钱　郁金钱半　枳壳一钱　青皮钱半　羌活一钱　独活一钱　莪术钱半　海马（炒）二条　细辛一钱　泽兰一钱　穿山甲（炒）一钱　茯神一钱　虎骨（炒酥）一钱　大黄钱半　续断钱半　瓜蒌霜一钱　走马胎一钱　麝香六钱　丹皮钱半　无名异一钱　栀子一钱　防风一钱　荆芥一钱　南星钱半　角刺一钱　桃仁钱半　灵仙钱半　上树拐三只　乌礤蜂三只　人参一钱　猴暑一钱八分　碎补一钱八分　甘草一钱　雪豆根五钱　红蓖麻根五钱　千斤拔五钱　山石榴五钱　还魂草二钱　共研细末，占米粉将为丸，每只重三钱，朱砂为衣，如有损伤，烧酒开服。

跌打敷药方： 松毛心　大叶南蛇枥叶　消山虎　大外心　鹅不食草　细叶亚婆草

五爪皮（又名白枥葱）　山石榴叶　番鬼苏兴　五时合　还魂草　共捶烂，加酒糟炒热，先用倒吊榕须煲水淋洗，后敷药。

跌打肿药方： 必傅仔叶（又名锅树）捶烂，加烧酒敷患处，肿即消散。

跌打重伤气急不能行药方： 红辣柳叶　用水送食，即好能行。

跌打重伤不能行气急草药方： 松毛心　食水送下，即好能行。

跌打伤骨换药方： 锅头树根（又名必博仔树，又名亚齿树）红辣柳（旱地生）共切碎，泡酒食，擦敷一晚即好。

起旧积跌打药方： 倒吊榕筋　浸烧酒食，擦敷，起有旧积出皮肤而愈。

跌打浸酒食方： 锅头树　山胡椒　细叶鹅不食草　泽兰　透骨消　浸酒食擦。

火药烧伤药方： 狼毒头　捶烂敷患处，敷热即换，一连几次即愈。

花鼓婆跌打药方： 埔地锦　山石榴根　松毛心　黄花气　还魂草　共浸烧酒食擦。

跌打草药酒方： 千下捶　大金英　山石榴　大叶鹅不食草　煲酒食。

跌打药酒方： 鸡脚脂树根　切片浸酒服，将酒冲药搏之后，敷药于左。

跌打敷药方： 羊角　荔根　去二皮，共酒糟捶烂，锅头炒热，将药酒冲，炒热敷，过日封好。

起积跌打草药方： 大叶鹅不食草　白枥葱　山石榴　小叶亚婆草　黄栀子叶　红花　生地　归尾　老姜　酒糟　松毛心　红辣柳　捶烂，炒热敷之。

跌打伤久积，死血成块，一神方： 红叶乌桕（向东边）取一条　加金耳环五钱用猪前蹄带甲炮酒水食之，死血即下。

跌打伤草药方： 煅苏兴根　苍耳子根　黄花芋根　本地香附子各等分　韭菜、白菜不拘多少，捣烂挪汁一盅，和上药同煲酒食，或有皮损破血流，加生地三钱、薄荷二钱，并同前药煎服，次日再去挨打，亦当平常。

止血刀伤药方： 煅黑斤竹叶　煅黑棕　炒黑浦黄　炒黑栀子　烧老姜炭各等分为末，红见黑止。

接骨跌打丹方： 小鸡公（重四五两，将鸡破开，去肠脏不用）一个　山毛七膝叶（又名膝姑婆）二两　五爪皮三两　为末，并同鸡捣烂，将断处揭正，然后敷药，至对时一换，要连换三只鸡为度，去鸡不要，另用药后敷患处。

敷接骨药方（连前方用）： 川大黄　姜黄　羌活　防风　苍术　白芷　乳香　没药各五钱　共为细末，加香胶一两，总共研匀，用太和酒捣匀，敷半月痊愈，要服药酒补其血气、壮筋骨，可服回元位药酒，方列于后。

接骨药酒方（连前用）： 羌活　酒芍　防风　续断　秦艽　虎骨　何首乌　五爪皮　威灵仙　鳖甲　松节　炙芪　白术　当归　川芎　熟地　黄精　杞子　桂心　茸片　患手，加桂枝、桔梗为君；患脚，加牛膝、芡实、薏米、香附、木通、料酒五斤，加枣子、圆肉炒熟，乌豆各等分，炖好，不拘时饮。

跌打症水药方（加减列于后）：羌活　独活　防风　秦艽　五爪皮　白芷　生地　玄胡　灵脂　红花　桃仁　苏木　血竭　乳香　没药　川枳壳　甘草　桔梗各五钱酒水各一碗煎服，或善饮者，全用酒煲更妙，或跌打太重，肚胀至二便结实不通，内有瘀血停滞，要加大黄、枳实，壮者再加朴硝以通二便为吉。部位加减付于后：或脑顶要加藁本，或面部伤加白芷，或颈项要加升麻，或两手处加桂枝，或伤心胸加菖蒲，或伤肚腹加腹皮，或伤腰骨加故纸，或伤两脚加牛膝，或伤筋处加续断，或阴肾囊加小茴，或气喘急加瓜蒌，或皮损血流加生地，或伤小腹加茯苓，或伤胸膛加龟板，或伤胁加桔梗，或伤腰骨加杜仲，或伤筋加金耳环，或伤头加蔓荆子，或伤胃加瓜蒌霜，壮力到手指加红黄，或伤膀胱加羌活，至上部见血加川芎，下部见血加地榆，或跌打太甚加熊胆、麝香，其余照住本方随症加减所用。

跌打草药方：山石榴　白木根　青七根　盐霜柏根（午时合）过江龙　凤凰肠倒水莲　小罗汉　还魂草　拦路蛇　五指桃　山胡椒　散血丹　白花黄牛木。

跌打药方：牛大力　千下捶　红花根　雪豆根　下山虎（午时合，又名龙鳞草）红花铺地锦　五爪皮　白背木耳　老虎须　人字草。

跌打去风药酒方：大金婴根　老贼骨　鸦不扑　黄牛木　五指毛桃　红白膜根老虎利　散血丹　过山峰　樟香　桂枝　杜仲　下山虎　血风　沙桐罢　百日红。

跌打追风药酒方：当归　玉桂　枸杞　五爪皮　牛膝　黄精　杜仲　首乌　巴戟细辛　走马胎　辛夷花　红花　甘菊　苏木　松节　生地　良姜　香附　苍术　木瓜白芍　川芎。

跌打伤搏药：雪豆根　千下捶　松笔发　五时合　小金英　地胆头　浅槁皮　麦碎红　用鸡蛋四个取心，泡酒食用，皮炒酒敷。

跌打箍损伤药方（随辨用）：蓖麻子　生大艾　倒水莲　番鬼苏兴　细叶榕　生大艾　松笔　老姜　红花　栀子　葱头　乳香　没药　红米　古月　酒饼　骨碎补　麝香　白芥子　凤凰胎　血竭　炒热，敷积处。

跌打搏积药方：泽兰　碎补　红花　归尾　乳香　没药　浙贝　土鳖　砂仁　栀子　生姜　葱子　飞面　共研末，炒热，烧酒糊为膏，敷患处。

跌打伤内有毒血不出，食之即泻：鲁儿心　椹木心　红心乌桕远　散血丹　煲水食，有毒血即泻出。

跌打伤眼或针刺眼药方：锡藤叶　捶烂，开人乳敷眼，几次好如旧。

跌打伤眼药方：珍珠草　甘草　川连　红花　生地　研末，开人乳敷即散。

跌打药丸方（朝真师传）：薄荷二钱　甘草一钱　陈皮二钱　沙参一钱　川芎一钱桂枝一钱　牛膝二钱　杜仲二钱　连翘二钱　栀子二钱　郁金二钱　牛黄钱半　血竭一钱　田七一钱　珍珠一钱　没药一钱　川乌一钱　首乌二钱半　南星钱半　半夏一钱　红花一钱　归尾一钱　白芷一钱　以上共研为末，入飞罗面，用蜜为丸，朱砂为衣。

跌打补药酒方：防风一钱　荆芥一钱　川芎一钱　郁金一钱半　砂仁一钱半　杞子二钱　杜仲一钱　牛膝四钱　肉桂二钱　附子一钱　虎骨一两　鹿筋五钱　归膏二钱　当归二钱　炙芪二钱　干姜二钱　白茯二钱　臾肉二钱半　淮山二钱　洋参二钱　薄荷一钱　陈皮一钱　地骨皮一钱　连翘一钱　栀子一钱　乳香二钱半　没药一钱　熟地二钱　蕲蛇五钱　南星一钱　共酒浸服，或加茸片。

麻醉药方（搏骨转腕开疮用）：荜茇二钱　生川乌一钱　首乌一钱　半夏一钱　天麻一钱　细辛二钱　海蜇一两　艾片一钱　蟾苏二钱　共为细末，食酒水，此药宜用六七钱之间足矣，不可多用，多则伤人。

夹打重伤救急方：旧葵扇（烧灰）白糖调酒下。若打死，有微气者，用蚯蚓三条煅研末，和酒送下立活。

铁打药酒方：儿茶　红花　三七　苏木　生地　半夏　血风　活七　续断　归尾陈皮　生七　柴胡　血竭　南星　独活　细辛　栀子　五爪皮　木通　莪术　白芷三棱各一钱　桔梗　桃仁各钱半　诃子二只　甘草　桂枝　沙参各一钱　共浸双酒服。

跌打药酒方：郁金五钱　红花五钱　生地二钱　全归五钱　生大黄四钱　血竭三钱　白术三钱　香附二钱　没药二钱　乳香二钱　白芷二钱　碎补三钱　用好酒浸服。头上加川芎，脚下加牛膝，手上加桂枝，腰加杜仲，肠加枳壳，颊上加陈皮。

还魂丹：乳香三钱　没药一钱　血竭一钱　巴霜一钱　半夏一钱　桂枝一钱　香附一钱　归尾一钱　地蜱一钱　熊胆一钱　以上各一钱，研末，开酒服。

跌打还魂丸：熊胆草（为君）不拘多少　自然铜（醋制）一钱　土鳖四对　无名异（醋制）五钱　硫黄三钱　续断四钱　碎补（用头为君，晒干）不拘多少　共为末，用蜜为丸，每只二钱，好酒送下。

跌打伤破药膏方：珍珠一钱　血竭二钱　大片二钱　象皮钱半　乳香五钱　没药五钱　铅粉二钱　黄丹五钱　红黄二钱　白蜡七钱　黄蜡四钱　用猪油半斤熬膏贴。

跌打剪红丸：腾黄（滚水泡过，澄清晒干）五钱　真天竺黄五钱　正血竭五钱当归五钱　乳香五钱　红牙大戟（不用香的）五钱　水粉（无铅的）五钱　刘寄奴四钱　明红黄四钱　瓦龙子四钱　儿茶六钱　朴硝二钱　血珀二钱　水银三钱　麝香一钱　冰片三钱　牛黄二钱　以上各药为极细末，以药研妥，秤足分两，先将水银、水粉入擂钵内作一处，次入麝香、冰片通研后，将群药末渐加上入搅匀听用，以净黄蜡二十五两，用铜锅熔化取起，入前药末，乘热搅匀作丸，用酒磨服，重者便开服，凡服此丸，切戒房色、生水、冷茶、瓜葱、蚝蚬、鱼腥、牛羊猪脏及发一切毒物，切戒慎之，犯之为害非小也。孕妇忌服。

跌打药丸：川芎　白芷　防风　羌活　香附　木香　郁金　杜仲　乳香　没药泽兰　台乌　三棱　莪术　归尾　北辛　车前　木通　石支　甘草　阿魏　半夏　桂

枝　红花　大黄　生地各一两　炼蜜为丸，每丸重三钱，如重伤者，用二丸，酒开服。

跌打药酒方：大风藤四两　细风藤二两半　过岗龙八两　白头翁二两　枫香寄五钱　千里香四两　岗石辣四两　鸡骨香一两　凤凰肠一两　当风桔一两　五爪皮一两　山白芷两半　独脚龙二两　走马血胎一两　多发公二两　桑寄生一两　川芎六钱　白芷七钱　牛膝六钱　杜仲六钱　当归八钱　杞子五钱　羌活六钱　防风六钱　苍术五钱　北辛六钱　虎胫骨一两　桂枝六钱　独活六钱　正北芪六钱　共浸酒服。

驱风跌打药酒方：桑寄生　风香寄　松寄生　牛大力　山白芷　鸡骨香　过岗龙　凤凰肠　过山风　大风藤　细风藤　多须公　五加皮　白头翁　当风桔　独脚龙　鹤膝膝　土细辛　千里香　石南滕　岗石辣　接骨红　山桔叶　走马胎　共浸酒服。

跌打接骨药酒方：治男女损跌伤，瘀血停滞，心神闷乱。乳香（生用）二两　没药（生用）二两　生地两半　赤芍（炒）两半　白芷两半　大黄（炒）两半　川芎两半　归尾两半　桃仁（去皮尖）两半　丹皮（炒）两半　玄胡两半　云楂两半　用泰和酒十五斤炖，香一炷，听用。每服一两，病在上，饭后食，病在下，空心服。

跌打药酒方：生地一钱　叩木一钱　没药钱半　防风一钱　台乌一钱　加皮一钱　郁金一钱　云连一钱　厚朴一钱　石耳一钱　乳香一钱　粒花一钱半　草乌钱半　赤芍一钱　桔梗一钱　归尾一钱　田七一钱　杜仲一钱　桃仁一钱　玄胡一钱　人乳一钱　枳壳一钱　羌活一钱　熊胆八厘　伤重则加童便一盅，俟将水酒先煲好，上各药末，后冲双蒸酒及童便，尽量服，轻则共为粗末，浸双蒸酒服，永无后患。

麻痹药散：治跌打闪错骨节，痈疽疼痛不溃。蟾酥一钱　生草乌（尖）　生半夏　生南星　荜茇　北细辛　干姜　川椒　胡椒各五分　共为末，姜汁调敷半时，任托回骨节，痈疽红肿不溃，剖割竟不知疼痛，其功甚妙。

舒筋活络酒方：羌活一两　独活五钱　川芎五钱　白芷四钱　白术五钱　防风五钱　熟地一两　续断五钱　川牛膝五钱　川乌二钱　草乌二钱　杜仲八钱　丝饼五钱　淮七五钱　黄精五钱　枸杞五钱　南星五钱　茯苓五钱　苁蓉五钱　地黄五钱　松节五钱　存交五钱　加皮八钱　川木瓜五钱　首乌一两　风藤一两　核桃仁二两　桂枝一两　以上各药入瓦罐内，用太和酒十五斤，连罐放在铁镐内炖香一炷久，待冷，随宜服之。

补血舒筋活络酒方：归身一两　熟地一两　枸杞一两　香加皮一两　北芪一两　灵仙六钱　怀山一两　虎胫一两　风藤四两　牛膝一两　桑椹一两　白芍六钱　石南叶五钱　川芎一两　晚蚕沙六钱　白茯一两　杜仲（姜汁炒）一两　故纸六钱　桂枝六钱　甘菊五钱　丹皮五钱　防风一两　龟膏二两　萆薢六钱　羌活六钱　天麻五钱　秦艽六钱　炙草五钱　木瓜两　南星（制）六钱　仙茅五钱　生地六钱　丝饼六钱　益母草六钱　南枣肉二两　各药用瓦煲载住，烧酒浸过药面，炭火炖半炷香久，然后用双酒十五斤浸一月，可服。

敷骨药方：水杨柳　酒糟　捶烂炒热敷，对时即稳，小儿敷八个时可取，不可太久起节。又用竹蛸煅研末，冲酒食，取其生，断骨穿过。

跌打膏药方：能散疬去风湿。乌药四钱　羌活三钱　栀子三钱　生草乌四钱　当归四钱　巴戟四钱　生地四钱　红花三钱　赤芍三钱　白芷三钱　三棱三钱　莪术三钱　独活三钱　川破石三钱　南星四钱　大黄三钱　穿山甲（炒）三钱　金耳环四钱　苏木（剪碎）五钱　牙皂三钱　防风三钱　细辛五钱　苍术三钱　桂枝三钱　刘寄奴五钱　泽兰三钱　荆芥三钱　以上二十五味，再加青草、菖蒲五钱、老虎须、老贼骨、山石榴、英雄草、吊蓉须、散血丹、吊风、爬山虎、地胆头、芙蓉根、紫荆皮、南蛇枥、当子、血风、人字草、蓖麻根、山胡椒、大金英、五爪皮、川山龙、沙同罢、走马胎、小金英、牛大力、山黄皮各五钱　以上共二十七件，同君臣药浸油过面为度，春浸三日，冬浸六日，用文武火煮至烟尽为度。每油一斤，用佗僧一两五钱、落黄丹五两煮成膏，后再药散。方于后：血竭二钱　花蕊石五钱　冰片五分　乳香二钱　没药二钱　毛滕叶一两　五爪皮叶（又名白枥葱）一两　自然铜二钱　珍珠草五钱　人字草五钱　一枝香一两　麝香一钱　以上共研细细末，蒸熔膏药，将此散下搅之，加荜茇五钱。

金疮枪刀伤论治法

凡金刃伤、箭镞伤、磁锋伤，须看伤痕深浅，轻者皮肉破损，血流不住，撒桃花散；重者筋断血飞，系大脉已伤，撒如圣金刃散，以绢帛扎住，止而复流，再撒。若药痂过厚、拘痛者，涂生肌玉红膏，外贴陀僧膏。长筋止痛生肌，再塞外神僧所传金疮铁扇散更神奇，不问伤之轻重，以药散撒伤口，其血立止，不止者，用扇煽之决止。如伤口发肿，黄连煎汤一洗即消，唯忌睡卧热炕。内服无论轻重，伤破出血，三黄宝蜡丸；微出血者，黎峒丸；若出血过多，其人面黄眼黑，不可专攻瘀血，宜八珍汤；甚者独参汤，先固根本。二方俱加苏木、红花，兼调瘀血，此症虽系好肉暴伤，然验脉察形，亦可以定死生。如伤血过多，脉虚细沉小和缓者，生；浮洪数大实促者，死。被伤入肺者，二七死。左胁下伤内者，少腹下伤内者，肠全断者，伤处繁多者，老人左股压碎者，伤碎阴子者，肩内耳后伤透于内者，死。凡伤天聪穴、眉角、脑后、臂里跳脉、髀内阴股、两乳上下、心下鸠尾及五脏六腑之轮者，皆死。脑后出髓而不能语，目睛直视，喉中沸声，口急唾出，两手妄举者，亦死。又有腹皮损破肠出者，看肠若仅伤一半，可治，先以大麦煮粥取浓汁，温洗其肠，以桑皮尖茸为线，蘸花蕊石散，要用缝肠伤口，急于缝处涂活鸡冠血，随以清油涂肠令润，将肠轻轻纳入腹内，外用生人长发密缝腹伤口之里肉，留外皮，撒月白珍珠散，以待生肌敛口；若伤口大，不能外缝，以陀僧膏护贴，候自溃浓，即按溃疡门治法。缝后忽惊笑，以米饮少少饮之，渐增，待二十日后，再吃浓粥调理而愈。

桃花散：治流血不止并血箭。白石灰半升，用水泼成末，与大黄片一两五钱同炒，以灰变红色为度，去大黄，将石灰筛细，水调敷。

如圣金刀散：治金刀伤，筋断血飞，血流不止者。松香七两　生白矾　枯白矾各一两五钱　共为细末，瓷罐收贮，临用时撒患处。

生肌玉红膏：伤破、烂口，用生肌。当归　白蜡各二两　甘草一两一钱　白芷五钱　轻粉（研极细末）　血竭各四钱　紫草一钱　麻油一斤　上将归、芷二草油浸三日，大勺内慢火熬微枯色，细绢滤清，将油复入勺内煎滚，入血竭化尽，次下白蜡，微火亦化，用茶盅四个，预放水中，将膏分作四处，倾入盅内，候片时，各投轻粉末一钱搅匀，候至一日夜，用之极效。

陀僧膏：损破金刀伤，诸般恶疮，流注瘰疬等症。赤芍　全当归各二两　苦参四两　川大黄半斤　南陀僧（研开）二十两　乳香（去油研）　没药（去油研）　血竭（研）　儿茶（研）各五钱　赤石脂（研）二两　百草霜（筛研）二两　银黝（研）一两　桐油二斤　香油一斤　上将赤芍、当归、苦参、大黄入油煤枯，熬至滴水不散，再下陀僧末，槐柳枝搅至滴水将欲成珠，将百草霜细细筛入搅匀，再将群药及银黝筛入，搅极匀，倾入水盆内，众手扯千余下，收入瓷盆，常以水浸之。

金疮铁扇散：刀伤敷口。象皮（切薄片，用铁筛焙干黄色，以干为度）　龙骨（上白生研）各五钱　寸柏香（即松香中之黑色者）　松香（与寸柏香一同熔化，搅匀，倾入冷水，取出晾干）　白矾（入锅熬透）　老材香（山陕民间棺殓俱用松香、黄蜡涂于棺内，数十年后有迁葬者，棺朽易棺，其配棺内之香蜡是也，如无老材香，数百年陈石灰亦可）以上各一两　共为细末，遇刀石破伤者，用药敷伤口，以扇向伤处扇之立愈。忌卧热炕，如伤处发肿，煎黄连水，用翎毛蘸涂之，即消。

三黄宝蜡丸：跌打破伤出血。藤黄（制法见黎峒丸）四两　天竺黄（无真者，用胆星代之）　大戟（去骨）　刘寄奴　血竭各三两　雄黄　儿茶各二两　归尾一两五钱　朱砂（或用朴硝）一两　水粉　水银（二味同研）　乳香（去油）　琥珀　麝香各三钱　称足分两，各研细末，将粉放红铁锅内，研至不见星，和前药研匀，用净黄蜡二十四两，放瓷罐收贮。

黎峒丸：见跌打瘀血奔心，伤破出血。牛黄　冰片　麝香各一钱半　阿魏　雄黄各一两　大黄　儿茶　血竭　三七　天竺黄　乳香（去油）　没药（去油）各二两　藤黄（以秋荷叶露泡之，隔汤煮十数沸，去浮沫，用山羊血五钱拌晒，无山羊血，以子羊血代之）二两　共为细末，取秋露水化藤黄拌药，捣烂千余下，如干加炼蜜为丸，重一钱，黄蜡封固，每用一丸，无灰黄酒化服，外敷茶卤或酒磨涂，忌一切生冷发物。如在夏天修和，取天落水拌丸。

八珍汤：刀伤出血过多用此。人参二钱　白术（饭蒸）二钱　茯苓二钱　炙草一

钱　当归（酒炒）三钱　熟地三钱　川芎（炒）二钱　白芍（炒）二钱　姜、枣煎水服。

独参汤：人参一两　水前服。

月白珍珠散：治诸伤口生肌。青红花五钱　轻粉一两　珍珠一钱　共研为末，撒之。

破伤风论治法

凡破伤皮肉，风邪袭入经络，初起先发寒热，牙关噤急，甚则身如角弓反张之状，口吐涎沫，四肢抽搐无有宁时，不醒人事，伤口锈涩。然伤风有四因，动受、静受、惊受、疮溃后受。动受者怒则气上，其人跳跃，皮肉触破，虽被风伤，风入在表，因气血鼓旺，不致深入，属轻。静受者，起作和平之时，气不充鼓，偶被破伤，风邪易于入里，属重。惊受者，惊则气陷，偶被破伤，风邪随气直陷入阴，多致不救，属逆。若风邪传入阴经者，则身凉自汗，伤处反觉平塌陷缩，甚则神昏不语，噶口舌短，贵乎早治。当分风邪在里、在表或半表半里，以施汗、下、和三法。如邪在表者，寒热拘急，口噤咬牙，宜千里奔散或雄鼠散汗之，次频服蜈蚣星风散，追尽臭汗。如邪在里者，则惊而抽搐，脏腑秘涩，江鳔丸下之。如邪在半表半里无汗者，羌麻汤主之。若头汗多出而身无汗者，不可发汗，榆丁散和之。若自汗不止，二便秘赤者，大芎黄汤主之。又有发表太过，脏腑虽和，自汗不止者，防风当归散，发表后表热不止，小芎黄汤攻里，后里热不止，瓜石汤。若伤时血出过多，不可再汗，当归地黄饮主之。至疮溃未合，失于调护，风邪乘虚侵入疮口，先从疮围起粟作痒，重则牙紧、项软、下视，不宜发汗。误汗令人成痉，参归养荣汤加姜蚕主之。先固根本，风邪自定，若手足战掉不已者，朱砂指甲散主之。若痰盛、抽搐、身凉者，黑花蛇散主之，外治初破一二日间，当用灸法令汗出，风邪方解，若日数已多，即禁灸，宜羊尾油煮微热，绢包，乘热烫破处，数换，拔尽风邪，未尽者次日再熨，兼用漱口水洗之，日敷玉真散，至破口不锈生脓时，换贴生肌玉红膏，缓缓收敛。按刘元素只论三阳，而不论三阴者，盖风邪传入阴经，其症已危，如腹满自利、口燥咽干、舌卷囊缩等类，皆无可生之症，故置而不论。

千里奔散：治破伤风口噤拘急，憎寒壮热。用行远路骡蹄心，阴阳瓦煅存性，研细，每服三钱，热黄酒冲服。

雄鼠散：治破伤风。活雄鼠一枚　用铁线缚绕，阴阳瓦煅存性，研为细末，作一服，热黄酒调下。

蜈蚣星风散：治破伤风，追尽臭汗。蜈蚣二条　江鳔二钱　南星　防风各二钱半共研细末，每用二钱，黄酒调服，一日二次。

江鳔丸：治破伤风入里，惊悸抽搐者。天麻　雄黄各一钱　蜈蚣（去头足炒）二条　僵蚕（炒去嘴）　野鸽粪（炒）各五钱　共为细末，作两分。一分饭丸，朱砂为衣；一分加巴豆霜二分五厘饭丸，俱梧桐子大。每用朱砂药二十丸，加巴豆药一丸，二服加二丸，滚水下，便利为度，再服朱砂药，病愈则止。

羌麻汤：治破伤风邪在半表半里，无汗者，取汗愈。羌活　麻黄　川芎　防风　枳壳（麸炒）　黄芩　细辛　白茯苓　石膏（煅）　甘菊花　蔓荆子　生甘草　前胡各七分　白芷　薄荷各五分　生姜三片，水煎服。

榆丁散：治破伤风头汗多出而身无汗者，服此和之。地榆　紫花地丁　防风　马齿苋各五钱　共研细末，每服二钱，温汤调下。

大芎黄汤：治破伤风汗不止，二便秘赤者。川芎　黄芩　羌活　大黄各一钱　水煎服，以微利为度。

防风当归散：治破伤风发表太过，自汗不止者。防风　当归　川芎　生地各一钱半　水煎服。

小芎黄汤：治破伤风发表后，热不止者。川芎二钱　黄芩一钱　生甘草五钱　水煎温服。

瓜石汤：治破伤风下后，热犹不止者。瓜蒌仁九钱　滑石钱半　苍术（米泔浸炒）　南星　赤芍　陈皮各一钱　白芷　黄柏　黄芩　黄连各五钱　生甘草二钱　姜引，水煎。

当归地黄饮：治破伤时出血过多，不可再汗者。当归　熟地　川芎　藁本　白芍（酒炒）　防风　白芷各一钱　细辛五钱　水煎服。

参归养荣汤：治溃疡未合，风邪乘虚侵入疮口，起粟作痒，牙紧、项软、下视者。人参　当归　川芎　白芍（酒炒）　熟地　茯苓　陈皮　白术（土炒）各一钱　炙甘草五钱　生姜、红枣引，水煎服。

朱砂指甲散：治破伤风手足战掉不已者。人手足指甲（烧灰存性）六钱　朱砂　南星　独活各一钱　共研细末，每用四钱，热黄酒调下。

黑花蛇散：治破伤风痰盛抽搐身凉者。麻黄（炙）一两　黑花蛇（即乌蛇，酒浸）六钱　天麻　干姜　川芎　白附子　附子（制）　草乌（泡去皮）各五钱　蝎梢一钱半　共研细末，每服一钱，黄酒调下，日二服。

玉真散：敷破伤风疮口并可调服。白芷　南星　白附子　天麻　羌活　防风各一两　共研细末，唾津调涂伤处，如破伤风初起，角弓反张，牙关紧闭，用三钱，热童便调服亦妙。

刀伤止血药：若伤重者，后一日用洗刀口药，后用药膏、药散掺口，若伤口受风，有痛红肿，用去风止痛药，太重者亦用，或受秽，用去秽之药，受风作寒热。山黄皮叶（晒干）　血见愁（白花子如卷草，生湿地晒干）　白贝宁麻叶（晒干）　生柏叶（晒干）乳香一钱　没药一钱　田七一钱　白芷一钱　共研细末，掺伤处，其血自止。

刀伤洗口药方：银花　生地　当归　白芷　葱白　煲水洗伤口处，后用药膏贴掯口。

刀伤止血生肌药膏（三伯传）：血竭一钱　黄丹（炒）四钱　田七一钱　血珀一钱白蜡五钱　黄蜡五钱　石脂一钱　珍珠一钱　自然铜一钱　松香一钱　淡池一两　无名异一钱　乳香一钱　龙骨一钱　原麝一钱　没药一钱　象皮二钱　梅片一钱　蜞蟵（煅）四条　无毛乳鼠四只　茶油一两　猪油二两　当归一钱　白芷一钱　生地一钱将生地、当归、白芷、老鼠油入锅内，煮黑滤去滓，落下蜡熔化，摄起落盅待冷，迟几日，蒸熔，下药散，即成膏。

刀伤止痛去风药方：受伤作寒热，用此方治破伤风。

疏风败毒散：当归一钱　川芎钱半　白芍钱半　熟地钱半　羌活一钱　独活一钱桔梗钱半　枳壳一钱　柴胡一钱　茯苓钱半　白芷钱半　甘草钱　紫苏钱　陈皮钱香附一钱　生地钱半　生姜二片　水煎服。

洗伤口药方：凡伤重者用此，然后敷药。荆芥二钱　土当归一钱　生葱二把　银花二钱　水煎汤温洗。

破伤风敷药：南星一钱　半夏一钱　地龙一钱　生姜一块　共为末，用薄荷汁调搽患处。

金枪龙骨散：掺伤口药。龙骨二钱　赤石脂二钱　五倍子一钱　黄丹一钱　海螵蛸一钱　麝香二钱　共研为末，掺患处。

金枪破皮肉裂者，以此封口：煅牡蛎一钱　赤石脂一钱　红丹一钱　共研为细末，香油调涂，或消肿散血合口，加血竭干掺之，又加田七。

治诸伤血出，骨断折破，用此药掺之：降真香一钱　松香一钱　文蛤一钱　共研为末，掺破处夹定，神效。

金枪夺命丹：此丹能治一切刀砍斧伤，骨折筋断，血流不止，痛不可当，用此丹撒上，立刻止血止痛结口，七日痊愈，不见疮痕。取明亮干净松香五斤，以铜锅、河水煎熬泼滚，将浮珠撇去，以水清为度，松香宜煮两炷香时，再换净水又煮，如是三次煮透，倾入冷水盆内结成一团，用疏麻布小口袋三四个盛贮，悬挂当风处晾干水气，又用生半夏五斤，研成细末，择五月五日午时取，天月二德二圣日，设立药王神位，斋戒沐浴，药分二盆，置神前礼拜毕，将药粉合成一处拌匀，用瓷瓶收贮。凡遇刀破斧伤之人，血流不止，痛不可忍，用此丹搽上，袖子包裹，七日痊愈，真仙方也。余在金华时，浙省有斗殴重伤垂毙者，服前方立愈。

刀斧重伤搭口方：山宁叶（晒干擦净）二两　生姜一两半　捶汁，拌透晒干，用红酒酿交成团，晒干搭伤口，血即止。

刀伤断筋损口药方：王边蜞蟵　用新瓦煅为末，用搽入患处，再用生柏叶、白贝香叶共擂，敷外口，愈。

刀伤药方：白贝宁麻叶　红番薯叶　多椤叶　鲜鸡油　共捶烂，如无鲜鸡油，腙膘亦可。

刀伤药方：松笔　洋参　白蜡　共捶烂服。

刀伤药丸方：熟地九钱　淮山四钱半　茯苓（蜜炒）四钱半　当归四钱半　酒芍四钱半　川贝（蜜炒）四钱半　冬花一钱　百合（蜜炒）二钱　北味（盐水炒）钱半　炙草钱半　陈皮钱半　白术二钱半　半夏（制）二钱　桔梗钱半　杏仁钱半　共研细末，炼蜜为丸，每只重二钱，朱砂为衣。

金枪七厘散：此方专治跌打刀伤、损伤、金枪伤、跌伤，不论骨折筋断，先用七厘散五钱，开浓酒食，有红肿焮痛，合酒开搽，流血不止者，干撒口，无名肿毒，开酒搽。

刀伤药丸：琥珀一钱　麝香二分　冰片三分　象皮（煅）一钱　田七一钱　朱砂四分　黄蜡一钱　熊胆一钱　乳香（去油）五分　川连七分　洋参一钱　山羊血钱　辰砂四分　白蜡一钱　没药（去油）五分　全归一钱　石膏（煅）六分　龙骨六分　雪豆（晒干）十两　共为末，炼蜜为丸，朱砂为衣，每个一钱重。

刀伤药方：此药止血收口。血见愁叶晒干研末，撒伤处，口即收。

刀伤药方：独脚龙叶（又名娄捋王）晒干研细末撒，止血收口。

枪伤出血药方：细叶亚婆朝叶　稔树叶　二件晒干，研烂贴之止血。

金枪血止收口药方：细叶黄盂叶捶片，糖敷伤口，一连换数次自好。

刀伤止血药方：青七叶（晒干）一两　田七一钱　共研细末，掺伤口止血。

刀伤止血药方：相思叶晒干研末，撒上伤口血即止。

刀伤止血药方：金钱射晒干研末，撒上伤口血即止。

刀破伤引生肿痛药方：桃叶　苦梅叶　鸡椒叶　内加三黄散，蜜糖调敷。

刀伤药方：白木叶　没药　蓖麻　共研末撒，血即止。

刀伤止血生肌立效：黄丹（煮过飞过炒黑）　石灰（飞过炒黑）　花蕊石（煅研飞过）　蛇跑勒（晒干研末）以上各一两　降香五钱　铅粉（飞过）一钱　蚬灰壳（飞过）二钱半　乳香二钱　没药（去油）二钱　三七三钱　共研细末，瓷罐封密，若用生肌，以黄蜡油开涂。

刀伤拔毒膏：象皮一钱　龙骨三钱　乳香五分　没药五分　儿茶二分　血竭三分　雄黄五分　黄丹二分　花粉一钱　甘草一钱　黄柏一钱　川连五分　珍珠二分　琥珀五分　木香一分　冰片六分　麝香二分　三七二分　白蜡八钱　黄蜡六钱　正茶油十两。

刀伤药膏生肌捂口所用：白蜡一两　黄蜡二钱　象皮二钱　龙骨五钱　乳香五钱　没药五钱　儿茶三分　黄丹二分　雄黄一分　石吊五分　川连五分　花粉一钱　珍珠

五分　琥珀钱　木香三分　顶片一钱　麝香三分　三七三分　猪油十两。

刀伤生肌长肉红药膏：黄蜡一两　白蜡一钱　象皮一钱　血竭一钱　琥珀一钱龙骨一分　乳香一分　没药一分　儿茶一分　顶片一钱　珍珠一分　麝香一分　黄丹（飞过）一分　雄黄一分　自然铜（制）三钱　共研细末，猪腙膘油为膏。但打伤者，看他牙肉红可治，黑色者不可治。先要止血，次要消肿，三要洗去刀积。

刀伤止血药散：血竭一钱　乳香五厘　没药五厘　珍珠一分半　冰片一分　乌药（炒）一两　艾绒（炒）二两　蒲黄（炒）一两　鹤绒（炒加减）　以上各研细末，后用。

刀伤消肿敷药方：防己　归尾　红花　三棱　莪术　田七　黄连　黄柏　黄芩银花各等分　共研细末，用烧酒调搽肿处。

刀伤洗口药方：槐花　银花　三棱　莪术　皂角　甘草　黄柏各一钱　共煎水五碗，洗伤口，去刀积。

刀伤跌打损伤白膏药方：黄蜡一两　白蜡五钱　乳香一钱　没药一钱　朱砂一钱樟脑三分　血竭一钱　藤黄一钱　乌药一钱　象牙末一钱　三七一钱　儿茶一钱　水银（制）一钱　红丹五分　苏合一钱　熊胆三分　冰片二分　龙骨三分　用正茶油一大碗，将蜡油放在锅内熔化后，放乳香、没药，用油布滤过，后十味药研细末，放锅内煮焦，取出药滓，方下熊胆、冰片、苏合、红丹四味，不停手搅匀，拔丝为度，取起收贮，但伤处要好猪肉汤洗净后，用白膏药贴之，或无肉汤，用山大须泡水洗亦可。倘药膏不便，用仙人掌剖开先贴之，后用白膏药贴之愈。

刀伤生肌药膏：珍珠一钱　琥珀一钱　冰片一钱　金连土鳖一钱　黄芩一钱　黄柏一钱　川三七五一钱　敝刀性一钱　银花二钱　白蜡钱半　阿胶一钱　黄蜡五钱大黄一钱　细辛一钱　槐花一钱　地奂一钱　淮花一钱　用油茶一两　用猪油二两将上药研细末，同油煮成膏后，入珠片，不可先放。

刀斧损伤出血不止药方：檀灰　白及　共为细末，其血立止，至次再添珍珠、花蕊石，同前二味研细末，以茶略洗开搽，即能生肌，其伤永不复发。

刀伤止血药方：酸藤叶　捶蜜糖敷患处立愈。

刀伤药膏方：血竭钱半　象皮钱半　川三七一钱　大黄一钱　玄参一钱　硼砂五分　乳香一分　没药一分　红丹一分　大片分半　花蕊石钱半　琥珀一分　黄蜡二钱白蜡钱半　珍珠一分　共研细末，用猪油四两蒸膏。

枪刀药方：用柏子叶　捶鸡蛋清敷之即愈。

刀伤药方：红心大膝叶（此药可搏笋）　青膝叶　山象皮　捶烂敷，血即止。

金枪刀穿肉过辫药方：塘虾子（去壳取肉）四只　加米饭，共捶为粉，擦成条，穿入伤处，过三四日饭变成肉，两辫结症。刀伤者，捶饭敷口即止，血结症愈。

刀伤药方（止血用）：青膝（晒干研末）　田七　共为细末，撒伤处血即止，后用药汤洗去口毒，再用青藤末一件，收口不加田七者，口异合孔，刀性不静，故作两次。

刀伤药方：白饭树叶心，捶蜜糖涂愈。

刀伤药方：五指蚊惊叶，捶蜜糖涂愈。

刀伤止血药方：生地胆头叶　用牙嚼烂，薄处涂血即止。

刀伤止血药方：羊角栀仔内毛　大和烧酒浸，用火蒸过五六次，晒干，又蒸三四次，好用血即止。

刀伤药止血方：煅苎叶（又名山象皮）晒干研末撒，血即止。

刀伤止血药方：三月炮叶　银宝一对　二上烟一文　共同烧灰，共药捶烂，敷口血即止。

刀伤药止血方：蚊惊叶　虾麻藤　捶拦即止血愈。又用鸡身上小绒毛数条封药上，出入不能入风。

刀伤止血药方：煅黑筋竹叶　煅黑棕　煅老姜炭　炒黑栀子　炒黑蒲黄各等分，为末，红见黑止。

止血灵符：官去当军皇帝到，左脚登山未塞海，右脚登山塞海门，塞断长江青狮口，塞断江湖水不流，风如快，快如风，一阵风吹影无踪，一风二风铁丝何奉，人被七孔血脉到，流金狮猫儿快认君，刀破不出血，吾奉太上老君急急如律令，敕。

军中刀伤药膏方：煅龙骨　煅象皮　煅乳香　煅没药　煅石脂　血珀　珍珠　梅片　以上八味，共为细细末　又用阴干冬瓜皮二钱、番苏木一钱、白蜡五钱、飞过黄丹（炒）五钱、黄蜡五钱。又用猪宗膘油煎，出油半斤，先将苏木、瓜二味放油内，煮至黑色，隔去滓不要，复将油煮滚，又下黄丹、白蜡、黄蜡煮至黑色，住火不煮，倒起歇至片时，四围将凉，即下上药末，不住手搅至成膏为度。

刀伤药方止血：羊角历子内毛　红心七树心远　竹笋　石灰　山象皮　阮骨半边莲　六味捶烂敷伤处，即止血。

刀伤断筋药方：生苎麻根　田七　白芷　捶烂，同敷二三次。

刀伤生肌药散：三七三分　珍珠二分　麝香分半　琥珀三分　血竭二分　郁金八分　冰片一分　共研细末，俱系伤口所用。

刀伤止血药方：蒙石二钱　神砂二钱　阿胶三钱　生地三钱　甘草二钱　海石二钱　麝香五分　共为细末，撒患处，血即止。

刀伤药方：铁扇关门叶　捶糖贴之，或猪宗油亦可。

刀伤止血药方：蕲艾钱　梅炭钱　梅片一分　麝香一分　杏仁钱　木耳（炒）一钱　共为细末，撒伤处，血即止。

刀伤药方：千年灰　生半夏　共研末，即心痛埋口矣。

惜红膏：治跌打刀斧损伤血流不止：橙花（捣烂）一斤　石榴花（捣烂）一斤

针砂四两　蜜糖一斤　共入瓶罐封固，晒三月取起，去滓听用。

跌打损伤骨内方：当归　桃仁　红花　乳香　没药　苏木　金英　血竭　白芷　防风　猪苓　细辛　杜仲　五爪皮　乌药　木瓜　羌活　独活　枳壳　桔梗　桂枝　牛膝　土虫　自然铜　共水酒煮，服即愈。

跌打损伤药方：当归　桃仁　红花　苏木　乳香　没药　血竭　金茵　白芷　五爪皮　细辛　自然铜　武归榜　碎补　川芎　共煎，酒冲服愈。

刀口药方：黄连　黄柏　黄芩　生乳香　生没药　水油草　后用生肌散收口，一日止，二日三日可。

刀伤骨内方：大伤草一两　小伤草一两　黄麻仁一两　生肌散一两　共为末。

刀伤骨内方：红心七树心二两　细瓜皮二两　七树心二两　马兰头二两　叶下红二两　共为末。

麻药方：刀割皮肉不知痛，妙方。生川乌　生草乌　生半夏　生木鳖　生麻黄　丁公藤根　擂烂，敷上肉皮。

麻药方：割不知痛，妙方。闹羊花　麻黄　川椒　川乌　草乌　北细辛　南星　水煎服，取出瘀血、碎骨，盐水送下立醒。

接骨神方：雄鸡子（不过十两）一只　红蓖麻根二两　酒糟二两　自然铜五钱　生木鳖子一两　广降香二两　麝香二钱　没药二钱　乳香二钱　醋一杯　灶心土一两　各药分定，先服前药尽后，轻手抬上，小心之可也，七日之内痊愈。

刀口药方：墨毡帽二两　帽老帽（不论十五年，同用二件帽烧灰，勿一）捶红糖敷即好。

肚穿肠出不破可治，妙方：米醋三碗　共纸五六张，浸醋拈伤口，纸干肠回，不可用手动。磁石末　还魂草　千斤力　艾叶　共为细末，敷伤口，十日之内痊愈。

箭头入肉，妙方：磁石末　巴豆　红蓖麻根　麝香　沙姜　共为末，捶猪胆敷，对时立出。

跌打损伤上、中、下三部，接骨总传神应：归尾（酒洗）一两　木香六钱　赤芍一两　香附（童便炒）一两　红花一两　小茴五钱　乌药一两　杜仲一两　厚朴一两　故纸一两　川芎一两　官桂一两　牛膝（酒洗）一两　羌活一两　桃仁一两　独活一两　三棱一两　洋枝一两　莪术一两　桑寄生五钱　枳壳一两　五爪皮（酒炒）一两　青皮一两　木瓜一两　槟榔一两　尔香一两　制川乌一两　制草乌一两　甘草（姜水炒）一两　没药（去油）四两　血竭（去油）一两　猴骨一两　土鳖（酒洗）一两　虎骨（香油酥过）一两　国老一两　自然铜（制七次）一两　秦艽一两　续断一两　广香一两　朱砂四钱　麝香三分　丁香一两　各样制，共为末，伤重者一日上三回，轻者不用多，童便为引，烧酒冲服。

搏骨神方：乌肉白鸡（重不过十两，去毛去肠）一只　小金茵根　大金茵根　细叶榕（二囊皮）　山栀子根（酒糟）各二两　五件共捶烂，用铁锅、瓦锅亦可，要锅内无油，将药放锅内炒，醋酒煮干，再加酒醋煮四五回，将药取起放平，用自然铜五钱（制七次）为末，放在面上敷伤处，前伤敷后，后伤敷前，对时取起，两贴痊愈，后食药酒。

金枪穿肚肠出肠不破，可治（臭粪者不治）：未见水猪板油一块，敷在伤口，不可用手动，用磁石末（制）五钱，用一半吹入鼻内即嚏，肠即速入，用生权鸡子一只，用竹刀割开，当归、菖蒲、白芷各二钱，三件为细末，加磁石放在鸡内，敷在伤口，后用生肌散、丝瓜皮（阴干）、竹笋（晒干）、青苔（晒干）四件为细末撒，收口后食药。

刀伤筋断药方：伸筋草　浸酒食，将药滓同当归、菖蒲、白芷捶烂同敷。

刀伤冒风药方：防风　荆芥　羌活　苍术　煲水洗，后用当归、菖蒲、白芷共研末，收口。

跌打部位用药加法：打伤头，加川药、白芷、北细辛；打伤手，加桂枝；打伤脚，加牛膝；打伤腰，加木瓜、杜仲、故纸；打伤胸，加龟板；打伤肚，加白茯苓、赤茯苓；通身打伤，加海马六只，三公三母。用药医法见神功。

吴氏秘传药诀九龙化云丹：专治破血破气，消肿止痛，内七穴，外五番，即用此方，跌打损伤，接骨如神。

心左右前上步药方：桔梗一钱　归尾二钱　赤芍一钱　桃仁一钱　乌药一钱　全虫（酒洗）四个　槟榔一钱　木香一钱　厚朴一钱　细辛一钱　紫苏一钱　莪术一钱　红花一钱　菖蒲一钱　尔香四钱　官桂二钱　赤茯一钱　没药（去油）四钱　三棱一钱　川乌四钱　灵芝一钱　草乌（制过）四钱　牡丹皮一钱　良姜一钱　枳壳一钱　将军钱半　煮酒服，童便为引，外加草药在内。

九龙神针：专治跌打损伤，远年风损，半身不遂，不论男妇老幼可用。细辛四钱　川乌四钱　薄荷四钱　干姜四钱　独活四钱　苍术四钱　甘草二钱　草乌四钱　硫黄四钱　共为细末，用皮纸包药卷成条，以黄纸为衣，点火一头，用纸三层、姜三片，放在痛处止定，勿得走移，三针龙火即效。

打伤大便不通用药方：山甲一钱　加皮一钱　桃仁四两　没药一钱　生地一钱　川芎一钱　苏木一钱　将军三钱　威灵仙一钱　红花一钱　尔香一钱　甘草一钱　煮酒服，童便为引。

打伤小便不通用药方：瞿麦二钱　大黄二钱　木通二钱　滑石二钱　匾蓄二钱　甘草八分　车前一钱　山栀二钱　水煎服。

秘传正骨丹：治跌打损伤骨，头伤重，此药可续筋，如神。降真香一两　生乳香

一两　没药一两　苏木一两　上松节一两　自然铜（醋制七次）一两　泡川乌一两　生血竭一两　地龙（酒浸焙干）一两　生龙骨一两　土狗子（烘干）十个　共为细末，每服五钱，随病上下酒调服，服药之后，要服调气之药，于后。

调气药（连前）：洋参　白术　黄芪　当归　川芎　玉桂　甘草　白芷　厚朴　水煎服。

刀伤止血生肌药方（坑仔黄倍忠奇传）：黄丹一钱　象皮（用白蜡同炒）五钱　血竭四钱　血珀二分　珍珠二分　冰片四分　龙骨一钱　柿饼（切片，用姜水炮过，擂烂）八钱　以上共研细末，另用石灰，沸水制过，同上药均匀用之。

伤筋药方（浸酒即验，坑仔黄倍忠奇传）：碎补二钱　归尾一钱　续断二钱　牛膝二钱　前子二钱　田七二钱　甘草一钱　猪苓二钱　红花二钱　乳香二钱　无名异（醋制）二钱　生军二钱　玄胡二钱　木鳖（去油壳）五只　没药二钱　自然铜（醋制）二钱　滑石二钱　血竭二钱　元茶二钱　枳壳二钱　苏木二钱　加皮二钱　玉桂　生北芪二钱　桂枝二钱　泽兰二钱　共蒸，浸酒四斤服。

治无名肿毒对口疔疮药方：贝母　知母　花粉　乳香　制半夏　白及　山甲　皂刺　银花　酒水各一碗，煎八分服。痛在上部，先食饭后服药；痛在下部，先服药后食饭。此妙方。

心气痛丸：沉香二钱　丁香二钱　尖槟二钱　陈皮二钱　青皮二钱　五灵脂二钱　神曲五钱　乌梅肉五钱　江霜五钱　以上共研细末，蜜为丸，梧桐子大，朱砂为衣。每服大人一钱，小儿每服六分，陈皮姜汤下。

头风痛药方：左右偏正头风。当归一钱　小川芎一钱　白芷一钱　细辛二钱　羌活一钱　独活一钱　防风一钱　苍术一钱　麦冬一钱　片芩（酒炒）一钱　菊花　花粉（米泔水制）二钱　生姜引。左边痛者，加红花七钱、柴胡一钱、生地、龙胆草；右边痛者，加干葛八分。水煎服。

筋骨痛药方：乳香五钱　木香五钱　玄胡五钱　小茴一两　丁香一两　香附一两　水煎，好酒冲，加雄鸡血一杯服。

手脚烂药方：不论疮癣。文蛤　锡粉　樟脑　枯矾　白芷　冰片　共为细末，周围青油搽。

手脚烂药方：不论疮癣。黄连　黄柏　乳香　没药　寸香　元明粉　轻粉　冰片　共为细末，周围青油搽。

男妇胃气痛如刀刺，妙方：当归一钱　玄胡一钱　乳香一钱　没药一钱　灵脂一钱　良姜一钱　甘草五钱　阿魏一钱　鱼虱（公母）一对　共为细末，冲大曲酒服，立效。

败毒散：治一切瘀血、鱼口便毒、大小恶疮，神效。防风一钱五　黄芩一钱　桔

梗一钱　银花一钱　荆芥一钱　蝉蜕三个　前胡一钱　姜蚕（去嘴）一钱　连翘一钱　滑石一钱　黄柏一钱　羌活一钱　川芎一钱　土茯苓一钱　红娘（去头足）二个　斑蝥（去头足）三个　江子（去油）三个　蜈蚣（小一条）半条。

淋症妙方：用堰沟边生杨柳细根，煨老酒服，立效。红淋用红根，白淋用白根。

食油肉肚泻药方：焦术一钱　茯苓一钱　潞党参二钱　炙甘草一钱　楂肉炭一钱　制附片一钱　桂一钱　黑干姜一钱　酒白芍一钱　炒枣仁一钱　广皮一钱　肉豆蔻（面制）一个　淮山（炒）一钱　枳实一钱　连米一钱　水煎服。

心胆虚跳药方：条参　白术　黄芪　茯苓　当归　木香　远志肉　炙甘草　柴胡　枣仁　元眼肉　水煎服，姜枣引。

黄疸症或气急头痛，手脚酸软者，服之神效。苍术（酒制）八钱　秦归五钱　厚朴五钱　茯苓二钱　陈皮二钱　木通二钱　甘草二钱　楂肉二钱　面牙五钱　栀子二钱　神曲二钱　黄柏二钱　茵陈一两五钱　香附二钱　泽泻二钱　大黄（酒炒）二钱　枳实二钱　砂仁二钱　陕枣（黄酒蒸二次）二两　茯苓六钱　降香五钱　灵砂（炒红）一钱　青矾（炒）一两五钱　猪苓二钱　灰面（炒赤色）半斤　放好醋炒二次，入众药共研细末，醋为丸，如绿豆大，清早空心服六钱，黄酒送下，忌肥肉。

橘核散：治大人小儿肾子肿痛。橘核　川练　海枣　昆布　海带　苍术　大茴　小茴　准通　升麻　大香　黄柏　乌药　水煎，灯心引。

治蛮疮疔子满身出现，鼻孔苦扯，头发脱痛可治，不痛不治。连翘五分　银花五分　山栀五分　防风五分　花粉五分　土茯苓五分　白芷五分　黄连五分　木通五分　姜蚕五分　枳壳五分　山甲五分　蜂房五分　升麻五分　黄芩五分　大黄四分　朴硝四分　此二味后放入，少煎一时，五更空心服，连服三帖后，用熏药列于后。

熏药方（药线）：生栀子一钱　生黄芩一钱　水银五钱　朱砂五钱　蛇床一钱　神砂二钱　安息香三条　共研末，和匀，用纸卷成条，分三下，至夜饭后服前药，上床用彼盖围住，熏之可也，后用老虎须浸白饼服，永不再发。

治疝气阴肿腹痛妙方：川楝子　小茴　三棱　莪术　朱萸　通草　橘核　荔枝核　甘草　马兰花　苍术　水煎服，夏秋之月署八，膀胱疝痛，加黄连、香茹、扁豆、木通、滑石、车前。

小儿面黄肚硬，青筋多，不思饮食。降香五钱　栀子一钱　槟榔一钱　石决一钱　甘草二钱　茵陈钱半　泽泻一钱　白术一钱　黑丑五钱　黄连四钱　共为末，制过，用猪肚一只，不贯水，用竹刀破开十余片，药末放在内蒸熟，任意服。

妇人后重肛门风痒药方：军令　条芩　尖槟　桑皮　木香　枳壳　防风　青皮　水煎服，灯心引。

汤火伤破药方：生黄连一钱　生白矾一钱　白芷一钱　冰片一分　锡粉二分　甘

草二分　共为末，开清油调敷三日可。

透脓散：治痈疽诸毒已成，未穿破者服之即溃，破毒出药方：生黄芪四钱　穿山甲一钱　川芎六钱　当归四钱　皂刺二钱　白芷　连翘　水煎服。

膏药方：治疮毒。川乌　草乌　马前　大风子　黄连　黄柏　乳香　没药　白芷　黄丹　头发毛　木鳖子　骨碎补　共为末细细，麻油、桐油熬成膏，滴水成珠，不软不硬。

火眼料药方：柴胡一钱　黄芩一钱　胆草一钱　菊花一钱　瞿麦一钱　连翘一钱　大黄二钱　石膏二钱　白芷二钱　甘草一钱　水煎服，猪肝引。

火眼药方：当归一钱　生地一钱　川芎一钱　黄柏（炒）一钱　玄参一钱　草决一钱　甘杷一钱　桃仁一钱　蔓荆子一钱半　甘草一钱　枣子、灯心为引。

妇人胞块妙方：当归　白芍　黄芪　甘草　射孕　连翘　皂刺　白芷　贝母　陈皮　山甲　乳香　没药　花粉　银花　降香　青皮　木通　茯苓　厚朴　草果　槟榔　大黄（炒）　三棱　莪术　酒水煎服，猪尾引。

眼科药方：黄芩二钱　蒙花二钱　木贼二钱　甘草一钱　石决明二钱　夏枯草二钱　车前一钱　归尾二钱　蔓荆子一钱　桃仁二钱　菊花二钱　水煎服，灯心引。

千金化铁丸：气痛。当归　白芍　川芎　生地　茯苓　陈皮　半夏　枳实　降香　青皮　香附　三棱　槟榔　莪术　桃仁　干冰　硼砂　琥珀各件二钱　共为细末，面糊为丸，每服一钱，开水送下，早晚进服，此药服完，其块自消，其经水自调，忌煎炒干物发物，百发百中之。

眼科热翳子药方：归尾　独活　防风　知母　黄柏　荆芥　甘草　菊花　赤芍　黄芩　酒军　红花　苏木　栀子　柴胡　毛肖　胆草　灯心为引，忌煎炒。

偏正头风敷药方：紫金皮（炒）五钱　独活（去节炒）三两　赤芍（炒）一两　香白芷　菖蒲一两　葱头煎浓汤，药敷疼处，药到立止，如神。

九龙化血丹：专治心气痛，老少冷热气痛，可服。细辛八钱　白芍一钱　生地二钱　枳壳一钱　茯神一钱　当归二钱　尔香一钱　良姜一钱　灵脂一钱　没药（去油）一钱　乌药一钱　菖蒲一钱　水煎服，永不再发，灶心土纹银为引，煎水服，忌生冷。

火龙铁砸散：专治跌打损伤，接骨消肿止痛，或无名肿毒。生螃蟹四个　生金钩一酒盅　葱头五只　生茨菇十个　生黄芩五钱　牡丹皮五钱　生半夏三十个　生大黄五钱　山甲（炒）四钱　生南星五个　生栀子五钱　牡蛎五钱　桃仁五钱　莪术五钱　麝香一钱　红花五钱　赤芍五钱　鳖甲五钱　三棱五钱　黄柏五钱　共研细末，酒糟同手捶烂，炒热敷在痛处，百好可也。

治肚腹疼痛，不论寒热往来应急良方：橙子叶　老姜　食盐　三味药不论随用捣烂，锅内炒热，用帕包肚，痛时运三次后，用绵线煎水服，即愈。

眼内针刺伤竹木伤瞳仁草药方：锡叶藤捶烂，人乳开敷眼上，二三次愈好。

腰痛药方：秦艽一钱　熟地一钱　枸杞一钱　续断一钱　茯苓一钱　兜系一钱　玉桂五钱　麦皮一钱　杜仲一钱　故纸一钱　小茴一钱　当归一钱　淮山一钱　麦冬一钱　煮酒服，红枣为引。

黄肿肚腹胀，手脚无力，口内无味，应效方：苍术一钱　苡仁二钱　陈皮二钱　枳壳二钱　山楂二钱　牛膝二钱　香附二钱　云苓二钱　当归一钱　瓜皮一钱　水煎服，生姜为引，略黄肿，茵陈汤常服，忌生冷。

风眼作痒，或红或痛，或眼泪不止，洗药方：白菊花一钱　薄荷一钱　黄芩一钱　荆芥一钱　蟾退一钱　防风一钱　黄柏一钱　七厘一钱　连翘一钱　甘草一钱　煎水洗，灯心二十条为引。

火眼红肿痛泪不干，用食药方：羌活一钱　薄荷一钱　七厘一钱　独活一钱　蟾退四只　栀子一钱　槟榔一钱　白菊一钱　防风一钱　连翘一钱　荆芥二钱　柴胡一钱　木贼一钱　若口渴，加滑石一钱。水煎服，加生姜为引。

秘传无名肿毒等症，此方有神应，不可轻为：黄芩　归尾　牵牛子　银花　皂角　羌活　连翘　红花　防风　白芷　花粉　荆芥　山甲　大黄　水煎服，加灯心为引。

疮毒肿洗药方：当归　独活　赤芍　菖蒲　紫荆皮　葱头　黄芩　木贼　大黄　大风子　白芷　连翘　蜂房　花椒各一两　煎水洗，此药不论男女疥癣疮干疮，煎水三四，冲洗一二次即好，加野花椒根。

皮寒摆子药方：羌活一钱　滑石一钱　苍术一钱　草果一钱　神曲一钱　甘草五钱　麦芽一钱　姜三片　红枣二只　楂肉一钱　黄柏一钱　知母一钱　水煎服，忌生冷油滞，百好可也。

专治痢症，不论男女老幼，或红或白可用：白芍一钱　黄连（酒炒）一钱　枳壳一钱　桃仁一钱　青皮一钱　山楂皮一钱　黄芩八钱　红花八钱　陈皮一钱　槟榔一钱　龟板一钱　厚朴一钱　煎水服，姜汁为引。

五灵丹：专治小便疼痛用。益志二分　草大八分　猪苓二钱　萹蓄八分　车前二钱　黄柏二钱　草梢八分　菖蒲二钱　瞿麦一钱　蕉栀一钱　木通一钱　海金沙一钱　煎水，灯心为引。

专治耳岩用药方：白牵牛（炒）五钱　黑牵牛（炒）五钱　二味共煮，酒服二三次痊愈。

痢症药方：凤尾草　乌梅一钱　粟壳一钱　水煎服，即全好应。

黄肿，手脚无力，口无味，用服：苍术一钱　枳壳二钱　山楂二钱　苡仁二钱　当归二钱　牛膝二钱　加皮一钱　香附二钱　陈皮一钱　云苓一钱　水煎服，姜、灯心草为引。

咳嗽药方：不论男女化痰用。枳壳一钱　前胡一钱　茯苓二钱　桔梗一钱　木香一钱　葛根一钱　紫苏一钱　广皮一钱　杏仁（去皮尖）四两　半夏一钱　当归一钱　甘草八分　水煎服，姜、葱为引，忌油荤。

洗眼药用：皮硝五钱　用水二盏澄清，照日洗三次。正月初九日　二月初二日　三月初四日　四月初九日　五月初九日　六月初四日　七月初三日　八月十五日　九月十二日　十月十三日　十一月十四日　十二月初四日　此药应验不可乱，仙家妙传到古今，灵台永镇几千秋。

打伤眼肿痛应验（百发百中）：生地　红花　栀子　丁元肉　芥辣　葱头　白片四枚　共捶蜜糖贴好。

跌打死不知人事妙方：地绵根磨烧酒食，当时即生。

跌打伤饭饱方并打伤满身都好：白花雪豆根三枚　红蓖麻三枚　千斤拔　凡云草　山石榴　共煲，烧酒食好，妇人有身胎，不用山石榴。

刀斧伤止血神效方：布惊叶　松树炭　同捶，能止血。

刀斧伤止血：相思子花　松花　共晒干，研末，校桐油，止血。

刀斧伤止血方：柳叶（剪碎，晒干研末）　捶柿花　糖敷止血。

跌打头上伤方（郭号传）：藁本钱半　白芷一钱　蔓荆子钱　川芎钱　羌活八分　独活八分　青皮八分　生地钱半　归尾八分　枳壳八分　厚朴八分　黄芩八分　北胡八分　没药八分　玄胡八分　桃仁八分　西香八分　木香五分　赤芍八分　红花八分　或加川三七共研末，每服二钱，饭上酒送下，日服二次，早晚食。

跌打手上伤方（郭号传）：桂枝二分　三七　山龙骨八分　木香五分　西香五分　川乌八分　灵芝八分　血竭一钱　羌活八分　丹皮一钱　北胡八分　桔梗八分　丁香一钱　共研末，每服二钱，饭上酒下。

跌打腰上伤方（郭号传）：续断二钱　枳壳八分　厚朴八分　木香五分　灵芝八分　故纸八分　没药一钱　玄胡八分　莪术八分　郁金八分　玉桂八分　羌活八分　独活八分　生地一钱　细辛三分　小茴八分　共研末，空心食，酒送下，每三钱。

跌打伤气协方（郭号传）：虎骨一钱　没药一钱　独活八分　牛膝一钱　大茴八分　茯毛八分　沉香八分　自然桐八分　乳香一钱　羌活八分　生地八分　赤芍一钱　贝母一钱　桃仁八分　苏木八分　淹乌八分　当归二钱　西香八分　瓜皮一钱　风南八分　血竭一钱　碎补八分　故纸八分　甘草五分　共研末，每服二钱半，空心酒送下。

跌打伤心窝方（郭号传）：远志肉　朱砂　神砂　羚羊　西角　牛黄　雄胆　原麝　土鳖　翠蛇蜂　南星　生地　赤芍　茯神二钱　沉香一钱　木香五分　独活八分　杏仁八分　故纸八分　贝母八分　淹骒八分　石耳八分　小茴八分　虎骨一钱　乳香一钱　没药一钱　防风八分　荆芥八分　加皮一钱　王柏八分　自然铜一钱　血竭一钱

甘草二分　共研末，每服二钱，酒送下。

男妇诸人腰腿上痛不止，发新旧老损，四肢无力，人事昏迷，魂散无精神，腰软沉溺，用此方食（郭号传）：乳香一钱　没药一钱　木香一钱　血竭一钱　大茴八分　当归二钱　故纸八分　小茴八分　菟丝一钱　枸杞一钱　熟地二钱　炙芪一钱　米仁八分　秦艽八分　续断一钱　碎补一钱　白术一钱　吉子一钱　加皮八分　木瓜一钱　枳壳八分　杜仲一钱　自然铜一钱　胡麻八分　附子一钱　枣皮一钱　丹皮八分　淮山八分　茯苓一钱　以上各包自制，共研末，每服二钱酒下。

指手法打拳

右手打来右手撇，左手打来左手挑，打上打下不用挑，看身来回转身法，小门来得凶，右边切；大门来得凶，让步三下。一脚打来用手钩，头捶打来双手切，高庄打来下庄接。阴手、阳手、切手、擒手、丁字脚、川心脚、同手脚，不可用。看人下。你是石头我是手，神手破石两边开，铁打灯心也得开，石头红火化神开，我手打石神来破，请到神灵打破他。石头出在肉上，左手拿起右手破，破化神心打石头。千人眼上看不见，石上卖金花，出在土中三手也（神花）。先后而兼用之，是在医者之通达也。

端法：或两手一手擒定应端之处，酌其重轻，或从下往上端，或从外向内托，或直端斜端也。盖骨离其位，必以手法端之，则不待旷日持久而骨缝即合，仍须不偏不倚，庶愈后无长短不齐之患。

提法：谓陷下之骨提出如旧也，有用两手提者，有用绳帛系高处提者，有提后用器具转之不致仍陷者，必量其所伤之轻重、浅深，然后施法。倘重者轻提，则病莫能愈；轻者重提，则旧虽去而又添新患矣！

按摩法：按者以手往下抑之也，摩者徐徐揉摩之也。此为皮肤筋肉受伤，但肿硬麻木而骨未断者，设或跌扑闪挫，致骨缝开错，气血郁滞，为肿为痛，宜按其经络以通郁闭之气，摩其壅聚以散瘀结之肿，自愈。

推拿法：推，谓以手推之，使还旧处也；拿，或两手一手捏定患处，酌其宜轻宜重，缓缓以复其位也。若肿痛已除，伤痕已愈，其中或有筋急而转摇不甚便利，或有筋纵而运动不得自如，又或有骨节间微有错落不合缝者，是伤虽平，而血气之流行未畅，不宜接、整、端、提等法，惟宜推拿以通经络气血。盖人身之经穴有大经、细络之分，一推一拿，视其虚实，酌而用之，则有宣通补泻之法，所以患者无不愈也。

以上乃八法之大略，至于临证之权衡，一时之巧妙，神而明之，在乎其人。

十不治证跌打重伤要辨：颠扑损伤入于肺者，纵未即死，二七难过；左胁下伤透至内者；肠伤断者；小腹下伤内者；证候繁多者；伤破阴子者；老人左股压碎者；血出尽者；肩内耳后伤透于内者；血衄不实重者。以上皆不必用药。

论打伤五刑之症：伤心则面赤，伤肝则面青，伤胃则面黑，伤肺则面红，伤皮则面黄。

论打死门之症：打伤双手如扣窍无治，打伤双手摄衣无治，打伤胃热无治，打伤目多视无治，打伤小便短泄无治，打伤左右吊胆黑无治，打伤胃门对中无治，以上七症不可治。面黑、舌黑、牙肉黑亦不治，阴囊缩者不治。

《东医宝鉴》

朝鲜·许浚等

肾　脏

肾形象

肾脏有二，形如红豆，相并而曲附于膂筋外，有脂裹，里白表黑，主藏精。(《内经》) 肾有两枚，重各九两，共一斤二两。左属水而右属火，男以左肾为主，女以右肾为主。肾形如红豆，相并如环曲，贴脊膂膜中，里白外紫。两肾二系相通下行，其上则与心系通而为一，所谓坎北离南，水火相感者也。(《入门》)

肾脏有二

脏各有一，肾独有两者，何也? 然肾两者，非皆肾也，其左为肾，其右为命门，命门者，精神之所舍，元气之所系也。男子以藏精，女子以系胞，故知肾有一也。(《难经》) 命门非正脏，三焦非正府也。(《入门》)

肾部位

肾与脐相对，与腰相应。腰者，肾之外候。肾为列女，在后宫，有两枚。(《类聚》) 京门二穴，肾之募也，在腰中，挟脊，季肋下一寸八分，在背则肾俞，在脊十四椎下两傍。命门穴在脊十四椎下，与脐相对，乃肾之部位也。(《铜人》) 命门之系，即心包络，其经手厥阴，其府三焦，其部位在心下横膈膜之上，竖斜膈膜之下，与横膜相粘，其处黄脂漫包者，心也。其漫脂之外，有细筋膜如丝，与心肺相连者，此包络也。(《入门》)

肾主时日

肾主冬，足少阴太阳主治，其日壬癸。北方生寒，寒生水，水生咸，咸生肾。肾为阴中之少阴，通于冬气。(《内经》) 肾主受水谷之精而至静，惟子时浊气一动而已。(《入门》)

肾在天为寒，在地为水，在卦为坎，在体为骨，在脏为肾，在色为黑，在音为羽，在声为呻，在变动为慄，在窍为耳，在味为咸，在志为恐。其脉为足少阴，其液为唾，其荣为发，其臭为腐，其数为六，其谷为豆，其畜为彘，其虫为鳞，其果为栗，其菜为藿，其经足少阴。（《内经》）

肾脏大小

肾者主为外，使之远听，视耳好恶，以知其性。黑色小理者肾小，粗理者肾大，耳高者肾高，耳后陷者肾下，耳坚者肾坚，耳薄不坚者肾脆，耳好前居牙车者肾端正，耳偏高者肾偏倾也。肾小则脏安难伤，肾大则善病腰痛，易伤于邪；肾高则苦背膂痛，不可以俯仰；肾下则腰尻痛，或为狐疝；肾坚则不病腰背痛，肾脆则善病消瘅，肾端正则和利难伤，肾偏倾则苦腰尻痛也。（《灵枢》）

肾伤证

有所用力举重，若入房过度，汗出浴水，则伤肾。（《灵枢》）久坐湿地，强力入水，则伤肾。（《难经》）

肾病证

邪在肾，则病骨痛，阴痹。阴痹者，按之而不得，腹胀腰痛，大便难，肩背颈项痛，时眩。（《灵枢》）脾传之肾，病名曰疝瘕，少腹郁热而痛，出白，一名曰蛊。《注》曰：出白，谓溲出白液也。肾热者，色黑而齿枯。大骨枯稿，大肉陷下，肩髓内消，动作益衰，真脏来见，期一岁死。见其真脏，乃予之期日。《注》曰：此肾之脏也，期后三百六十五日内死。（《内经》）外证，面黑、善恐、数欠。内证，脐下有动气，按之牢苦痛，其病逆气，小腹急痛，泄如下重，足胫寒而逆。（《难经》）

肾病虚实

肾气虚则厥，实则胀。肾实则腹大胫肿、喘咳身重、寝汗出、憎风，虚则胸中痛、大腹小腹痛、清厥、意不乐。（《灵枢》）肾虚则心悬如饥，善恐。（《入门》）

肾病间甚

病在肾，愈在春，春不愈，甚于长夏，长夏不死，持于秋，起于冬。肾病者，愈在甲乙，甲乙不愈，甚于戊己，戊己不死，持于庚辛，起于壬癸。肾病者，夜半慧，四季甚，下晡静《内经》。

肾病治法

肾苦燥，急食辛以润之，开腠理，致律液，通气也。肾欲坚，急食苦以坚之，用苦补之，咸泻之。（《内经》）肾苦燥，宜知母、黄柏；肾欲坚，宜知母。补以黄柏，泻以泽泻。又曰：肾虚，宜熟地黄。（东垣）肾病宜食辛，黄黍、鸡肉、桃葱，取其辛润也。（《内经》）肾病宜食大豆、豕肉、栗、藿，取本味也。（《甲乙经》）肾病禁犯焠焕、热食、温炙衣。（《内经》）肾本无实，不可泻，钱氏只有补肾地黄丸，无泻肾之药。（《纲目》）左肾属水，水不足则阴虚，宜补肾元、六味地黄丸、滋阴降火汤；右肾属火，火不足则阳虚，宜八味丸、加减八味丸、温肾散。

补肾丸： 治肾水不足阴虚。龟板（酒炙）四两，知母、黄柏（并酒浸炒）各三两，干姜一两。上为末，粥丸梧子大，空心盐汤下五七十丸。（《东垣》）

六味地黄丸： 治同上。熟地黄八两，山药、山茱萸各四两，泽泻、牡丹皮、白茯苓各三两。上为末，蜜丸梧子大，温酒、盐汤，空心吞下五七十丸。（《正传》）血虚阴衰，熟地黄为君；精滑，山茱萸为君；小便或多或少，或赤或白，茯苓为君；小便淋涩，泽泻为君；心气不足，牡丹皮为君；皮肤干涩，山药为君。（《纲目》）

滋阴降火汤： 治肾水不足，阴虚火动。白芍药一钱三分，当归一钱二分，熟地黄、天门冬、麦门冬、白术各一钱，生地黄八分，陈皮七分，知母、黄柏（并蜜水炒）、甘草炙各五分。上锉，作一贴，姜三片、枣二枚，水煎服。（《回春》）

八味丸： 治命门火不足，阳虚。熟地黄八两，山药、山茱萸各四两，牡丹皮、白茯苓、泽泻各三两，肉桂、附子（炮）各一两。上为末，蜜丸梧子大，空心，温酒或盐汤下五七十丸。若加五味子，名曰肾气丸。（《仲景》）又治老年水火俱亏，肾气虚乏，下元冷惫，腰痛脚软，夜多溏尿，面黑口干，耳焦枯。（《入门》）

加减八味丸： 专补肾水，兼补命门火。熟地黄二两，山药（微炒）、山茱萸各一两，泽泻（酒蒸）、牡丹皮、白茯苓各八钱，五味子（略炒）一两半，肉桂五钱。上为末，蜜丸梧子大，五更初，未言语时，盐汤或温酒下五七十丸；又晚间，空腹再服。（《得效》）或以此材细锉，煎服，名曰加减八味汤。

温肾散： 治肾与命门虚寒，腰脊重痛。熟地黄一钱半，牛膝、肉苁蓉、五味子、巴戟、麦门冬、甘草（炙）各八分，茯神、干姜、杜仲（炒）各五分。上锉，作一贴，水煎服，或为末，温酒调二钱服。（《丹心》）

两脏同一腑

小便清利，脉沉迟，是冷气归肾；小便赤涩，脉沉数，是热气归命门。是肾与命门脉同者，谓其所受之病同归于膀胱一府也。（《入门》）

肾绝候

少阴终者，面黑，齿长而垢，腹胀闭塞，上下不通而终矣。(《内经》)足少阴气绝则骨枯。少阴者，冬脉也，伏行而濡骨髓者也，故骨不濡则肉不能着也。骨肉不相亲则肉软却，肉软却故齿长而垢，发无泽。发无泽者骨先死，戊日笃，己日死。(《灵枢》)溲便遗失，狂言，目反直视者，此为肾绝也，脉浮而洪，身汗如油，气喘不休，水浆不下，形体不仁，乍静乍乱者，此为命门绝也。(仲景)肾绝四日死，何以知之？齿为暴枯，面为正黑，目中黄色，腰中欲折，自汗如流水。一云：人中平，十日死。(《脉经》)

肾脏修养法

常以十月、十一月、十二月朔望旭旦，北面平坐，鸣金梁七，饮玉浆三，吸玄宫黑色气入口五，吞之，闭气六十息。(《养性书》)

肾脏导引法

可正坐，以两手上从耳左右引胁三五度；亦可以手着胸抛射，左右同，积聚。(臞仙)

擦肾俞穴法：临卧时，坐于床，垂足解衣，闭气，舌拄上腭，目视顶，仍提缩谷道，以手摩擦两肾俞穴各一百二十次，以多为妙。毕，叩齿，卧。专治肾元虚冷、小便滑数。(《养老书》)

单　方

凡二十三种。

磁石：养益肾气，肾虚耳聋、目昏皆用之。磁石法水，故色黑而入肾。为末，水飞，入药用。(《本草》)

阳起石：补肾气，治肾气虚冷。为末，水飞，入药用。(《本草》)

盐：接药入肾，和盐炒、入盐服之，皆此意也。(《本草》)

菟丝子：补肾中阳气，治肾冷。酒浸为末，和酒服或入药用。(《本草》)

肉苁蓉：命门相火不足，以此补之。酒浸，蒸，入药。(《汤液》)

五味子：暖水脏、补肾，述类象形者也。或丸服，或煮服。(《本草》)

熟地黄：假火力蒸九数，故能补肾精。八味丸以此为君，天一所生之源也。(《汤液》)

知母：补肾阴不足，治肾热。盐水炒，或丸服，或煮服。(《本草》)

柏子仁：润泽肾脏，治肾冷。或丸服，或入药服。(《本草》)

杜仲：治肾冷，又治肾劳腰脚冷痛。或煮服，或丸服、炒用。(《本草》)

沉香：补命门火不足。为末，入药，或水磨取汁服之。(《本草》)

山茱萸：补肾添精，暖水脏，涩精气。或丸服，或煮服。(《本草》)

牡蛎：补肾。煅为粉，入丸药用，其肉亦可煮食。(《本草》)

桑螵蛸：主肾衰漏精。酒洗略蒸，入丸药。(《本草》)

覆盆子：益肾脏，又暖肾。酒浸，焙，入丸药用，或末服之。(《本草》)

破故纸：温补肾脏，能引气归肾。炒为末入药，或末服。(《本草》)

鹿茸：补肾虚，治腰肾虚冷。酥炙为末，入丸药，或作末服。(《本草》)

腽肭脐：益肾，主肾精衰损，多色成劳瘵，能暖肾。酒浸，炙令香，为末服，或入丸药用之。(《本草》)

狗阴茎：补肾，主阴痿不起。令强热大，炙为末服，或入丸药。(《本草》)

牛肾：补肾。可常食之。(《本草》)

栗：补肾，肾病宜食。宜煨常食之。(《本草》)

黑豆：入盐煮，能补肾，宜常食之。(《食疗》)

诸 伤

金刃伤

金疮肠断者，视病浅深，各有生死。肠一头见者，不可连也，若腹痛短气，不得饮食者，大肠一日半死，小肠三日死；肠两头见者，可速续之，先以针缕如法连续之，断肠便取鸡冠血涂其际，勿令气泄，即推纳之；但出不断者，作大麦粥，取汁洗肠，以渍纳之，且作粥清，稍稍饮之，二十余日乃吃糜粥，百日后乃可进饭。(《病源》)金疮失血，其人当苦渴，然须忍之，常令干食，可与肥脂之物，以止其渴，又不得多饮粥，则血溢出，杀人也；又忌嗔怒及大言笑，动作、劳力，及食咸酸、热酒、热羹辈，皆使疮痛冲发，甚者即死。(《圣惠》)凡金疮及折伤，不可饮冷水，血见寒则凝，入心即死。(《丹心》)

不治证

十不治症：凡被伤入于肺者，纵未即死，二七难过。左胁下伤透内者。肠伤断一半，可医，全断，不可治。小腹下伤内者。证候繁多者。脉不实重者。老人左股压碎者。伤破阴子者。血出尽者。肩内耳后伤透于内者，皆不必用药。(《得效》)凡金疮，伤天窗（穴名）、眉角、脑后、臂里跳脉、髀内阴股、两乳上下、心、鸠尾、小肠及五脏六腑俞，皆死处；又破脑出髓而不能语，戴眼直视、喉中沸声、口急唾出、两手妄

举，皆不治。(《圣惠》)

金疮脉候

金疮出血太多，其脉虚细者生，数实者死。金疮出血，脉沉小者生，浮大者死。斫刺出血不止，脉来大者，七日死；滑细者生。(《脉经》)金疮出血，虚细则宜，实大则倾。(《得效》)伤虽浅，命脉虚促，可虑；伤至重，命脉和缓，永无虑也。血出甚者，脉不要洪大，只要平正重实。(《得效》)

肠肚伤治法

肚破肠出在外，若肠全断，难医，不断者，可治。肠及肚皮破者，麻缕为线或桑白皮尖茸为线，以花蕊石散敷线上，从里缝之。肠子则以清油捻活，放入肚内，乃缝肚皮，不可缝外重皮，留皮开，用药掺，待生肉。(《得效》)伤破肚皮，肠与脂膏俱出，先用汤药，如活血散、佛手散(即归芎汤)与服，用手擘去膏不妨，此是闲肉，放心去之。然后推肠入内，用线缝之，仍服通利药，勿令二便秘涩。(《得效》)

金疮先宜调血

大凡金疮及折伤、坠堕内损者，必有瘀血停积，先宜逐去瘀血；若亡血过多，则调养气血为主。(《正传》)花蕊石散、夺命散、鸡鸣散、导滞散、破血消痛汤、复元活血汤皆可选用。(《诸方》)

止血生肌合疮药

伤至重者，海味中咸白鳔成片，铺在伤处，以帛扎实，血立止。(《得效》)
止血收口方：白胶香、老松皮、白芷、血竭为末，敷之；单血竭末敷之，尤妙；黄丹、滑石末敷之；夏月以薄荷叶贴之，一日一次，以药水汤洗。(《得效》)金伤散掺敷，神效。(《集要》)金疮血不止，黄丹、白矾为末掺之；又，下子蚕蛾，烧灰敷之。(《圣惠》)下蚕室疮不合，取所割势，火煅为末，酒调服。昔有一人，自割其势，疮久不合，用此方，不数日而愈。(《入门》)

箭镞及金刃中骨脉不出

白蔹、半夏等分为末，每取一钱，淡盐汤调服，日三，至二七日自出。(《入门》)箭镞及针入肉不出，象牙屑和水罨其上，又蝼蛄取汁，频罨，又鼠脑罨之，又好磁石着其上，自出。(《圣惠》)

救急方

金疮及诸伤重，痛闷欲死，取牛一只剖腹，纳其人于牛腹，浸热血中；如伤腹，用血竭末，醋汤调饮，出血而愈；或战阵炮矢所伤，血流满体，气贯胸膈，闷绝者，亦苏。(《入门》)伤重，晕绝不省，人热尿多灌即苏，童尿尤好。(《丹心》)

活血散：治刀枪伤，腹裂肠出者。黄芪、当归、川芎、白芷、续断、赤芍药、鹿茸、黄芩、细辛、干姜、附子（炮）各等分。上为末，每三钱，温酒调服，日三，立验。(《入门》)

花蕊石散：治一切金刃斫伤及打扑损伤，牛马咬踢，或至死者，急于伤处掺药，其血化为黄水，再服药便活，更不疼痛。如脏腑有瘀血内损，烦闷欲死，服此药则化为黄水，或吐出，或下泄出。花蕊石四两，硫黄一两。为末，入瓦罐内，盐泥固济，晒干，安四方砖上，以炭火从巳午时煅至经宿，候冷取出，研细，每取一大匙，童尿入酒煎热调服。(《入门》)

夺命散：治金刃所伤及从高坠落，木石压损，瘀血瘀积，心腹痛，二便不通。水蛭（以石灰拌，炒焦）五钱，大黄、黑牵牛头末各二两。上为末，每取二钱，热酒调下，过数时无效，再用一服，以下恶血为度。(《得效》)

鸡鸣散：治金刃伤、打扑伤，血瘀凝积，烦闷欲绝。大黄（酒蒸）五钱，当归尾三钱，桃仁二七粒（研）。上锉，作一贴，酒煎，鸡鸣时服，次日下瘀血即愈，治折伤亦妙。(《三因》)

导滞散：治伤损内有瘀血，大便不通，壅郁欲死。大黄一两，当归二钱半，麝香少许。上为末，每三钱，热酒调下。(《圣惠》)

破血消痛汤：治伤损堕落，恶血流于胁下，痛楚不能转侧。水蛭（炒烟尽，另研）三钱，柴胡、连翘、当归梢各二钱，苏木一钱半，羌活、防风、桂皮各一钱，麝香少许。上除水蛭、麝香外，余药锉，作一贴，酒水相半，煎去滓，入蛭、麝调服，空心两贴，立愈。(《东垣》)

复元活血汤：治同上。大黄二钱半，当归一钱七分，柴胡一钱半，穿山甲（炒研）、瓜蒌根、甘草各一钱，桃仁十个（为泥），红花五分。上锉，作一贴，酒水相半煎服。(《宝鉴》)

金伤散；治一切金疮。重午日早朝，使四人各出四方，草木茎叶各半把，至日午时，入石灰一斤，同捣极烂，凿大桑木三两株作孔，纳药实筑，以桑皮蔽之，油调石灰密封之，勿令泄气，更以桑皮填固，至九月九日午时取出，阴干百日，捣罗为末。如遇伤，掺之神效。(《乡药》)

单 方

凡二十四种。

新汲水： 人被金疮及损伤肠出，以新汲泉水喷之，令身噤，肠自入也。（《本草》）

石灰： 疗金疮甚良。人为金刃所伤，以石灰末裹之，定痛止血，神效。又，石灰和鸡子白火煅为末，敷疮立差。（《本草》）

葛根： 疗金疮止痛。为末敷之；又浓煎取汁服之。（《本草》）

桑白皮： 可以缝金疮。取生皮，缝腹破肠出者。唐·安金藏剖腹，用此法便愈。神仙刀箭药，妙不可言。桑叶为末，干糁之。金疮止痛，桑柴灰，敷之佳。（《本草》）

蝼蛄： 箭镞在咽喉、胸膈不出，蝼蛄捣取汁，滴上三五度，自出。针入肉不出，蝼蛄脑同硫黄研敷，觉痒，针自出。（《本草》）

蜣螂： 箭镞入骨不可拔。微熬巴豆，与蜣螂同研匀，罨伤处，待极痒，便撼动，拔之立出，后以生肌膏贴之。出箭镞方：蜣螂全者、麝香少许，同为末，拨动箭头，糁药疮内，自出。（《本草》）

旋覆根： 即旋花根也，合金疮，续断筋。取根捣汁，滴疮中，滓封疮上，妙。（《本草》）

象牙： 主箭镞及针入肉不出。为末，和水敷疮上即出。旧牙梳尤佳。（《本草》）

蝙蝠： 主金疮出血内漏。取二枚，烧为末，每一钱，和水服，令一日服尽，当下如水，乃血消也。（《本草》）

黑虱： 主箭头入肉不出。取头上黑虱及人牙齿同研，罨之即出。（《本草》）

葱： 治金疮，因惊出血不止。取葱炙热，挼取汁敷之，血即止。金疮中风，水肿痛。葱茎叶煨研，掩敷立愈。（《本草》）

小麦： 主肠出不入。小麦五升，水九升，煮取四升，去滓，令极冷，使人含喷疮上，又喷其背，肠渐自入，勿令众人围见。（《本草》）

石榴花： 治金疮血流不止。石榴花和石灰捣，为末糁之，血便断。（《本草》）

壁钱： 主金疮血不止。取汁点疮上良。（《本草》）

鼠脑肝： 治箭镞及针刀在咽喉、胸膈诸隐处不出。取生鼠脑及肝捣，敷之即出。（《本草》）

紫檀香： 治金疮。急刮紫檀末敷之，止血、止痛，至妙。（《本草》）

血竭： 疗金疮，止血、止痛、生肌最妙。刮屑敷之，但性急，不可多用。（《入门》）

琥珀： 止血生肌，合金疮，作末敷之。中弩箭闷绝。琥珀末一钱，童尿调服，妙。（《本草》）

蛇含草： 主金疮，捣敷之佳。又云：蛇含膏，连已断之指。（《本草》）

青蒿：生捣，敷金疮，止血、止痛、生肌最妙。（《本草》）

熟艾：拓金疮，止血止痛，易合，或煎汤，或熏烟亦好。（《俗方》）

小蓟：主金疮血不止。捣叶封之。（《本草》）

蓝叶汁：金疮血闷。取蓝汁饮之。（《本草》）

车脂：针入肉不出。取车杠脂，摊纸上，罨之，二日一换，三五次自出。（《本草》）

巅扑堕落压倒伤

凡堕压死者，急安好处，以袖掩其口鼻上，一食顷，候眼开，先与热小便饮之，若初觉气绝，急擘开口，以热小便灌之，利去瘀血。（《得效》）卒堕颠压倒打死，心头温者，皆可救。将本人如僧打坐，令一人将其头控放低，以半夏末或皂角末吹入鼻内；如活，却以香油打匀灌之。（《纲目》）若取药不及，急撬开口，以热小便多灌之。（《入门》）人为刀斧所伤，或堕落险地，或扑身体，损伤筋骨皮肉，皆出血不止，或瘀血停积，若去之不早，则有入腹攻心之患。（《宝鉴》）跌扑伤损，须用苏木活血、黄连降火、白术和中，以童便煎服妙；伤在上，宜饮韭汁。（《丹心》）凡巅打压伤，或从高堕落，皆惊动四肢五脏，必有恶血在内，专怕恶心，先用通二便药和童便服之立效；大小肠俱通利，则自无烦闷、攻心之患矣。（《得效》）凡伤损，专主血论。肝主血，不问何经所伤，恶血必归于肝，流于胁，郁于腹而作胀痛。实者下之，宜通导散、桃仁承气汤。（方见《寒门》）夺命散（方见上）。虚者复元活血汤（方见上）、当归散调之（《入门》）。凡出血已多而又呕血不止者，难治。宜用苏木煎汤调蚌霜散服之。（《入门》）诸伤疼痛，宜乳香定痛散、乳香散、双乌散、寻痛丸、阵王丹、补损当归散。（《诸方》）苏合香丸治打扑堕落，挟惊悸，气血错乱，昏迷不省，急取三五丸，温酒童便调灌即苏。（方见《气门》《得效》）头上有伤，或打破，或金刃伤，用药糊角缚，不使伤风，慎之。（《得效》）

通导散：治伤损极重，大小便不通，心腹胀闷，宜用此下瘀血。大黄、芒硝各二钱，当归、苏木、红花、桃仁各一钱，厚朴、陈皮、木通、枳壳、甘草各五分。上锉作贴，水煎空心服。（《医鉴》）一名大成汤。（《医林》）

当归散：治打扑损伤，致气凝血结，胸腹胁痛。当归尾一钱半，赤芍药、乌药、香附子、苏木各一钱，红花八分，桃仁七分，桂皮六分，甘草五分。上锉，作一贴，酒水相半煎服。（《入门》）

蚌霜散：治伤损大吐血。蚌粉、百草霜各等分。上为末，每二钱，糯米饮调服。（《入门》）

乳香定痛散：治诸伤损疼痛。白芷、当归、生地黄、牡丹皮、赤芍药、川芎、乳香、没药、白术、甘草各等分。上为末，每二钱，温酒、童便各半调匀服之。（《入

门》）一名活血止痛散。（《医鉴》）

乳香散：治打扑伤损，痛不可忍。白术（炒）、当归（炒）、白芷、桂皮、乳香、没药、甘草各等分。上为末，每二钱，温酒调下。（《得效》）

双乌散：治打扑伤损，久后时常疼痛者，及新被伤作痛亦宜。川乌、草乌（略炮）各三钱，当归、白芍药、苏木、大黄、生干地黄、红曲（炒）各五钱，麝香少许。上为末，入瓦瓶，以酒煮，放冷服。如觉麻痹，无害。但草乌生用恐太猛，所以略炮。（《入门》）

寻痛丸：治诸伤，止痛清心、行气活血如神。草乌（生用）、乳香（火熨）、没药（火熨）、五灵脂各三钱，生麝香少许。上为末，酒糊丸如指头大，朱砂为衣，每一丸，薄荷汤汁磨化服。（《得效》）

阵王丹：治诸折伤，止血定痛。大黄一两，石灰六两。上同炒紫色为度，去火毒，捣筛为末，敷伤处，妙。（《入门》）

补损当归散：治堕扑折伤，疼痛叫号，服此药不复大痛，三日筋骨相连。川芎一两半，桂心、川椒、当归、甘草各七钱半，附子（炮）、泽兰各二钱半。上为末，每二钱，温酒调服，效如神。（《局方》）

打扑伤，消肿灭瘢：凡斗殴，被打成破伤风，头面肿大发热，以九味羌活汤（方见《寒门》）热服取汗，外用杏仁捣烂，入白面少许，新汲水调敷疮上，肿即消。（《回春》）治伤损肿痛，瘀血流注紫黑，或伤眼上，青黑不散。大黄为末，生姜汁调敷患处即消，名将军膏。（《医鉴》）被殴瘢痕，亦治跌扑。麻油、清酒各一碗，同煎数沸服之。服了卧火烧热地上一夜，痛止，肿消，无痕。有被伤者，仇家阴令术士以此治之，次日验审，了无一毫伤痕。（《回春》）打扑伤，肌肤青肿。茄子种通黄极大者，切作片，瓦上焙干，末，临卧酒调二钱服，一夜消尽，无痕。（《圣惠》）

脉候及不治证

凡打扑损伤，内有瘀血，其脉坚强者生，小弱者死。（《脉经》）打扑伤损，去血过多，脉当虚细。若得急疾大数者，死。（《医鉴》）凡折伤外损筋骨者，可治；内损脏腑里膜及破阴子耳后者，并不治。与上十不治证参看。（《入门》）如伤脏腑致命处，一观其脉虚促，危矣。（《得效》）

单　方

凡十七种。

蒲黄：治扑损瘀血在内，烦闷。蒲黄末三钱，热酒调下。（《得效》）

白杨树皮：治扑损瘀血，痛不可忍。取树皮，酒渍服之。（《本草》）

生龟：治损跌折。取血，和酒饮之，肉生研后，涂伤处，立效。（《本草》）

蛴螬：主打扑腕折，血在胁下，坚满痛。取汁和酒服，又研，敷伤处。（《本草》）

鼠屎：治落伤筋骨，痛不可忍。取屎，烧为末，猪脂调，急裹之，不过半日愈。（《本草》）

荷叶：治打扑落伤，恶血攻心闷乱。干叶烧为末，热童尿调下二钱，日三。未展荷叶为末，童便调服，利下恶物。（《纲目》）

胡桃：压扑伤损。胡桃肉捣烂，和温酒顿服便差。（《本草》）

麻根：主打扑落伤腕折，有瘀血，痛不可忍。取根及叶捣，取汁饮，或煮之。非时则取干麻，煮汁饮。（《本草》）

稻草灰：治堕落扑损痛楚。稻草烧灰，和糟酒淋灰取汁，乘温淋洗痛处，立差。（《本草》）

芥子：扑损瘀血作痛。芥子和生姜研，微暖，熨贴患处即效。（《本草》）

葱白：治打扑伤损，痛不可忍。取葱白，入煻火煨，乘热擘开，其中有涕，便将罨损处，冷则易热者，须臾痛定。（《本草》）又葱白、砂糖等分，烂研敷之，痛立止，且无瘢痕。（《丹心》）

人尿：主扑损落伤，瘀血攻心，晕绝。热尿顿服一二升即苏，童子尿尤佳。（《本草》）

乌鸡：被压窄，堕舟船，车轹、马踢、牛触，胸腹破陷，四肢摧折，气闷欲死。乌鸡一只，合毛杵一千下，和苦酒一升，以新布摊病处，取药布上罨定，干则易，觉寒振欲吐，不可去药，须臾复上一鸡，神效。（《本草》）

乌鸦羽：治堕落损伤，瘀血胀心，面青气短。取上翅羽七枚，烧灰，和酒服，当吐血便差。（《本草》）

犬胆：治扑损刀箭伤，内有瘀血。取胆，热酒调服，瘀血尽下。（《本草》）犬屎，烧存性，为末，热酒调下二三钱，亦有奇效。（《俗方》）

酒糟：主打扑堕落损伤，瘀血肿痛。酒糟和醋滓蒸，温熨之，妙。（《俗方》）

水蛭：主堕扑落伤折，伤内有瘀血。水蛭炒焦为末，入麝香少许，每一钱，热酒调服，当下瘀血。（《本草》）

骨折筋断伤

凡脚手各有六出臼、四折骨，每手有三处出臼，脚亦三处出臼。手掌根出臼，其骨交互相锁，或出臼，则是挫出锁骨之外，须是搦骨于锁骨下归窠。若出外，则须搦入内，若出内，则须搦入外，方入窠臼。只用手拽，断难入窠，十有八九成痼疾也。（《得效》）骨节损折，肘臂腰膝出臼蹉跌，须用法整顿归元。先用麻药与服，使不知痛，然后可用手法。（《得效》）搦骨归窠。用竹一片，生柳木板片尤佳，夹定一边，一边不用夹，须存屈直处，时时拽屈拽直，不然则愈后曲直不得。（《得效》）凡骨碎者，须用麻药（即草乌散）与服，或用刀割开；甚者用剪，剪去骨锋，使不冲破肉；或有粉碎者，与去细骨，免脓血之祸，且以药水一日一洗，莫令臭秽。（《得效》）凡骨碎者，用接骨药，火上化开，糊骨上，然后夹定，外用夹骨法、活血散、接骨丹、二生膏、糯米膏；内服麦斗散、没药降圣丹、接骨散、自然铜散、接骨紫金丹。淋洗用蔓荆散。（《诸方》）

草乌散： 即麻药也。凡骨节出臼，用此麻之，然后用手整顿。皂角、木鳖子、紫金皮、白芷、半夏、乌药、当归、川芎、川乌各一两二钱半，草乌、茴香、坐拿草各二钱半，木香一钱，并无煅制。上为末，诸样骨节出臼蹇者，每服二钱，好红酒调下，麻倒不识痛处，然后或用刀割开，或剪去骨锋，以手整顿骨节归原，用夹夹定，然后医治。如箭镞入骨不出，亦用此药麻后，或钳出，或凿开取出，然后取盐汤或盐水与服，立醒。（《得效》）

夹骨法： 小虾蟆四五个，皮硝三分，生姜一两，酒糟一碗。肿者加红内消（即红何首乌也），同捣，敷折伤之处。（《入门》）

活血散： 治折伤。绿豆粉（炒紫色），新汲水调成膏，厚敷折伤处，以桑皮夹定，其效如神；一方：热酒醋调敷。（《得效》）

接骨丹： 当归七钱半，川芎、没药、骨碎补各五钱，川乌（煨）四钱，古文钱（火煅醋淬七次）三个，乳香二钱半，木香一钱，黄香（松脂也）六两，香油一两半。上为末，和油成膏，摊油纸，贴患处。如骨碎筋断，用此复续如初。（《回春》）

二生膏： 治折伤足。生地黄一斤，生姜四两。上捣烂，入酒糟一斤炒热，布裹，罨伤处熨之，伤筋损骨，痛不可忍，神效。（《医鉴》）伤损臂臼脱出，肿痛。生地黄捣烂，摊油纸上，次糁木香末一层，又摊地黄贴患处，明日痛即止。（《得效》）治折伤断筋损骨。生地黄捣取汁，好酒和服，日二三次最妙；又捣烂，蒸热，封伤处，一月筋骨连续，盖地黄属骨。（《种杏》）

糯米膏： 治扑伤，筋断骨折。糯米一升，皂角（切碎）半升，铜钱百个，同炒至焦黑，去钱。上为末，酒调膏，贴患处，神效。（《纲目》）

麦斗散： 治跌伤骨节。土鳖一个（瓦上焙），巴豆一个（去壳），半夏一个，生乳香、没药各半分，自然铜（火煅醋淬七次）用少些。上为细末，温清酒调服一厘，如重车行十里之久，其骨接之有声。初跌之时须整理如旧，以绵衣盖覆，方服药，勿转动。端午日制尤妙。（《回春》）

没药降圣丹： 治打扑闪肭，筋断骨折，痛不可忍。生干地黄、川芎各一钱半，自然铜（火煅醋淬十二次，另研）五钱，川乌、生骨碎补、白芍药、当归、乳香、没药各一钱。上为末，姜汁与蜜等分和匀，每一两作四丸，每服一丸，水酒各半盏，入苏木一钱同煎，去苏木，调药，空心热服。（《丹心》）

接骨散： 治骨折。乳香、没药各二钱半，自然铜（煅淬另研）五钱，滑石一两，龙骨、赤石脂各一钱半，麝香少许。上为末，好醋浸润，煮干，炒燥为末，临睡服时，入麝香和匀，温酒调下一钱；若骨已接，去龙骨、赤石脂而服，极效。（《丹心》）一方：将药除麝香，浸酒煮干为末，黄蜡五钱熔化，乃入麝和匀，作丸弹子大，每一丸，酒煎，以东南柳枝搅散，空心热服，名曰接骨丹。（《入门》）

自然铜散：治打扑，筋骨折伤。乳香、没药、苏木、降真香（无，则紫檀代之）、川乌、松明节、自然铜（火煅醋淬七次）各五钱，地龙（油炒）、龙骨、生水蛭（油炒焦）各二钱半，血竭一钱半，土狗（油浸焙）五个。上为末，每五钱，好酒调下。自顶心寻病至下，两手两足，周遍一身，病人自觉药力习习往来，遇病处则飒飒有声。（《得效》）

接骨紫金丹：治跌打骨折，瘀血攻心，发热昏晕。土鳖（一方用土狗）、自然铜（火锻醋淬七次，另研）、骨碎补、大黄、血竭、当归尾、乳香、没药、硼砂各一钱。上为末，每取八厘，热酒调服，其骨自接。（《入门》）

蔓荆散：治打落筋骨折伤，瘀血结痛。顽荆叶（无，则荆芥代之）、蔓荆子、白芷、细辛、防风、川芎、桂皮、丁香皮、羌活各一两。上为尘末，每一两，入盐一匙，连葱白五茎，浆水五升，煎七沸，淋洗痛处，冷则易。（《丹心》）

单 方

凡十四种。

赤铜屑：治打扑堕落、骨折伤。取赤铜（火锻醋淬七次或九次，细研），温酒调一字或半钱服，直入骨损处焊之。有人堕马折足，取铜末和酒服，遂痊，亡后十余年改葬，视胫骨折处，有铜束之。（《本草》）

自然铜：疗伤损骨折。火煅醋淬七次，研细，水飞，同当归、没药各半钱，温酒调服，仍以手摩痛处。（《本草》）此药新火煅者有毒，若不折骨、不碎骨，则不可用自然铜。（《丹心》）

合欢皮：主骨折，专能接骨。取皮（炒黑色）四两，芥子（炒）一两。上末，酒调二钱服，以滓罨伤处。（《丹心》）

生地黄：主属骨。若伤损骨碎，生地黄烂捣，蒸热，裹伤处，日再易。（《本草》）

续断：治扑损瘀血，能续筋骨。煮汁内服，外捣敷之。（《本草》）

旋覆根：即旋花根也，疗被斫筋断。取根捣汁，沥疮中，以滓封疮上，日二三易，筋便续。（《本草》）

白蜡：属金，禀收敛坚凝之气，外科之要药，生肌止血定痛，接骨续筋补虚，与合欢皮同用，极神效。（《丹心》）

蟹：脚中髓及脑，并壳中黄，并能续断折筋骨。取碎之，微熬，纳疮中，筋即连。筋骨折伤，生捣，炒罨，良。（《本草》）

蛴螬：疗跌折骨破血结。取汁，和酒服。又捣，敷伤处。（《本草》）

人中白：治闪挫跌扑，伤骨极重。人中白，煅为末，温酒调五分服。（《入门》）

牡鼠：疗折伤筋骨。生捣，敷伤处，三日一易新，能续筋骨。《本草》。

生栗：主筋骨折碎，血瘀肿痛。细嚼生栗敷之，栗楔尤好，三个共一窠，居中者。（《本草》）

莴苣子：主打落折伤。取子，微炒为末，酒服二三钱，能接续筋骨，名接骨散。（《回春》）

乌雄鸡：主跌折骨伤骨痛。取血，和酒服，仍破腹，罨伤处妙。（《本草》）又取骨末一两，自然铜末四钱，和匀，温酒调下二钱，空心。（《纲目》）

疗伤断耳鼻舌方

治擦落耳鼻，用油灰末，乘鲜以所落耳鼻蘸灰缀定，以软帛缚定。有人为驴所咬下鼻，一僧用此缀之，神效。（《纲目》）自行颠仆，穿断舌心，血出不止。取米醋，以鸡翎刷所断处，其血即止，仍用蒲黄、杏仁、硼砂少许为末，蜜调，噙化而愈。（《纲目》）接指方：苏木为末，敷断指间接定，外用蚕茧包缚完固，数日如故。（《入门》）一人落马，被所佩锁匙伤破阴囊，二丸脱落，悬挂未断，痛苦无任，诸药不效。予教人漫漫拓上，多取壁钱，敷贴伤处，日渐就安，其囊如故。（《医鉴》）

杖 伤

凡杖毕，即用童便、好酒各一钟，合而温服，免血攻心，甚妙。实者，鸡鸣散（方见上）下之；虚者，当归散（方见上）加柴胡、羌活煎服，仍用葱白捣烂、炒热，搭杖处，冷则易，止痛散瘀如神。（《种杏》）又：片豆腐，盐水煮热，铺杖处，其气如蒸，其腐即紫，复换贴，以色淡为度，溃烂者亦宜。（《种杏》）痛甚者，内服乳香定痛散（方见上），随以热酒尽量而饮，外贴黄蜡膏。（方见《诸疮》）有血瘀壅肿，先刺出恶血，然后乃贴膏药。（《入门》）杖疮只是血热作痛，用凉药去瘀血为先，须服鸡鸣散之类，外贴以五黄散，或大黄、黄柏为末，生地黄汁调敷之。又：野苎根，嫩者，洗净，同盐捣敷，神妙。（《丹心》）又：凤仙花料连根叶捣烂，贴患处，干则易，一夜血散即愈。（《医鉴》）又：绿豆粉微炒，鸡子清调敷之。（《医鉴》）杖疮，宜服乳香散、化瘀散、补气生血汤、乌龙解毒散。（《诸方》）大概通滞血，皆以酒化服，盖血滞则气壅淤，气壅淤则经络满焉，经络满焉故肿且痛。凡打扑着肌肉，须肿痛者，以经络伤，气血不行，故如是。（《本草》）凡杖疮，忽干黑陷，毒气攻心，恍惚、烦闷、呕吐者死。（《入门》）

五黄散：治杖疮止痛。黄丹、黄连、黄芩、黄柏、大黄、乳香各等分。上为末，新水调成膏，以绯绢摊，贴伤处，日三易。（《精要》）

乳香散：治杖疮肿痛。自然铜（火煅醋淬七次）、当归各五钱，茴香四钱，乳香、没药各三钱。上末，每三钱，温酒调下。（《精要》）

化瘀散：治杖打重，血上攻心烦闷。苏木、当归尾各三钱，大黄、红花各二钱。上为末，每三钱，温酒、童便调和服。（《医鉴》）

补气生血汤：治杖疮溃烂，久不愈。人参、白术、白茯苓、白芍药、当归、陈皮、香附子、贝母、桔梗、熟地黄、甘草各一钱。上锉，作一贴，酒水相半煎服。（《医鉴》）

乌龙解毒散：治人受杖责后，疗甲烂肉疼痛难忍，不能起动，服此痛止，便能动履，其效如神。木耳四两（入砂锅内炒焦存性，为末）。上每服五钱，热酒一碗调服，服后少顷，其药力行至杖疮上，从肉囊透如针刺，痒甚，不时流血水，即以药水洗净，贴膏药。（《回春》）去疗甲。取鸡子清，入麝香少许，以银簪打成稀水，用簪尖轻轻点上，不多时，其疗甲化烂，取去，一日一换，贴膏药，化尽死肉，数日如故矣。（《回春》）

打着不痛方：未打之前，先取白蜡一两，细切，入碗内，滚酒泡服，则虽打着不痛，名寄杖散。（《医鉴》）

单　方

凡五种。

萝卜根：治杖疮，皮不破而内损者。萝卜根，捣烂，罨伤处，良。（《种杏》）

马粪：治杖疮入风疼痛。马或驴湿粪，替换热熨，日五、十遍，极效。（《本草》）

没药：主杖疮，肿痛不可忍。细研，取一钱，热酒调服，妙。（《本草》）

鼠：治打伤疮。生鼠一枚，和肠肚锉，油半斤，煎令焦黑，收之，以鸡羽蘸，敷疮上，妙。（《本草》）

饴糖：治打损瘀血。饴糖熬，和酒服，能下恶血。（《本草》）

《瑞竹堂经验方》

元·沙图穆苏（蒙古族）

湿 气

苍术散：治风湿，常服，壮筋骨、健步。苍术（十斤，用粟米泔浸过，竹刀刮去皮，半斤童子小便浸，半斤无灰好酒浸）。上，春五日、夏三日、秋七日、冬十日，取出苍术及酒、小便，同倾坑内，瓦器盖覆，用泥封固，经一宿，取出苍术，为细末，每服二钱，空心盐汤或酒调下。常服除湿、壮筋骨、明目。

透骨膏：治一切风湿走注疼痛。生熟地黄、马鞭草各半斤，吴茱萸、白面各三两，骨碎补、败姜屑各（即干生姜）：四两，鳖甲（炙）三斤，蒲黄二两。上为细末，用米醋调似膏子，于火上温热，涂于痛处，用纸裹著，候药冷，再用热涂，如此七次。于避风处用。

接骨丹：逐湿气，定疼痛，肿疾并皆治之。骨碎补（去毛）一斤，败姜、生地黄（去土，洗净）各一斤，蒲黄半斤，白面二斤。上为细末，拌匀，用隔年好米醋熬热，调药敷于痛处，如药冷，再用热醋调敷，如此七次，用绵包之，大有神效。此一料分作七服，七日用之。

如神散：治风湿手臂痛、左瘫右痪、风气等证。真皂角（去皮弦）八两，海亦儿（即合孩儿香茶者是）半两，北枣四两。上先将皂角熬成清汁，滤去渣，将枣及海亦儿熬干为度，取枣藏于磁器。每服两三个，细嚼咽下后，饮酒一盏，三四个之上不得多吃。

木瓜虎骨丸：治风寒湿客于荣卫，合而成痹，使肢节疼痛，麻痹不仁，手臂无力，项背拘急，脚膝筋挛，不能屈伸，宜常服。木瓜肉、麒麟竭（另研）、没药（另研）、自然铜（煅醋淬七次，研）、木香、虎胫骨（酒炙黄）、枫香脂（研）、败龟板（醋炙黄）、骨碎补（去毛）、甜瓜子、官桂（去粗皮）、当归身（锉焙）各一两，乳香（另研）半两、地龙（去土）、安息香（汤酒煮入药）各二两。上为细末，拌匀，酒糊为丸，如梧桐子大，每服二十丸，温酒送下，煎木瓜汤送下亦可，渐可加至五十丸，食前、临卧各进一服，忌食冷物、湿面、诸血等物。

四倍丸：治腰膝疼痛，美食饮食。杜仲（瓦器内炒黄色，去丝）四两，破故纸

（瓦器内炒黄色）四两，甘草四两，胡桃仁（去皮油）四两。上为细末，酒糊为丸，如梧桐子大，每服五七十丸，空心用甘草末调汤送下。

复春丹：治腰腿疼痛。杜仲（酥炒断丝）、破故纸（酒浸一宿，用脂麻炒黄色）、草薢（酥炙黄）、巴戟（去心）各一两，沉香五钱。上为细末，醋糊为丸，如梧桐子大，每服二七十丸，空心服，每服药时，先嚼胡桃一枚，同药温酒送下，干物压之。

苍术丸：治腰腿疼痛，明目，暖水脏，并小肠疝气，大有补益。苍术一斤（用泔浸去皮，切作片，用生葱白一片，切碎，加盐二两，同炒苍术黄色为度，去葱不用），川椒（微炒）、白茯苓（去皮）、小茴香（微炒）各四两。上为细末，酒糊为丸，如梧桐子大，每服五七十丸，空心温酒送下。

徐神翁神效地仙方：治筋骨疼痛，打扑损伤。仙术汤送下，除寒湿，进饮食。川乌（去尖）一个，草乌（去尖）五个，荆芥（去枝）半两，苍术（米泔浸一宿，炒）一两，自然铜（一字，研）、白芷、地龙、没药（研）各半两，乳香（研）半钱，莴苣种、黄瓜种、梢瓜种、木鳖子各一钱，半两钱二文。上为细末，醋糊为丸，如梧桐子大，每服二十丸，食后温酒送下。

复春丸：治腰脚风湿劳损，手足麻痹，筋骨疼痛，不能屈伸，活血驻颜补虚。草薢四两，破故纸（炒）、杜仲（炒去丝）、胡芦巴（炒）、木通各二两，骨碎补（去毛）、虎骨（酥炙）、乳香（研）、槟榔、没药、木香各一两半，甜瓜子（炒）三两，牛膝（去芦，酒浸，焙干）、巴戟（去心）各二两，胡桃仁（去皮，另研极细）一百个。上为细末，再与胡桃仁同研极细，酒糊为丸，如梧桐子大，每服四五十丸，食前温酒送下。

骗马丹：治寒湿脚气，四肢疼痛；补五脏、壮筋骨、补精髓、驻颜、黑发鬓、健行步，大宜常服。胡芦巴（盐炒黄色）、破故纸（盐炒香）、金刚骨（酒浸一宿，晒，盐炒）、骨碎补（去毛，盐炒）、甜瓜子（盐炒黄色）、胡桃仁（另研细）各一两，乳香（另研）、没药（另研）、自然铜（火煨醋蘸七次）各半两。上除另研外，共为细末，醋糊为丸，如梧桐子大，每服三十丸，温酒送下。病在上，食后，病在下，食前，日进三服。